U0616519

民族药四数九里香药效物质基础及作用机制研究

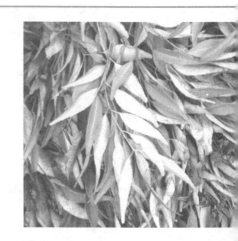

周永福　著

西南交通大学出版社

·成都·

图书在版编目（CIP）数据

民族药四数九里香药效物质基础及作用机制研究 / 周永福著. -- 成都 : 西南交通大学出版社，2024. 8.
ISBN 978-7-5643-9927-6

Ⅰ. R282.71

中国国家版本馆 CIP 数据核字第 2024L2A806 号

Minzuyao Sishujiulixiang Yaoxiao Wuzhi Jichu ji Zuoyong Jizhi Yanjiu
民族药四数九里香药效物质基础及作用机制研究

周永福　著

策 划 编 辑	秦　薇
责 任 编 辑	牛　君
封 面 设 计	墨创文化
出 版 发 行	西南交通大学出版社
	（四川省成都市金牛区二环路北一段 111 号
	西南交通大学创新大厦 21 楼）
营 销 部 电 话	028-87600564　028-87600533
邮 政 编 码	610031
网　　　址	http://www.xnjdcbs.com
印　　　刷	成都蜀雅印务有限公司
成 品 尺 寸	185 mm × 260 mm
印　　　张	11
字　　　数	261 千
版　　　次	2024 年 8 月第 1 版
印　　　次	2024 年 8 月第 1 次
书　　　号	ISBN 978-7-5643-9927-6
定　　　价	54.00 元

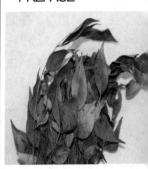

　　民族药是中医药的重要组成部分，是中华民族的瑰宝。数千年来，中医药已深深融入人民群众的生产、生活，保障了民族的繁衍生息、文明传承，丰富了中华文化内涵，更为我们认识和改造世界提供了有益启迪。

　　习近平总书记指出要遵循中医药发展规律，传承精华，守正创新，加快推进中医药现代化、产业化，推动中医药事业和产业高质量发展，推动中医药走向世界。党的二十大报告明确提出推进健康中国建设，强调促进中医药传承创新发展。中医药作为健康中国建设的重要力量，可为人民群众提供覆盖"生长壮老已"全周期的健康服务和保障，并成为中国特色医药卫生与健康事业的重要特征和显著优势。

　　为了保护、发掘、发展、传承好中医药、民族药，在《"健康中国2030"规划纲要》《健康中国行动（2019—2030年）》等重要文件实施之际，本书作者聚焦民族药特色，坚持共享理念，遵循中医药发展规律，充分利用民族药资源，立足于地方标准和民族民间临床用药经验，采用各种现代科学研究技术和方法逐一解决民族药四数九里香（*Murraya tetramera* Huang）临床上存在的问题，最终揭示民族药四数九里香发挥治疗作用分子机制。

　　本书以问题为导向，认真梳理民族药四数九里香存在的科学问题，逐一解决，从而形成书稿，详细内容为第1章民族药四数九里香的研究进展及思考，本章内容从四数九里香的本草考证、化学成分、药理作用、资源分布进行综述，归纳其存在的科学问题，并提出解决这些问题的思路和方法；第2章联用技术鉴定民族药四数九里香，本章节采用传统鉴定（样品来源、外观性状、显微鉴定、理化性质）+分子生物学（PCR）技术两种方法联用系统鉴定民族药四数九里香，目的是解决该民族药材基原不清，品种混乱等问题；第3章民族药四数九里香抑制肿瘤细胞增殖活性药效部位研究，本章采用抑制肿瘤细胞增殖作用的实验方法研究各部位的药理作用，获得药理作用最佳部位，解决药效部位不清问题；第4章民族药四数九里香的药效部位化学成分研究，本章采用浸渍提取法+传统柱层析薄层色谱法对有效部位进行分离纯化，运用现代波谱分析技术（^{1}H-NMR、^{13}C-NMR、HSQC、HMBC、ESI-MS）采集理化常数，鉴定化合物分子结构；第5章民族药四数九里香抑制肿瘤细胞增殖作用研究，本章采用抑制肿瘤细胞增殖的实验方法研究各化学成分的药理作用，明确各化合物的药理作用，解决药效物质基础不清问题；第6章网络药理学预测民族药四数九里香抑制肿瘤细胞增殖作用机制，结合药理作用研究结果，本章运用网络药理学预测四数九里香的作用靶点、疾病靶点、成分-疾病靶点、细胞成分、生物功能、生物学过程、蛋白-蛋白互作网络图、信号通路，揭示民族药四数九里香活性成分抑制肿瘤增殖作用分子机制；第7章网络药理学预测民族药四数九里香抗炎作用机制，结合相关药理作用研究报道，运用网络药理学预测四数九里香抗炎的作用靶点和信号通路，揭示民族药四数九里香活性成分抗炎作用分子机制；第8章转录组学揭示民族药四数九里香抑制肿瘤细胞增殖作用机制，民族药四数九里香干预细胞后，采用转录组学技术分析细胞的差异基因表达水平、差异表达基因功能挖掘、遗传进化等，全面掌握差异基因靶点及相应信号通路，揭示民族药四数九里香活性成分抑制肿瘤增殖作用分子机制；第9章民族药四数九里香活性成分含量测定，在前几章的基础上，本章分析和判断出作为民族药四数九里香法定标准物质，以该物质为剂量标准，采用高效液相色谱法建立完整的临床使用质量控制体系，为其临床应用和资源的合理开发提供理论支持。

本书特色：一是坚持和传承民族医药特色。民族药源于传统医药理论，在民族医学理论指导下，长期植根于民族地区的疾病预防和治疗，经过数百年甚至上千年的传承发展，形成了独具特色的治疗方法。民族药四数九里香具有抗肿瘤、急性毒性、镇痛和抗炎作用，药效明确，但因其基础研究薄弱，限制了此民族药作用的发挥。此书收录了大量关于该民族药的文献，丰富了该民族药的研究内容，为传承民族特色和开发民族药提供理论支撑。二是为乡村振兴贡献中药力量。民族药是民族地区最具发展基础和后发优势的产业之一，是促进当地社会和谐发展的经济基础，研究和挖掘民族药对于促进民族地区经济可持续发展、乡村振兴具有重要意义。2016年，课题组在考察云南省楚雄州，红河州的弥勒市、建水县，玉溪市的通海县、华宁县、易门县，西双版纳州，文山州等地时，发现这些地方均存在该民族药的众多群落，且民间药材市场上可见半成品售卖，可见四数九里香资源极其丰富。三是研究方法论为民族药的研究提供一种思路。中医药文化是中华优秀传统文化的重要组成部分，是中国文化宝库中的瑰宝。我们要揭开这座"瑰宝"，探索其中的奥秘，让它的更多信息被我们所了解、接收，进而服务人类发展，可以说此书编写的内在逻辑关系为我们揭开一座座"瑰宝"提供一种思路，值得借鉴。

由于作者水平有限，书中难免存在一些未展开讨论和疏漏不妥之处，敬请各位读者批评指正。

编　者
2023 年 12 月 13 日于重庆

目 录
CONTENTS

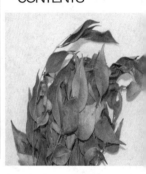

1 民族药四数九里香的研究进展及思考

民族药以本民族传统医药理论和实践为指导，具有鲜明的民族特色和地域性，是中华医药的组成部分。在我国，九里香属植物有 9 个种和 1 个变种[1]：包括四数九里香（*Murraya tetramera* Huang）、翼叶九里香（*Murrayaalata*）、九里香[*Murraya panaculata* (L.) Jack]、小叶九里香[*Murraya paniculata* (L.) var.exotica (L.) Huang]、凸果九里香[*Murrayapaniculata* (L.)var.omphlocarpha (Hayata) Tanaka]、山豆根叶九里香（*Murraya euchrestifoloia* Hayata）、毛翼叶九里香（*Murraya alatavar hainanensis* Swingle）、小叶九里香[*Murraya microphylla* (Merr.et Chun) Swingle]、金氏九里香[*Murraya koenigii*(L.)Spreng]。现代药理研究表明，九里香属植物药具有增强机体免疫力功能[2]、抗菌消炎和麻醉作用[3]、降血糖[4]、行气止痛、活血化瘀之功效[5]；药物化学研究表明，九里香属植物主要含有咔唑生物碱、黄酮类、香豆素类等[6,7]。《中国药典》（2020 版）收录九里香[*Murraya panaculata* (L.) Jack]和小叶九里香 [*Murraya paniculata* (L.) var.exotica (L.) Huang]两个种。

四数九里香（*Murraya tetramera* Huang）系芸香科（Rutaceae）九里香属（*Murraya*）植物，其干燥叶为民族药（彝药）千只眼的来源。药用记载始见于《文山中草药》，后作为民族药[8]收载于《云南省中药材标准》（2005 年版）（第一册·彝族药）。在《全国中草药汇编》（1978 年，下册）中记载"芸香科九里香属植物千只眼 *Murraya tetramera* Huang，以叶和根入药。夏秋采叶，秋季采根，洗净切段，均可鲜用或阴干备用"。"性辛、温，归肺、肝经"；具有祛风解表，行气止痛，活血散瘀的功效[9]。其主要分布于越南、老挝、缅甸和印度等东南亚国家。在我国、主要分布于海南南部、广西百色一带、云南南部一带。在少数民族地区（黎族、拉祜族、壮族、苗族、傣族）常以其干燥叶入药。民间用来治疗感冒发热、支气管炎[10,11]、胃痛、风湿痹痛、牙痛、跌扑肿痛、虫蛇咬伤等[12,13]，积累了大量的用药经验。目前，关于四数九里香的化学成分研究主要集中于其挥发成分，对非挥发部分研究报道不足[14]。

1.1 本草考证

千只眼为芸香科（Rutaceae）九里香属（*Murraya*）植物四数九里香（*Murraya tetramera* C.C. Huang）的干燥叶；早期收载于《文山中草药》，后作为彝药收载于《云南省中药材标准》（2005 年版）（第一册·彝族药）中，"本品为芸香科植物千只眼（*Murraya tetramera* C.C. Huang）的干燥叶和带叶嫩枝；夏、秋季采集，阴干；性辛，温；归肺、肝经"。功能与主治："祛风解表，行气止痛，活血散瘀，用于感冒发热，咳嗽，目赤涩痛，皮肤瘙痒，湿疹，风湿麻木，筋骨疼痛，瘀血肿痛"。另外，千只眼以植物名四数九里香（*Murraya tetramera* C.C. Huang）收载在《中国民族药词典》[30]和《全国中草药汇编》中。

1.2　化学成分研究

目前，国内外对四数九里香植物研究较少，有关四数九里香的化学成分的文献报道不多，其报道的化学成分主要分为：黄酮类、挥发油类、生物碱类和香豆素类。迄今为止，从四数九里香中共分离、纯化和鉴定了 178 个化合物，详情如下。

1.2.1　生物碱

查阅文献发现，在四数九里香植物中生物碱类化合物不多，文献报道的生物碱类化合物[1,15-20]有 **28** 个，分别为 Murrastifoline B、Murrayaquinone A、Murradiate、Murradiol、3,3'-[oxybis(methylene)]bis(9-methoxy-9H-carbazole)、Murratrine A、Murratrine B、Murradine A、Murradine B、Murradine C、Murradine D、Murradine E、Murradine F、Murradine G、Murradine H、Murradine I、Murradine J、Murradine K、Chrestifoline A、Bismurrayafolinol、Chrestifoline D、1-甲基-3-丙酰基咔唑、1-甲氧基-3-乙基咔唑、1-甲氧基-3-甲酰基咔唑、1-甲氧基-3-甲基咔唑、1-羧基甲酯-3-甲基咔唑、1-羧基甲酯-3-乙基咔唑、mananimbine。

1.2.2　香豆素

从四数九里香中分离和鉴定的香豆素类[15,20]化合物 **15** 个，分别为补骨脂素、10-methoxy-7-methyl-2H-benzo[g]chromen-2-one、murrangatin acetate、mexoticin、7-geranyloxy-6-meth-oxycoumarin、5,7-dimeth-oxy-8-(3-methyl-2-oxo-butyl)coumarin、5,7-dimethoxy-8-[(Z)-3'-methylbutan-1',3'-dienyl]coumarin、sibirinol、2-O-ethylmurrangatin、isovalerate、toddalenone、murrangatin、6,7-dihydroxy-4-(hydroxymethyl)coumarin、paniculatin、isomurralonginol。

1.2.3　黄　酮

从四数九里香中分离和鉴定的黄酮类成分，文献[1,15-17]报道 **12** 个，分别为槲皮素-3-O-β-D 吡喃葡萄糖苷、naringin、emodin、physcion、kaempferol-3-O-rutinoside、emodin-8-O-β-D-glucopyranoside、kaempferide-3-O-β-Dglucopyranoside、isoquercitrin、hesperitin-7-O-β-D-glucopyranoside、hesperidin、naringenin-7-O-β-D-glucopyranoside、neohesperidin。

1.2.4　挥发油

目前，提取四数九里香挥发油（精油）主要采用水蒸气蒸馏法、超临界 CO_2 流体萃取法（SFE）、超声波溶剂萃取法。关于四数九里香挥发油成分文献[21-25]报道化合物有 **102** 个，分别为 β-蒎烯、桧烯、β-罗勒烯、薄荷酮、异薄荷酮、胡椒酮、柠檬烯、薄荷醇、异胡薄荷酮、胡薄荷酮、香茅醛、叶绿醇、α-芘橙茄醇、α-雪松烯、胡椒酮、柠檬烯、反式薄荷醇、香茅醛、左旋 β-蒎烯、β-蒎烯、香桧烯、α-蒎烯、月桂烯、邻-伞花烃、柠檬烯、罗勒烯、β-罗勒烯、γ-松油烯、β-异松油烯、芳樟醇、表樟脑、α-松油醇、乙酸香茅酯、乙酸橙花酯、乙酸香叶酯、乙酸龙脑酯、α-石竹烯、β-石竹烯、反式-石竹烯、4-蒈烯、顺式-4-蒈烯、2-蒈烯、萜品烯、4-萜品醇、萜品油烯、乙酸薄荷酯、金合欢烯、β-金合欢烯、菖蒲萜烯、去氢白菖烯、橙花叔醇、桉油烯醇、环氧化蛇床烯Ⅱ、红没药醇、植酮、叶绿醇、α-芘橙茄醇、异补骨脂素、侧柏烯、α-水芹烯、β-水芹烯、α-罗勒烯、罗勒烯、顺式桧醇、α-松油烯、香茅醇、榄香烯、乙酸松油酯、α-香柑油烯、莰烯、3-谐烯、对-聚伞花素、反-水合桧烯、1-甲基-4异丙基-2-环己烯-1-醇、松油-1-醇、5-甲基-2-异丙基-2-环己烯-1-酮、α-松油醇、胡椒酮、胡椒醇、乙酸松油酯、反-α-香柠檬烯、β-金合欢烯、大香叶烯、双环大香叶烯、枞油烯、(+)-新薄荷醇、香茅醇、枯茗醛、乙酸二氢葛娄酯、β-丁香烯、邻苯二甲酸二丁酯、烩烯、环己对二烯、3-甲烯-6（1-甲基-乙烯）-环己烯、贴品烯-4-醇、5-甲基-2-（1-甲基-乙烯）-环己醇、3-甲基-6（1-甲基-乙烯）-2-环己烯-1-酮。

1.2.5　其　他

文献[16, 24-26]报道四数九里香中其他成分化合物 **21** 个，分别为：3-(3,4-Dihydroxyphenyl) acrylic acid、正三十一烷、ntrifoside E、正三十四烷醇、octadecanyl-3-methoxy-4-hydroxylbenzeneacrylate、2,4-dimethoxyphenol、3-methylanisole、1,2-dimethoxy-4-nitrobenzene、(−)-syringaresinol-4-O-β-D- glucopyranoside、β-sitosterol、trans-3β-(1-hydroxy-1-methylethyl)- 8β-methyl-5-methylenedecalin-2-one、asmurratetra A、octadecanyl-3-methoxy-4- hydroxylbenzeneacrylate、eudesmene- 1β,6α-diol、murratetra B、murratetra C、isoferulic acid、2,3-dihydroxy-propyl acetate、2,3-dihydroxypropyl hexadecanoate、4(R), 5(S)-dihydroxy- tetrahydro-pyran-2-one。

1.3　药理作用研究

1.3.1　急性毒性

1987 年，郑国统等[11]研究四数九里香醇提物和精油的急性毒性，给药之后记录小鼠死亡数，醇提物组小鼠在 72 h 内中毒死亡，精油中毒在给药 30 min 内死亡，研究结果表明四数九里香的醇提物及精油具有急性毒性作用；香醇提物和精油的 LD_{50} 分别为 (4.78±0.690) g/kg，(0.496±0.0750) mL/kg。

1.3.2　抗肿瘤作用

早在 1977 年，云南中医学院制药厂就将四数九里香枝叶的醇提取物和精油制成注射剂，试用于治疗肺癌[27]的报道。2014 年，游春学等[16]从四数九里香的醇提物中分离和鉴定了 8 个化合物（6 个香豆素，2 个其他类化合物），以肿瘤细胞 A549，SMMC-7721，EJ，HeLa 和 BALL-1 为模型，研究这 8 个化合物的抗肿瘤作用，结果表明四数九里香的 8 个化合物对肿瘤细胞具有抑制增殖的作用。

1.3.3　抗炎作用

2011 年，毛长智等[28-29]研究四数九里香醇提物的抗炎作用，以 40 g 生药/kg、20 g 生药/kg 剂量给药，结果表明其醇提物能显著抑制大鼠足肿胀程度。郑国统等[11]研究四数九里香精油和醇提物对小鼠耳部二甲苯所致的炎症及慢性炎症肉芽组织增生的抑制作用，结果表明四数九里香的精油及醇提物都有明显的抗炎症作用。此外，研究还发现四数九里香精油和醇提物的抗炎症作用机制不是通过脑垂体-肾上腺系统。吕海宁等[17]从四数九里香中分离鉴定的 17 个咔唑生物碱化合物，并以 LPS 诱导的 BV-2 小胶质细胞活化建立炎症模型，研究其抗炎作用，研究结果分别为 27.2 ± 1.8，11.4 ± 3.2，26.7 ± 3.1，17.9 ± 2.0，21.9 ± 3.9，18.6 ± 2.7，19.3 ± 4.1，38.5 ± 2.5，11.2 ± 3.2，17.4 ± 0.8；研究结果表明四数九里香具有抗炎作用。

1.3.4　镇痛作用

四数九里香的水提物、醇提物及其精油具有镇痛的作用。2011 年毛长智等[28-29]研究四数九里香醇提物和水提物的镇痛作用，结果表明其水提物、醇提物具有显著的镇痛作用。2011 年，黄蓓等[3]研究四数九里香挥发油的镇痛作用，结果研究表明四数九里香的挥发油具有镇痛的作用。

1.3.5　抑制 NO 释放作用

2015 年，吕海宁[17]（Hai-Ning Lv）课题组从四数九里香植物药中分离鉴定得到两个化合物，首次采用小鼠腹腔巨噬细胞 NO 释放为研究模型，研究化合物对其抑制活性。研究结果表明，分离鉴定的两个化合物对该模型显示微弱的生物活性。

1.4　思考及思路

1.4.1　研究思考

1.4.1.1　民族药四数九里香资源丰富

四数九里香（Murraya tetramera Huang）分布于广东西南部、海南南部、广西、云南南部。2016 年，课题组在实地考察时发现，仅在云南就有弥勒市、建水县、通海县、华宁县、易门县、西双版纳、文山等地发现四数九里香群落，在民间药材市场上可见四数九里香半成品售卖，可见四数九里香资源极其丰富。

1.4.1.2　民族药四数九里香药理作用引人关注

对四数九里香（Murraya tetramera Huang）的药理作用进展进行梳理，表明其水提物、醇提物、挥发油都具有抗肿瘤、急性毒性、镇痛作用、抗炎作用。这些药理作用引人关注。

1.4.1.3　民族药四数九里香药效物质基础不清

关于民族药四数九里香抗肿瘤、急性毒性、镇痛、抗炎的作用，其作用药效物质基础不清，这是建立质量标准的一大障碍。对民族药四数九里香化学成分的研究，将有助于更好的揭示民族药四数九里香抗肿瘤作用、急性毒性、抗炎症及镇痛作用的物质基础，也为建立质量控制标准体系提供法定物质。

1.4.2　研究思路

1.4.2.1　解决药材基原，品种混乱问题

以民间使用的民族药四数九里香（Murraya tetramera Huang）为研究对象，从样品来源、外观性状、显微鉴定、理化性质、分子生物学五个方面对四数九里香进行系统的鉴定（技术路线见图 1-1），解决药材基原不清，品种混乱问题。

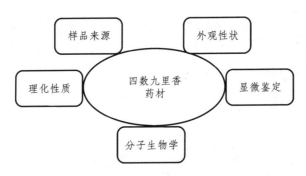

图 1-1　药材基原鉴定技术路线

1.4.2.2　解决挥发性成分问题

采用超临界 CO_2 流体萃取法（SFE）法+GC-MS 法分析其挥发油成分，尽可能地做到其化学成分明确，化学剂量准确；采用水蒸气蒸馏法、超临界 CO_2 流体萃取法（SFE）、超声波溶剂萃取法+GC-MS 法分析其挥发油成分，以化学成分的多少及含量为标准，优化挥发油提取的最优提取方法。

1.4.2.3　解决药效部位问题

采用不同溶剂以溶剂提取法提取四数九里香的有效成分，制得浸膏，采用抑制肿瘤细胞增殖、急性毒性、镇痛作用、抗炎作用的实验方法研究各浸膏的药理作用，以药理作用为基础筛选出提取有效成分最佳溶剂。采用不同极性溶剂萃取该提取剂制得的浸膏，再次采用抑制肿瘤细胞增殖、急性毒性、镇痛作用、抗炎作用的实验方法研究各萃取浸膏的药理作用，得出药理作用最佳部位。

1.4.2.4　解决药效部位化学成分问题

采用浸渍提取法+传统柱层析薄层色谱法对有效成分进行分离纯化，运用现代波谱分析技术（^{1}H-NMR、^{13}C-NMR、HSQC、HMBC、ESI-MS）采集理化常数，鉴定单体化合物结构。

1.4.2.5　解决药效物质基础问题

在细胞水平层面，采用肿瘤、采用抑制肿瘤细胞增殖、急性毒性、镇痛作用、抗炎作用的实验方法研究各化学成分的药理作用，明确各化合物的药理作用。

1.4.2.6　解决化学成分作用机制、作用靶点预测问题

结合药理作用研究结果，运用网络药理学指导思想"多成分-多靶点-多通路"预测四数九里香化学成分作用靶点、疾病靶点、成分-疾病靶点、细胞成分、生物功能、生物学过程、蛋白-蛋白互作网络图进行聚类分析、信号通路分析，揭示四数九里香抗肿瘤作用的网络结构，探讨四数九里香活性成分的抗肿瘤作用分子机制（技术路线见图 1-2）。

1.4.2.7　作用靶点及作用机制验证问题

采用转录组学（也可以选择代谢组学、基因组学、蛋白质组学之一或者是多组学联用）策略探究民族药四数九里香的药理作用机制。目前，转录组测序技术已广泛应用于生物学基础研究、医学研究和药物研发等各个领域，在基因敲出、沉默等方面的研究中充当很重要的检测方法之一，该技术能分析和提供基因表达水平差异、差异表达基因筛选、功能基

因挖掘及遗传进化等更精确的数字化信号，运用基因表达分析引入药物开发。通过完整全面的转录本结构和表达差异，将差异表达基因定位相应信号通路，从而了解四数九里香的真实影响和功能（技术路线见图 1-3）。

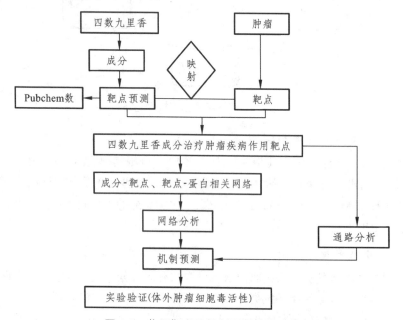

图 1-2　作用靶点及机制预测技术路线

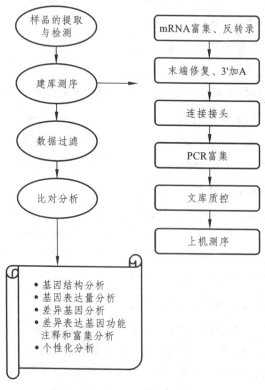

图 1-3　作用靶点及机制验证技术路线

1.4.2.8　解决四数九里香法定标准物质确定问题

待前面各阶段研究明确之后，分析和判断出作为民族药四数九里香法定标准物质，以该物质为剂量标准，采用高效液相色谱法建立完整的临床使用质量控制体系，为其临床应用和资源的合理开发提供理论支持。

参考文献

[1] ZHOU Y, WANG W G, TU P F, et al. Chemical constituents from *Murraya tetramera* Huang [J]. Chinese Pharmaceutical Journal, 2016, 25 (3): 201-205.

[2] LIU J L, WANG S R, CHEN Q H. Isolation, purification and analysis of The Polysaccharide and Proteinpoly saccharide of *Murraya Paniculata*[J]. Chinese Journal of Biochemistry and Molecular Biology, 1989, 5(1): 33-38.

[3] 黄蓓，庾志斌. 四数九里香挥发油抗炎及镇痛作用研究[J]. 云南中医中药杂志，2011，32（008）：74-75.

[4] 杨其波，黄小秋，黄忠玲，等. 四数九里香对高脂血症小鼠血脂调节作用及血液流变学影响[J]. 辽宁中医药大学学报，2017，019（006）：37-40.

[5] 单晶，王晓中，马彦冬，等. 九里香叶黄酮类化学成分研究(I) [J]. 中国药学杂志，2010，45（24）：1910-1912.

[6] 闫江红，马彦冬，王晓中，等. HPLC 法测定千里香叶中黄酮类成分的含量[J]. 药物分析杂志，2008，028（010）：1630-1632.

[7] 汤秋玲，卢远倩，骆焱平. 九里香属植物的研究进展[J]. 安徽农业科学，2009，24（074）：11523-11525.

[8] 杨国才. 哈尼族代表药 20 味简介[J]. 中国民族民间医药杂志，1999（03）：34-35.

[9] 云南省食品药品监督管理局. 云南省中药材标准（2005 年版）（第一册）[M]. 昆明：云南美术出版社，2005：513-514.

[10] 戴云华，丁立生，易元芬. 千只眼挥发油化学成分的研究[J]. 中草药，1985（4）：4-9.

[11] 郑国统，陈醒言，江红安. 千只眼的药理作用研究[J]. 中国现代应用药学，1987（5）：1-3.

[12] 姜平川，李嘉，杨海船，等. HPLC 测定九里香中脱水长叶九里香内酯的含量 [J]. 中国现代应用药学，2011，28（004）：341-344.

[13] 郭培，柳航，朱怀军，等. 九里香化学成分和药理作用的研究进展[J]. 现代药物与临床，2015，30（009）：1172-1178.

[14] 牙启康，卢文杰，陈家源，等. 四数九里香的化学成分研究 [J]. 广西科学，2010，04（020）：77-78,82.

[15] YOU C X, YANG K, WANG C F, et al. Cytotoxic compounds isolated from *Murraya tetramera* Huang[J]. Molecules, 2014, 19(9): 13225-13234.

[16] YOU C X, GUO S S, ZHANG W J, et al. Chemical constituents of *Murraya tetramera* Huang and their repellent activity against tribolium castaneum[J]. Molecules, 2017, 22(8): 1379-1381.

[17] LV H N, WEN R, ZHOU Y, et al. Nitrogen oxide inhibitory trimeric and dimeric carbazole alkaloids from *Murraya tetramera*[J]. Journal of Natural Products, 2015, 78(10): 2432-2439.

[18] LV H N, ZHOU Y, WEN R, at el. Murradiate and murradiol, two structurally unique heterodimers of carbazole monoterpene and carbazole-phenylethanol from *Murraya tetramera*[J]. Phytochemistry Letters, 2016, 15: 113-115.

[19] 周永福, 陈鸿平, 刘友平, 等. 四数九里香中的咔唑类生物碱成分及其细胞毒活性研究[J]. 天然产物研究与开发, 2019（02）: 88-91.

[20] 周永福, 吴明珠, 陈鸿平, 等. 民族药四数九里香的化学成分及其细胞毒活性研究[J]. 天然产物研究与开发, 2019（04）: 75-80.

[21] 龚志强, 谈远锋, 黄敏, 等. 不同方法提取四数九里香挥发油气质联用分析[J]. 湖南师范大学自然科学学报, 2014, 37（2）: 47-50.

[22] ZHAO W, LI T, WEI X. Studies on the chemical components of the refined oil of *Murraya tetramera* Huang[J]. 广西农业大学学报, 1993, 24: 134-137.

[23] DAI Y, LIANG X, LI X, et al. Comparative study on the chemical constituents of essential oil from *Murraya Tetramera* of various locality[J]. Acta Botanica Yun nanica, 1986, 8(4): 477-481.

[24] 衣晓明. 九种园林植物挥发性物质的研究[D]. 广州: 华南农业大学, 2009.

[25] 陈家源, 牙启康, 卢文杰, 等. GC-MS 分析四数九里香的挥发油成分[J]. 华西药学杂志, 2009, 24（6）: 671-672.

[26] WICKRAMARATNE D, KUMAR V, BALASUBRAMANIAM S. Murragleinin, a coumarin from *Murraya gleinei* leaves[J]. Phytochemistry, 1984, 23(12): 2964-2966.

[27] 云南中医学院制药厂. 云南医药, 1977（4）: 36-40.

[28] 毛长智, 黄蓓, 庾志斌. 四数九里香醇提物抗炎及镇痛作用研究[J]. 中国民族民间医药, 2011, 20（015）: 43-44.

[29] 毛长智, 庾志斌. 四数九里香水提物抗炎及镇痛作用研究[J]. 中国民族民间医药, 2011, 20（014）: 32-33.

[30] 贾敏如, 张艺. 中国民族药辞典[M]. 北京: 中国医药科技出版社, 2016: 457-458.

2 联用技术鉴定民族药四数九里香

民族药"一物多名""同名异物""一药多原"现象突出。四数九里香（*Murraya tetramera* Huang）为芸香科（Rutaceae）九里香属（*Murraya*）植物，主要分布于云南、广西、广东、湖南；药用记载始于《文山中草药》，后作为民族药收载于《中国民族药词典》[1]中，民族药名为千只眼。《云南省中药材标准》记载："本品为芸香科植物千只眼 *Murraya tetramera* Huang 的干燥叶和带叶嫩枝；夏、秋季采集，阴干；性辛，温；归肺、肝经"。功能与主治"祛风解表，行气止痛，活血散瘀，用于感冒发热、咳嗽、目赤涩痛、皮肤瘙痒、湿疹、风湿麻木、筋骨疼痛、瘀血肿痛"。近期研究表明，四数九里香具有良好的药理活性及较高的药用价值[2]，因其富含生物碱且具有多种药理作用，有望成为抗肿瘤新药[3]而备受关注。

然而，关于四数九里香的分类学长期存在争议[4]，原因有以下几点：① 存在与其他种共用别名现象。我国地大物博、物产丰富，四数九里香产于不同地方，而不同地方对四数九里香称呼不一，导致该民族药别名多，如满山香、满天香、过山香、千只眼、四数花九里香、臭漆、透光草、穿花针，与其他种共用别名现象时常发生，影响临床用药安全性。② 部分处方所用药为替代品。如中成药"三九胃泰"的主药之一，有文献报道是九里香[5]，学名为 *Murraya exotica*（L.），有的文献报道是四数九里香[6,7]，学名为 *Murraya tetramera* C.C. Huang，这会影响临床用药的有效性。③ 四数九里香学名不统一。如有 *Murraya tetramera* C.C. Huang[8]、*Murraya tetramera* Huang in Acta Phytotax. Sin[9]、*Murraya tetramera* Huang[10]。④ 学名一致、但因挥发油成分不一，导致对四数九里香的分类存在争议[11-13]。故采用传统中药鉴定方法已经不能满足药学专家对四数九里香药材的鉴定需求。

近年来，随着 PCR 技术的快速发展，使得分子鉴定技术正逐渐成为中药鉴定的主要手段[14,15]。DNA 条形码作为分子鉴定技术的一种方法，早在 2003 年由加拿大生物学家 Paul Hebert 教授提出，因其具有种内变异小、种间变异大及变异区两端序列高度保守等特点，被用于物种的鉴定和识别[16-18]。*ITS2* 序列作为 DNA 条形码具有独特优势：通用性强，种间变异高于种内变异，扩增片段长度适宜，扩增效率高[19]。陈士林因 对 6000 余份药用植物样本进行 DNA 条形码序列探索和研究，归纳和总结出 *ITS2* 序列的鉴定能力优于国际条形码协会植物工作组提出的 matK 和 rbcL 组合结果，故首次提出将 *ITS2* 作为药用植物鉴定的通用条形码序列[20]。

本书为了有效解决四数九里香分类学存在的问题，课题组结合现代生物学技术，提出采用"传统+分子生物学"技术联用鉴定云南华宁产四数九里香的方法，从植物来源、外观评价、显微鉴定、理化鉴定、薄层色谱鉴定、分子生物学 6 个方面系统鉴定本地四数九里香植物，以期为该民族药分类学研究提供理论基础。

2.1　实验材料

药材来源于芸香科（Rutaceae）九里香属（*Murraya*）四数九里香（*M. tetramera* Huang 的干燥叶），2016 年 2 月采自云南省华宁县。鉴定彝药千只眼所涉及的实验材料见表 2-1。

表 2-1　千只眼分子生物学鉴定仪器及材料表

序号	仪器及材料	型号	厂家
1	试剂盒	DP305-03	北京擎科伟业生物技术有限公司
2	3730XL 测序仪	Applied Biosystems，3100	北京北嘉美仪生物科技有限公司
3	Legend Micro 17 离心机	Thermo	北京北嘉美仪生物科技有限公司
4	2720 Thermal Cycler 96 孔 PCR 仪	Applied Biosystems	北京北嘉美仪生物科技有限公司
5	JY300C 型电泳仪		北京君意东方电泳设备有限公司
6	JY04S-3C 型凝胶成像仪		北京君意东方电泳设备有限公司
7	DFD-700 型水浴锅		北京中兴伟业有限公司
8	植物基因组 DNA 提取试剂盒		天根生化（科技）北京有限公司
9	Agarose（琼脂糖）		
10	I-5TM 2x High-Fidelity Master Mix		北京擎科伟业生物技术有限公司
11	DL2000 Marker		
12	千只眼叶	2016 年 2 月	自采
13	溶剂	分析纯	重庆东正耗材有限责任公司
14	切片机	RM22145 型	德国徕卡
15	生物显微镜	MPS260 型	德国徕卡
16	图像分析系统	Owin 型	德国徕卡
17	电泳缓冲溶液 TBE		自制

2.2　实验方法

2.2.1　传统鉴定方法

采用传统的鉴定方法（植物来源、外观鉴别、显微鉴别、理化鉴别、薄层色谱鉴别）对四数九里香药材进行鉴定。

2.2.2　分子鉴定方法

2.2.2.1　RNA 提取方法

四数九里香叶片总 RNA 的提取步骤及方法按北京天根生化科技（北京）有限公司植物基因组试剂盒提取。四数九里香叶片组织经过无水乙醇清洗干净后、取植物组织（干重）

约 30 mg，加入液氮、研磨；将研磨好的粉末迅速转移到预先装有 700 μL，65 ℃预热缓冲液 GP1 的离心管中（实验前在预热的 GP1 加入巯基乙醇使其终浓度为 1%），迅速颠倒混匀后，将离心管放在 65 ℃水浴 20 min，水浴过程中颠倒离心管以混合样品数次；加入 700 μL 氯仿，充分混匀，以 12 000 r/min（~13 400×g）离心 5 min；小心地将上一步所得上层水相转入一个新的离心管中，加入 700 μL 缓冲液 GP2，充分混匀；将混匀的液体转入吸附柱 CB3 中，以 12 000 r/min（~13 400×g）离心 30 s，弃掉废液；向吸附柱 CB3 中加入 500 μL 缓冲液 GD（使用前请先检查是否已加入无水乙醇），以 12 000 r/min（~13 400×g）离心 30 s，倒掉废液，将吸附柱 CB3 放入收集管中；向吸附柱 CB3 中 加入 600 μL 漂洗液 PW（使用前请先检查是否已加入无水乙醇），以 12 000 r/min（~13 400×g）离心 30 s，倒掉废液，将吸附柱 CB3 放入收集管中；将吸附柱 CB3 放回收集管中，以 12 000 r/min（~13 400×g）离心 2 min，倒掉废液。将吸附柱 CB3 置于室温放置数分钟，以彻底晾干吸附材料中残余的漂洗液；将吸附柱 CB3 转入一个干净的离心管中，向吸附膜的中间部位悬空滴加 50~200 μL 洗脱缓冲液 TE，室温放置 2~5 min，12 000 r/min（~13 400×g）离心 2 min，将溶液收集到离心管中。

2.2.2.2　PCR 扩增方法

根据 GenBank 登录的九里香属 ITS2 序列保守区域设计一对扩增引物，引物序列见表 2-2，由成都擎科伟业有限公司提供。PCR 反应体系及扩增条件见表 2-3、表 2-4。

表 2-2　四数九里香 ITS2 基因的扩增引物

引物	引物序列（5'-3'）	引物序号
ITS2-F	TCCAAAACGACTCTCGGCAA	F1
ITS2-R	CCGCCTGACCTGGGGTCG	R1

根据计算，按照一定比例配制足量的 PCR 反应体系，体系包括 ddH$_2$O 8.5 μL，正反向引物各 1.0 μL，I-5™ 2x High-Fidelity Master Mix 12.5 μL，模板 DNA 2 μL，为 25 μL。

扩增程序：预变性：98 ℃、2 min；循环：98 ℃、10 s；退火：55 ℃、30 s；延伸：72 ℃、30 s；循环 35 次；末次延伸为 72 ℃、5 min，4 ℃，5 min。PCR 反应设置不含 DNA 模板的溶液作为空白对照。

表 2-3　扩增引物反应体系

序号	要素	用量
1	I5 Mix	25.0 μL
2	PF(10P)	1.0 μL
3	PR(10P)	1.0 μL
4	gDNA	1.0 μL/管
5	dH$_2$O	22.0 μL

表 2-4　PCR 扩增仪扩增条件

序号	温度	时间	循环次数	
1	94 ℃	5 min	预变性	
2	98 ℃	**10 s**		
3	53 ℃	**15 s**	循环扩增	35
4	72 ℃	**15 s**		
5	72 ℃	5 min	末次延伸	
6	4 ℃	hold		

2.2.2.3　凝胶电泳方法

取 0.2 g 的琼脂糖粉末，置于 150 mL 锥形瓶中，加入适量的电泳缓冲溶液 TBE，制得 1.5%琼脂糖凝胶液，冷却、制得支持物，根据扩增产物的位点、用相应的酶切。取 PCR 扩增产物通过 1.5%琼脂凝胶电泳检测，在 150 V、100 mA 的电场强度下，通过分子筛效应筛选 20 min，观察溴酚蓝带的移动现象，待电泳分离后，在紫外透视仪的观察图谱，获得符合理论的双向测序片段。

2.2.2.4　系统进化树构建

将测序所得的文件用软件对测序结果校对和拼接，直接将四数九里香的 *ITS2* 基因核苷酸序列（450 bp），拼接结果与表 2-5（序列的 GenBank 登录号）进行 Blast 比对，计算 K2P 遗传距离，再构建系统进化树。

表 2-5　NCBI 数据库中的九里香属植物 *ITS2* 序列及 GenBank 登录号信息

种名	拉丁名	**GenBank** 登录号
四数九里香	*Murraya tetramera*	KR532413
豆叶九里香	*Murraya euchrestifolia*	JX144210
九里香	*Murraya exotica*	FJ980438
九里香	*Murraya exotica*	JX144211
调料九里香	*Murraya koenigii*	JX144212
调料九里香	*Murraya koenigii*	MH688894
广西九里香	*Murraya kwangsiensis*	JX144215
小叶九里香	*Murraya microphylla*	JX144217
千里香	*Murraya paniculata*	KX277664
千里香	*Murraya paniculata*	KX277683
翼叶九里香	*Murraya alata*	JX144209

2.3　结果与讨论

2.3.1　药材来源

2016 年 2 月，课题组在云南苗岭山庄药业股份有限责任公司专家周玉忠（苗药专家）

的指导和带领下，赴云南省华宁县青龙镇马鹿塘村委会马鞍山村（民族村）的河谷（当地叫喜黑山谷）采样（图 2-1）。四数九里香在当地民族（苗族）称为"蒙鼻诸第日"，而贵州松桃地区苗族人称为"*Ndut jeub*"。样品后经成都中医药大学陈新教授鉴定为芸香科（Rutaceae）九里香属（*Murraya*）四数九里香（*M. tetramera* Huang）植物。目前，标本保存于重庆工业职业技术学院药物化学研究所。

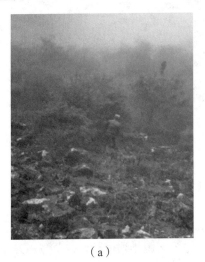
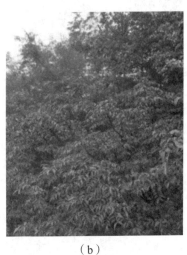

（a） （b）

图 2-1 四数九里香生境图（2016 年 2 月，周永福，摄于云南华宁）

经采样现场勘查，该植物群落生长在伴有石灰岩的斜坡环境中，植株根系发达，个体高、叶茂盛；该植物群落大、棚数多，占地面积大 300 亩（1 亩≈666.7 m²），生产年限久远。课题组在采样后，样品经当地居民使用骡马驮运至机动车能到达处。

2.3.2 外观鉴别

该植物生长于伴有石灰岩的斜坡中，习温湿气候，高 1~7 m；叶片呈披针形或卵形，单数羽状复叶，小叶 5~9 片，长 0.8~2.5 cm，宽 0.8~2.0 cm，先端钝尖，基部楔形，见图 2-2、图 2-3；新鲜叶时深绿色，气味浓，表面有色泽，干燥后呈暗绿色。

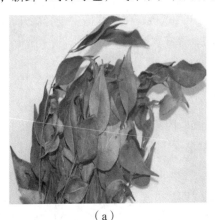
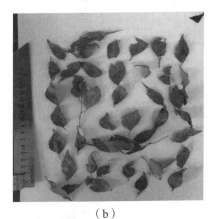

（a） （b）

图 2-2 四数九里香干燥叶外观性状

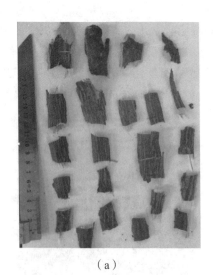
（a）

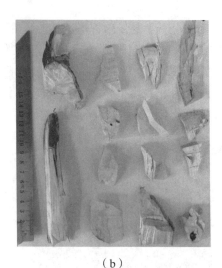
（b）

图 2-3　四数九里香茎外观性状

2.3.3　显微鉴别

四数九里香叶粉末呈现绿褐色，表皮细胞呈不规则形，气孔多数不定式；非腺毛单细胞长 30～100 μm，壁厚；叶肉组织成晶纤维；栅栏组织细胞排列成行，含草酸钙方晶；油室直径 60～120 μm，呈圆形，有的内含黄色油滴。

2.3.4　理化鉴别

取四数九里香粗粉 2 g（20 目），加乙醇 20 mL，回流提取 30 min，冷却、滤过；取滤液 5 mL，蒸干，残渣加乙酸乙酯 2 mL 溶解，置试管中，加新制的 7% 盐酸羟胺-甲醇溶液与 10% 氢氧化钾-甲醇溶液各 2～3 滴，摇匀，微热，放冷，加稀盐酸调节 pH 至 3～4，加 1% $TeCl_3$-CH_3CH_2OH 溶液，反应现象为紫红色。

2.3.5　色谱鉴别

取四数九里香粗粉 2 g（20 目），加乙醇 20 mL，回流提取 30 min，冷却、滤过、蒸干，残渣加甲醇 2 mL 溶解，置样品瓶中，用毛细管取样、点板，在展开槽中进行展开，展开剂为丙酮-二氯甲烷（1∶1），在 254 nm 波长处观察，存在斑点。

2.3.6　分子鉴定

2.3.6.1　样品总 RNA 提取

按照北京天根生化科技（北京）有限公司植物基因组试剂盒提取提取步骤及方法提取四数九里香叶片总 RNA，结果显示，提取的总 RNA 质量好，条带清晰，无明显降解。

2.3.6.2　PCR 扩增结果

利用所设计的成熟酶 K 基因扩增引物 F1/R2 对四数九里香叶的 cDNA 进行 PCR 扩增，经扩增之后，采用琼脂糖凝胶电泳分析方法在 150 V、100 mA 的条件下分析 20 min，四数九里香的 PCR 电泳结果显示亮条带，得长度约为 450 bp 的扩增片段，PCR 产物双向测序结果见图 2-4、图 2-5。测序结果表明该基因为四数九里香的 *ITS*2 基因序列。经过 NCBI 序列相似性比对（Blastn），发现该植物基因核苷酸序列与 GenBank 中的 Murraya tetramera（登录号：KR532413）的 *matK* 基因核苷酸序列一致。

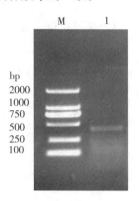

M 为 DL2000 Marker，I 为样本扩增电泳结果。

图 2-4　四数九里香样本扩增电泳图

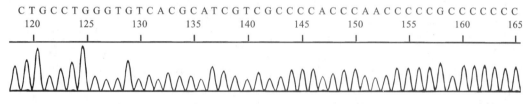

图 2-5　样本测序峰图（部分）

2.3.6.3　*Matk* 拼接结果

经过软件拼接之后，获得完整的四数九里香高质量 DNA 序列图谱，结果为 GAAGTAAATATTTGACTCGATACAAACTCTTTTTTGTTGAAGATCCGCTGTAATAATGA GAAAGATTTCTGCATATACGCACAAATCGGTCGATAAGATGAGAATCAGAGAAATCGG CCCAGGTCGACTTACTGATGGGATGCCCTAATGCGTTACAAAACCGCGCCTTAGTCAAT GATCCAATCAGATGAATAATGGGAACGGTCGTATCGACCTTCTTCCTAGAATTACCTATT AGAAATGAATTTTCTAGCATTTGACTCCGTACCAACAAAGAATTGAGTCGCACACCGG AAAGATAGCCCAGAAAGTTAATAGCGTACTTGCCTAAATATAAGTGGTTTAGCTGAACC CTTCCTGGTCGAGAAGACACGTGAAAATGCCATTGCCATAAACCGACAAGGTAATATT TCCATTTATTCATCAGAAGAGGCGTATCCTTTGAAGCCAAAATGGATTTTCCTTGATATC TAACATAATGCATGAAAGGATCCTTGAACAACCCTAAGATGTCCGGAAAATCTTTAGCA ACATCTTCGACAAGATGTTCGACTTTTCCATAGAAATACATTCGCTCAACGAGGACTCG AGAGGATGTTGATTGTAAATGAGATGCTTGGTTACAGAGAAAAAGAGGATGGATTCA TATTCATATACATGAGAATTATATAGAAACAATAACAATCTTGGATTACTTTTTAAAAAA ACAGAAATAGAGTTCTTTGGAGTAATAAGACTGTTCGAATTAAAATACTCGTGGAGAA AGAACCGTAATAAATGTAAAGAAGAGGCATCCTTTACCCAGTCGCGAAGGGTTTGAAC

CAGGATTTCGGGACAAGTGGGGTGGGGTATTCGTACATCTAACACATAATTTAAATGGG
ACAATTTATCC。该研究结果为云南华宁产四数九里香提供分子生物学鉴定依据。

2.3.6.4　系统发育树构建

对四数九里香的 *ITS2* 基因进行测序获得其高质量的 DNA 序列,利用 MEGA6.0 软件与
GenBank 中下载的九里香属植物 *ITS2* 序列(表 2-5)邻接、构建聚类系统发育树(图 2-6)。
从构建的 NJ 树可以看出,所分析样品与 GenBank 中的四数九里香聚为一支,说明可以将所
分析的样品与四数九里香归为一个种,因此,*ITS2* 序列作为条形码可以快速准确鉴别民族
药四数九里香及其同属植物,这一结论与外观评价一致,为外观评价准确性提供分子证据。

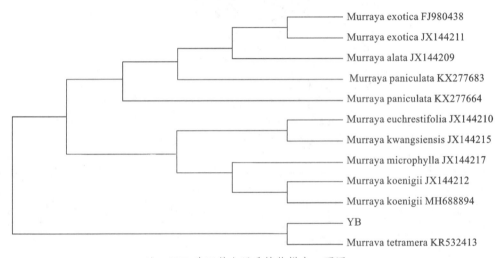

注:*YB 为四数九里香植物样本,下同。

图 2-6　九里香属植物 ITS2 基因 NJ 系统发育树

2.3.6.5　遗传距离

将各序列用 Mega 6.0 软件进行样本序列比对之后,与 NCBI 数据库中九里香属植物 *ITS2*
序列的 K2P(Kimura-2-parameter)遗传距离(结果见表 2-6)进行对比,发现样本与九里香
属植物的 K2P 遗传距离介于 0.017~0.048,其中与四数九里香(*M. tetramera*)K2P 的遗传距
离最小为 0.017,与小叶九里香(*M. microphylla*)和调料九里香(*M. koenigii*)K2P 遗传距
离最大均为 0.048。

2.4　结　论

我国地大物博、物产丰富。民族药"一物多名""同名异物""一药多原"现象突出。
四数九里香具有良好的药理活性及较高的药用价值,但是四数九里香产地不同,其称呼
也不同。另外,因其别名多,与其他种共用别名的现象时有发生,加上因学名不统一,导
致部分处方用药互为替代品,四数九里香的分类学长期存在争议,这会影响临床用药的有
效性与安全性。故采用传统中药鉴定方法已经不能满足药学专家对四数九里香药材的鉴定
需求。

表 2-6 九里香属植物 *ITS2* 序列遗传距离分析

	1	2	3	4	5	6	7	8	9	10	11
1. YB											
2. *Murraya tetramera*_ KR532413	0.017										
3.*Murraya euchrestifolia*_JX144210	0.033	0.049									
4.*Murraya exotica*_FJ980438	0.039	0.049	0.030								
5.*Murraya exotica*_JX144211	0.039	0.049	0.030	0.000							
6.*Murraya koenigii*_JX144212	0.048	0.062	0.017	0.035	0.035						
7.*Murraya koenigii*_MH688894	0.044	0.058	0.031	0.049	0.049	0.021					
8.*Murraya kwangsiensis*_JX144215	0.034	0.040	0.004	0.022	0.022	0.013	0.026				
9.*Murraya microphylla*_JX144217	0.048	0.058	0.017	0.026	0.026	0.008	0.030	0.013			
10.*Murraya paniculata*_KX277664	0.031	0.035	0.022	0.013	0.013	0.031	0.044	0.013	0.022		
11.*Murraya paniculata*_KX277683	0.035	0.044	0.026	0.013	0.013	0.031	0.040	0.017	0.022	0.008	
12.*Murraya alata*_JX144209	0.031	0.040	0.022	0.008	0.008	0.022	0.040	0.013	0.013	0.004	0.004

近年来，随着 PCR 技术的快速发展，使得分子鉴定技术正逐渐成为中药鉴定的主要手段。本书从药材来源、外观评价、显微鉴别、理化鉴别、薄层色谱鉴定、分子生物学鉴定、6 个层面系统地对民族药四数九里香进行鉴定研究。采用 Mega 6.0 软件计算检测四数九里香 DNA 序列与 NCBI 数据库中九里香属植物 *ITS*2 序列的 K2P（Kimura-2-parameter）遗传距离，并进行了比对，发现民族药四数九里香与数据库中的 *Murraya tetramera* 的 K2P 遗传距离最小，为 0.017；同时采用邻接法构建系统发育进化树发现检测样本与四数九里香聚为一支。本书为了有效解决四数九里香分类学存在的问题，课题组结合现代生物学技术，提出采用"传统+分子生物学"技术联用鉴定云南华宁产四数九里香的方法，从植物来源、外观评价、显微鉴定、理化鉴定、薄层色谱鉴定、分子生物学 6 个方面系统鉴定本地四数九里香植物，以期为该民族药分类学研究提供理论基础。

参考文献

[1] 贾敏如，张艺. 中国民族药辞典[M]. 北京：中国医药科技出版社，2016：545-545.

[2] 张婉月. 四数九里香化学成分研究[D]. 昆明：云南大学，2021.

[3] 梁威，凌博，陈柏冰，等. 民族民间药四数九里香研究进展[J]. 亚太传统医药，2019，15（9）：27-28，34.

[4] 邹联新，杨崇仁，郑汉臣. 扫描电镜技术在九里香属植物生药学和分类学鉴定中的意义[J]. 中国中药杂志，1999，24（12）：711-714.

[5] 邹联新，杨崇仁. 九里香属植物研究进展[J]. 药学实践杂志，1997，015（4）：214-219.

[6] 龚志强，谈远锋，黄敏，等. 不同方法提取四数九里香挥发油气质联用分析[J]. 湖南师范大学自然科学学报，2014，37（2）：47-50.

[7] 杨其波. 民族药四数九里香的研究概况[J]. 中国民族民间医药，2016，25（1）：135-135.

[8] ZHOU Y, LV H, WANG W, et al. Flavonoids and anthraquinones from *Murraya tetramera* C. C. Huang (Rutaceae)[J]. Biochemical Systematics and Ecology, 2014, 57: 78-80.

[9] 陈家源，牙启康，卢文杰，等. GC-MS 分析四数九里香的挥发油成分[J]. 华西药学杂志，2009，24（6）：671-672.

[10] 黄蓓，毛长智，庹志斌. 四数九里香水提物抗炎及镇痛作用研究[J]. 中国民族民间医药，2011，20（14）：32-33.

[11] 赵文报，李统茂，魏绣枝. 四数花九里香精油化学成分研究[J]. 广西农业大学学报，1993，12（2）：60-62.

[12] 毕培曦，江瑞祥，吴德邻. 国产芸香科九里香属化学分类[J]. 植物分类学报，1986，24（3）：186-192.

[13] 谢运昌，刘绍华，程菊英. 满天香精油化学成分的研究[J]. 广西植物，1992，02（001）：83-87.

[14] 时圣明，潘明佳，王洁，等. 分子鉴定技术在中药中的应用[J]. 中草药，2016，47（17）：3121-3126.

[15] 罗达龙，黄琳. PCR 技术在中药鉴定中的应用[J]. 临床医药文献电子杂志，2017，4（24）：4731-4731.

[16] 罗焜，马培，姚辉，等. 多基原药材秦艽 ITS2 条形码鉴定研究[J]. 药学学报，2012，47（12）：1710-1717.

[17] 马新业，刘锋，詹若挺，等. 两面针与混伪品及近缘种 DNA 条形码鉴定研究[J]. 南方农业学报，2014，45（01）：12-17.

[18] 李栎，肖憬，苏振宇，等. ITS2 条形码序列对茜草科黎药植物的鉴定[J]. 中草药，2013，44（13）：1814-1818.

[19] HAN J P, ZHU Y J, CHEN X C, et al. The short ITS2 sequence serves as an efficient taxonomic sequence tag in comparison with the full-length ITS[J]. Biomed Res Int, 2013: 74476.

[20] 陈士林，中国药典中药材 DNA 条形码标准序列[M]. 北京：科学出版社，2015.

3 民族药四数九里香抑制肿瘤细胞增殖活性药效部位研究

人类使用天然产物在临床上治疗癌症的历史久远，中药及其有效成分群[1]为现代医药发展提供了丰富的资源[2]。目前，中草药研究的一个热点是尝试发现能抑制癌细胞生长、临床上治疗癌症的活性成分，最直接的方法就是以天然活性物质为目标化合物，使用计算机技术协助药物设计、有机化学合成、药物合成原理，人为进行结构改造，再返回进行药理评价，对新合成药物药效、毒性进行评价，达到提高药物稳定性、增强药效和药物选择性、减小毒副作用的目的，是一条开发新药的有效途径。

肿瘤细胞毒活性筛选模型比较多，本研究选择其中的 5 株肿瘤细胞作为评价模型，研究四数九里香各馏分的体外细胞毒活性。

3.1 实验材料

MTS 作为 MTT 的类似物，其在细胞抑制作用研究中、活细胞线粒体分泌的琥珀酸脱氢酶能代谢还原 MTS，使黄色溶液呈现可溶性的甲臜（Formazan）化合物的颜色，反应灵敏；其代谢还原产物甲臜的生成量与细胞存活量成正比关系，生成的甲臜量可以用酶标仪在 492 nm 处进行测定，因此可根据光密度 OD 值间接推测出活细胞的数目[3,4]。四数九里香药材来源于芸香科（Rutaceae）九里香属（Murraya）植物四数九里香（M. tetramera C.C. Huang）的干燥叶；于 2016 年 2 月采自云南省华宁县青龙镇马鹿塘村委会马鞍山村；经成都中医药大学陈新教授鉴定为芸香科九里香属四数九里香（Murraya tetramera Huang）的叶，植物标本（标本编号：20160122001）保存于重庆工业职业技术学院药物化学研究所；5 株肿瘤细胞（白血病-HL60、肺腺癌-A549、肝癌-SMMC7721、乳腺癌-MCF7、结肠癌-SW480）购自中国科学院昆明植物所细胞库。

实验所用仪器和材料列于表 3-1。

表 3-1　分离和鉴定化合物使用的仪器和材料

序号	仪器及药品	厂家	备注
1	400 MHz 型核磁共振仪	瑞士 Bruker 公司、Bruker AM-3	
2	质谱仪（Agilent G6230 TOF MS）	安捷伦科技（中国）有限公司	
3	薄层色谱硅胶 GF254 和柱色谱用硅胶	中国青岛海洋化工公司	200~300 目

续表

序号	仪器及药品	厂家	备注
4	Sephadex LH-20, ODS2A（50 μm）	日本 YMC 公司	
5	旋转蒸发仪	河南省巩义市予华仪器有限公司	
6	循环水式真空泵：SHZ-D（Ⅲ）	河南省巩义市予华仪器有限公司	
7	低温冷却循环泵：DLSB-5L/25	河南省巩义市予华仪器有限公司	
8	所用溶剂为工业纯		重蒸
9	$CDCl_3$、CD_3OD、Pyridine-d_5、TMS		
10	四数九里香干燥叶	自采	粉碎
11	GC-MS 联用仪	美国 AgiIent TechnoIogies 6890N-5973N	
12	化学工作站	Gl70l DA MSD ChemStation	
13	各萃取部位药物	自制	
14	MTS Assay 试剂盒	上海生工生物工程技术服务有限公司	
15	CO_2 培养箱	济南鑫贝西生物技术有限公司	
16	酶标仪（MULTISKAN FC）	日本 BIO-RAD	
17	肿瘤细胞株	中国科学院昆明植物所细胞库	
18	电子天平（ME204）	上海巴玖实业有限公司	
19	紫杉醇（货号：P92130-5mg，纯度：≥98.0%，CAS 登记号：153415-45-3）	上海吉至生化科技有限公司	
20	顺铂（货号：YJ-13604R，纯度：≥98.0%，CAS 登记号：15663-27-1）	上海吉至生化科技有限公司	

3.2 实验方法

3.2.1 部位提取方法

把四数九里香叶自然晒干、粉碎，得粉末 35 kg，95%乙醇溶液浸渍提取 5 次（5×10.0 L），过滤、合并滤液、浓缩，得黑色浸膏 2.8 kg（得率 8.0%）；温水溶解，依次用石油醚、环己烷、二氯乙烷、乙醚、乙酸乙酯、甲酸甲酯、正丁醇、丙酮萃取，浓缩得石油醚萃取部位 200 g（得率 7.1%）、环己烷萃取部位 12 g、二氯乙烷萃取部位 50 g、乙醚萃取部位 5 g、乙酸乙酯萃取部位 680 g（得率 24.3%）、甲酸甲酯萃取部位 10 g、正丁醇萃取部位 460 g（16.4%）、丙酮萃取部位 4.8 g、水相部位 500 g（17.8%）。

3.2.2 活性筛选方法

采用 MTS 法分析各萃取部位的体外抑制肿瘤细胞增殖活性：取 5 株细胞（白细胞、肺癌、肝癌、乳腺癌、结肠癌）液，滴加培养液（含 10%胎牛血清）RMPI1640 配成单个细胞悬液，用白细胞计数液计数，以每孔 3000~15000 个细胞接种到 96 孔板，每孔体积 100 μL，提前 12 h 培养；药物用溶剂 DMSO 溶解，以 100 μg/mL 的浓度进行初筛，每孔终体积 200 μL，每个样品设 3 个样本。在 37 ℃条件下培养 48 h，弃孔内培养液，得贴壁细胞，每孔加指示剂 MTS 溶液 20 μL 和培养液 100 μL；设 3 个空白复孔（MTS 溶液 20 μL 和培养液 100 μL 的混合液），继续孵育 4 h，使反应充分进行后，利用酶标仪在 492 nm 的波长[5-6]下测定各孔的吸光值，记录结果，通过下列公式计算各部位和化合物的抑制率（%）。以 100.00 μg/mL、20.00 μg/mL、4.00 μg/mL、0.80 μg/mL、0.16 μg/mL 浓度进行复筛，阳性化合物顺铂（DDP）给药浓度为 0.064 μmol/L、0.320 μmol/L、1.600 μmol/L、8.000 μmol/L、40 μmol/L，紫杉醇（Taxol）的为 0.008 μmol/L、0.040 μmol/L、0.200 μmol/L、1.000 μmol/L、5.000 μmol/L；以浓度为横坐标，细胞存活率为纵坐标，绘制细胞生长曲线，应用 Reed and Muench 法计算 IC_{50} 值。

$$细胞抑制率 = \frac{A_{对照} - A_{样品}}{A_{对照} - A_{空白}} \times 100\%$$

式中　$A_{空白}$——含有 MTS 溶液、培养液、细胞的吸光度；

　　　$A_{对照}$——含有 MTS 溶液、培养液、细胞、阳性化合物的吸光度；

　　　$A_{样品}$——具有 MTS 溶液、培养液、细胞和药物的吸光度。

每次实验均设顺铂（DDP）和紫杉醇（Taxol）两个阳性化合物，以浓度为横坐标、细胞存活率为纵坐标绘制细胞生长曲线，应用两点法[7]（Reed and Muench 法）计算化合物的抑制率。

3.2.3　IC_{50} 实验方法

在细胞毒活性实验初步筛选结果的基础上，精密称取萃取馏分各 1.0~3.0 mg，用 DMSO 溶剂溶解，以 40.000、8.000、1.600、0.320、0.064 μmol/L 为浓度梯度，以浓度梯度为横坐标、细胞存活率为纵坐标绘制细胞生长曲线，应用两点法（Reed and Muench 法）计算化合物的 IC_{50} 值[7]，实验均设顺铂（DDP）和紫杉醇（Taxol）两个阳性对照。

3.2.4　统计学方法

采用软件对所有数据进行统计学处理，用平均值 ± 标准差表示，组间均数差异性比较使用单因素方差分析，$P<0.05$ 或 $P<0.01$ 为差异具有统计学意义。

3.3　结果与讨论

精准称取粗提样、石油醚、环己烷、二氯乙烷、乙醚、乙酸乙酯、甲酸甲酯、正丁醇、丙酮、水相各 100 mg，采用 DMSO 溶解，定容为 200 μL，粗提物以 100 μg/mL 浓度根据 3.2.2 的检测原理及实验方法进行初筛，各萃取馏分对 5 株肿瘤细胞体外抑制作用分析，结果见表 3-2；部分萃取部位干预细胞生长后的部分表观图见图 3-1 至图 3-5；设阳性对照物。

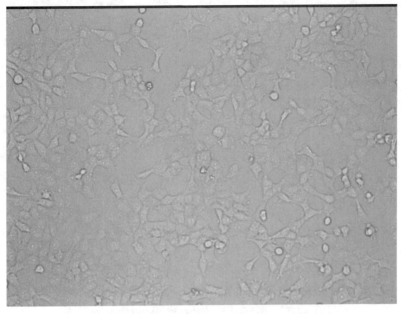

图 3-1　乙酸乙酯萃取部位干预白血病-HL60 生长图

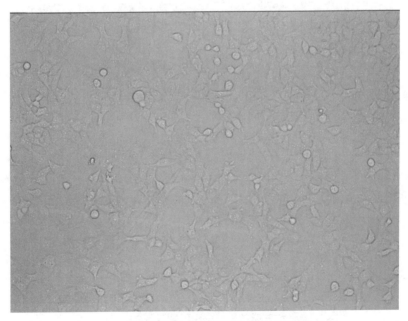

图 3-2　乙酸乙酯萃取部位干预肺腺癌-A549 生长图

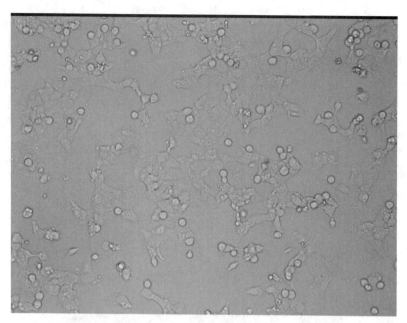

图 3-3 环己烷萃取部位干预肝癌-SMMC7721 生长图

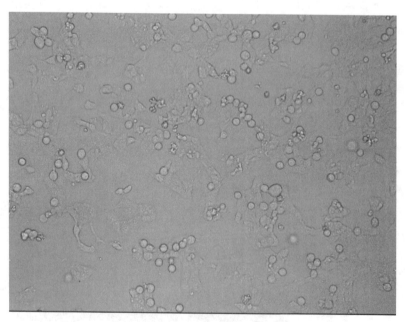

图 3-4 乙酸乙酯萃取部位干预乳腺癌-MCF7 生长图

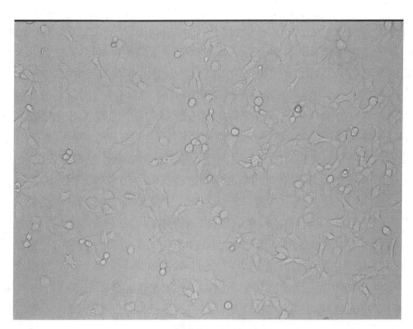

图 3-5　二氯甲烷萃取部位干预结肠癌-SW480 生长图

表 3-2　四数九里香萃取馏分对 5 株肿瘤细胞体外抑制作用结果　　　　单位：%

萃取部位	白血病 HL-60	肺癌 A-549	肝癌 SMMC-7721	乳腺癌 MCF-7	结肠癌 SW480
顺铂	51.43±1.25	71.65±1.29	60.68±2.36	76.50±2.54	81.24±6.20
紫杉醇	58.12±2.36	42.76±3.41	64.24±5.21	87.13±1.36	42.31±5.13
95%乙醇提取物	3.12±2.58	12.49±1.43	12.48±1.41	15.14±1.35	16.49±1.47
石油醚萃取部位	21.78±1.38	30.15±0.93*	8.20±1.64	3.79±2.54	18.05±1.85
环己烷萃取部位	11.02±1.13	45.21±1.16*	81.00±1.18*	46.18±1.43*	87.15±1.46*
二氯乙烷萃取部位	58.46±1.16*	43.46±1.46*	50.14±1.61*	54.01±1.25*	54.79±1.16*
乙醚萃取部位	30.46±1.46	41.84±1.42*	40.04±1.41	35.13±1.28	45.01±1.22*
乙酸乙酯萃取部位	66.75±0.42*	57.45±1.96*	85.04±1.55*	70.25±1.28*	63.46±1.24*
甲酸甲酯萃取部位	30.46±1.15	30.44±1.49	20.79±0.13	25.75±1.17	45.67±1.46*
正丁醇萃取部位	0.60±1.70	2.62±4.71	11.19±0.82	8.47±1.68	10.88±1.07
丙酮萃取部位	40.13±1.13*	20.14±1.48	10.43±1.43	25.16±1.76	15.71±1.16
水相萃取部位	9.66±1.47	3.07±1.37	3.33±3.55	12.47±2.89	4.58±2.70

注：与对照组相比，*$P<0.05$，萃取醇提物的顺序是按照溶剂极性从小到大进行萃取。

肿瘤疾病已成为影响居民健康水平和社会经济发展的重大疾病，其中肺癌是我国居民标化死亡率最高的癌症代表。由于肺癌所致的人体病理变化错综复杂，并且早期诊断不足，致使多数患者预后较差，加之西医放化疗、手术等治疗方法副作用明显，并且适应证有一定局限性。近年来，我国中医按"理、法、方、药"提出治则、治法和药物，有效解决这些难题。目前，中医药已经成为治疗肺癌的手段之一，并发挥着重要作用，从中药或民族药中寻找具有高效低毒抗肿瘤药物已成为研究的一个热点。项目通过阐明中药科学内涵和科技创新支撑民族药现代化发展，不断提高中医药对我国经济和社会发展的贡献率，巩固和加强我国在传统医药领域的优势地位，重点突破中医药传承和医学及生命科学创新发展的关键问题，弘扬中华民族优秀文化，为人类卫生保健事业做出新贡献。

在梳理四数九里香（*Murraya tetramera* C.C. Huang）的药理作用研究进展时发现，四数九里香醇提物具有抗肿瘤、镇痛、抗炎等作用。然而，关于四数九里香醇提物药理作用物质基础不清，致使该民族药在的抗肿瘤、镇痛、抗炎等作用上药效物质基础不清，还需进一步的研究。化学成分清楚将有助于为后期建立质量控制标准体系提供法定物质基础。

本研究采用 95%的乙醇溶液对四数九里香进行提取，获得醇提物，再采用不同极性溶剂石油醚、环己烷、二氯乙烷、乙醚、乙酸乙酯、甲酸甲酯、正丁醇、丙酮、水溶剂对醇提物进行萃取，进一步制得不同极性萃取部位。精密称取各萃取部位，用 DMSO 溶剂溶解，制得溶液，分析各溶液对 5 株肿瘤细胞体外抑制增殖作用，结果见表 3-2。结果表明：95%乙醇提取物对 5 株肿瘤细胞具有抑制作用，但是抑制效果不显著。经萃取操作之后，得到的各萃取部位对 5 株肿瘤细胞的抑制率明显高于醇提物组，各萃取部位对 5 株肿瘤细胞抑制率不同，具有不同程度的抑制增殖作用，其中，环己烷、二氯甲烷、乙酸乙酯三个萃取部位的抑制作用显著。

对于白血病（HL-60）肿瘤细胞，各部位的抑制率（%）大小顺序为：乙酸乙酯萃取部位>二卤甲烷萃取部位>丙酮萃取部位>甲酸甲酯萃取部位>乙醚萃取部位>石油醚萃取部位>环己烷萃取部位>水相>95%醇提物>正丁醇萃取部位。故确定乙酸乙酯萃取部位为抑制白血病（HL-60）肿瘤细胞增殖作用有效部位。

对于肺癌 A-549 肿瘤细胞，各部位的抑制率（%）大小顺序为：乙酸乙酯萃取部位>环己烷萃取部位>二卤甲烷萃取部位>乙醚萃取部位>甲酸甲酯萃取部位>石油醚萃取部位>丙酮萃取部位>95%醇提物>水相>正丁醇萃取部位。故确定乙酸乙酯萃取部位为抑制肺癌 A-549 肿瘤细胞增殖作用有效部位。

对于肝癌 SMMC-7721 肿瘤细胞，各部位的抑制率（%）大小顺序为：乙酸乙酯萃取部位>环己烷萃取部位>二氯甲烷萃取部位>乙醚萃取部位>甲酸甲酯萃取部位>95%醇提物>正丁醇萃取部位>丙酮萃取部位>石油醚萃取部位>水相。故确定乙酸乙酯萃取部位为抑制肝癌 SMMC-7721 肿瘤细胞增殖作用有效部位。

对于乳腺癌 MCF-7 肿瘤细胞：各部位的抑制率（%）大小顺序为：乙酸乙酯萃取部位>二氯甲烷萃取部位>环己烷萃取部位>乙醚萃取部位>甲酸甲酯萃取部位>丙酮萃取部位>95%醇提物>水相>正丁醇萃取部位>石油醚萃取部位。故确定乙酸乙酯萃取部位为抑制乳腺癌 MCF-7 肿瘤细胞增殖作用有效部位。

对于结肠癌 SW-480 肿瘤细胞：各部位的抑制率（%）大小顺序为：环己烷萃取部位>乙酸乙酯萃取部位>二氯甲烷萃取部位>甲酸甲酯萃取部位>乙醚萃取部位>石油醚萃取部位>95%醇提物>丙酮萃取部位>正丁醇萃取部位>水相。故确定环己烷萃取部位为抑制结肠癌 SW-480 肿瘤细胞增殖作用有效部位。

精准称取乙酸乙酯、环己烷、二氯甲烷、乙醚、甲酸甲酯、丙酮萃取部位各 100 mg、用 DMSO 溶剂溶解，定容为 200 μL，以 100.00 μg/mL、20.00 μg/mL、4.00 μg/mL、0.80 μg/mL、0.16 μg/mL 浓度梯度，根据检测原理及实验方法进行 IC_{50} 研究，IC_{50} 值计算结果见表 3-3。

后期将以乙酸乙酯部分的细胞毒活性为基础，选取乙酸乙酯萃取部分为研究对象，采用波谱分离技术进行分离纯化，把纯化制得的单体化合物又拿回来测试分析对 5 株肿瘤细胞的抑制作用。

表 3-3 四数九里香各有效部位萃细胞毒活性 IC_{50} 研究结果　　　　单位：%

编号	萃取部位名称	白血病 HL-60	肺癌 A549	肝癌 SMMC-7721	乳腺癌 MCF-7	结肠癌 SW480
				$IC_{50}\pm SD/\mu g\cdot mL^{-1}$		
1	顺铂	4.56±0.19	26.13±0.16	13.65±0.40	11.86±0.93	9.60±0.61
2	紫杉醇	<0.008	<0.008	0.32±0.02	<0.008	<0.008
3	乙酸乙酯	52.84±1.63	78.34±4.79	43.29±1.74	64.19±1.24	43.75±2.20
4	环己烷	98.13±1.47	81.75±1.49	46.16±1.42	66.47±1.36	27.46±1.19
5	二氯乙烷	68.13±1.42	79.13±1.76	51.79±1.42	71.05±1.46	61.16±1.43
6	乙醚	90.13±1.41	87.13±1.79	75.79±1.43	89.46±1.49	75.49±1.74
7	甲酸甲酯	80.71±1.79	91.12±1.61	94.16±1.57	96.42±1.74	65.25±1.49
8	丙酮	92.46±1.74	97.19±1.75	99.87±1.59	98.10±1.49	99.01±1.87

3.4　结　论

四数九里香作为民族民间药，早在 1977 年，云南中医学院制药厂就将千只眼的醇提物和精油制成"肾得宁"注射剂，临床上用于治疗急慢性肾盂肾炎、急性肾小球肾炎、慢性肾炎等，具有一定疗效；并配合西医试用治疗肺癌，共治疗 121 例，都有良好的效果。

同时，四数九里香的醇提物还具有抗炎镇痛作用。然而，随着技术的发展，研究理念的转变，解释醇提物的抗肿瘤、抗炎镇痛作用的药效物质基础成为可能。本章以 5 株肿瘤细胞为研究模型，从醇提物到不同极性溶剂萃取馏分两个层面系统研究四数九里香植物药效部位抑制肿瘤细胞的增殖活性。本研究采用 95%的乙醇溶液对四数九里香进行提取，获得醇提物，再采用不同极性溶剂石油醚、环己烷、二氯乙烷、乙醚、乙酸乙酯、甲酸甲酯、正丁醇、丙酮、水对醇提物进行萃取，进一步制得不同极性萃取部位。经萃取操作之后，得到的各萃取部位对 5 株肿瘤细胞的抑制率明显高于醇提物组，各萃取部位对 5 株肿瘤细胞抑制率不同，具有不同程度的抑制增殖作用。其中，以环己烷、二氯甲烷、乙酸乙酯三个萃取部位的抑制作用最为显著。

乙酸乙酯萃取部位为抑制白血病（HL-60）、肺癌 A-549、肝癌 SMMC-7721、乳腺癌 MCF-7 肿瘤细胞增殖作用的有效部位；环己烷萃取部位为抑制结肠癌 SW-480 肿瘤细胞增殖作用有效部位。此研究结果比醇提物具有抑制肿瘤细胞增殖作用更进一步，为后期阐释四数九里香抑制肿瘤细胞增殖作用物质基础提供依据。

参考文献

[1] 杨华，齐炼文，李会军，等. 以"等效成分群"为标示量的中药质量控制体系的构建[J].世界科学技术　中医药现代化，2014（3）：510-513.

[2] 袁亚. 天然产物及其衍生物抗肿瘤活性筛选及机制研究[D]. 北京：中国科学院大学，2015.

[3] 周永福，陈鸿平，刘友平，等. 四数九里香中的咔唑类生物碱成分及其细胞毒活性研究[J]. 天然产物研究与开发，2019（2）：88-91.

[4] 周永福，吴明珠，陈鸿平，等. 民族药四数九里香的化学成分及其细胞毒活性研究[J]. 天然产物研究与开发，2019（4）：75-80.

[5] 何忠梅，白冰，王惠，等. 千里光总黄酮的体外抗肿瘤和抗病毒活性研究[J]. 中成药，2010，32（12）：2045-2047.

[6] 刘益真. 天然咔唑类生物碱的全合成[D]. 郑州：郑州大学，2016.

[7] 唐人九. 人字草黄酮类化学成分研究[J]. 华西药学杂志，1996（1）.

[8] GORMAZ J G, QUINTREMIL S, RODRIGO R. Cardiovascular disease: a target for the pharmacological effects of quercetin[J]. Current Topics in Medicinal Chemistry, 2015, 15(17): 1735-1742.

[9] 佚名. 山奈酚的抗肿瘤作用[J]. 国际肿瘤学杂志，2013，40（12）：892-895.

[10] 沈丽霞，赵丕文，牛建昭，等. 补骨脂素对人类乳腺癌细胞增殖作用的影响[J]. 中国药理学通报，2007，23（11）：53-56.

[11] WANG Q, JIA R, YE C, et al. Glucuronidation and Sulfation of 7-Hydroxycoumarin in Liver Matrices from human, dog, monkey, rat, and mouse[J]. In Vitro Cellular & Developmental Biology - Animal, 2005, 41(3-4): 97-103.

[12] 田立文. 四种热带植物的化学成分及其生物活性研究[R]. 2011.

[13] SIMARATANAMONGKOL A, UMEHARA K, NIKI H, et al. Angiotensin-converting enzyme (ACE) inhibitory activity of Solanum torvum and isolation of a novel methyl salicylate glycoside[J]. Journal of Functional Foods, 2014, 11: 557-562.

[14] 申利群，莫洪波，尹笃林，等. 几种单环单萜化合物在农药中的应用[J]. 农药，2004（4）：153-156.

[15] ELEGBEDE J A, FLORES R, WANG R C. Perillyl alcohol and perillaldehyde induced cell cycle arrest and cell death in BroTo and A549 cells cultured in vitro[J]. Life Sciences, 2003, 73(22): 2831-2840.

[16] TOHYAMA S, CHOSHI T, AZUMA S, et al. A new synthetic route to the 1-oxygenated carbazole alkaloids, mukonine (IVb) and Clausine E (Clauzoline I) (IVa)[J]. ChemInform, 2010, 40(41): 251-267.

[17] ZHOU Y, WANG W G, TU P F, et al. Chemical constituents from *Murraya tetramera* Huang[J]. J Chin Pharm Sci, 2016, 25(3): 201-205.

[18] YAN Y, ZHAO H, ZOU L S, et al. Chemical constituents of eucommiae cortex by LC-Triple TOF MS/MS[J]. Journal of Chinese Mass Spectrometry Society, 2017, 38(1): 146-149.

[19] SUN Z H, LI W, TANG G H, et al. A new serratene triterpenoid from Lycopodium japonicum[J]. Journal of Asian Natural Products Research, 2016, 19(3): 299-303.

[20] ZHANG Z Z, ELSOHLY H N, JACOB M R, et al. Natural products inhibiting candida albicans secreted aspartic proteases from Lycopodium cernuum[J]. Journal of Natural Products, 2002, 65(7): 979-985.

[21] 杨惠，丁林芬，涂文超，等. 密花荚蒾中两个新的环烯醚萜[J]. 天然产物研究与开发，2017（04）: 5-10，102.

[22] LIU J. Oleanolic acid and ursolic acid: research perspectives[J]. Journal of Ethnopharmacology, 2005, 100(1): 92-94.

[23] AN S L, HUANG C Y, WU S T, et al. Oleanolic acid and ursolic acid induce apoptosis in four human liver cancer cell lines[J]. Toxicology in Vitro, 2010, 24(3): 0-848.

4 民族药四数九里香的药效部位 化学成分研究

九里香属植物全球有 14 个种和 2 个变种，在我国分布有 9 个种和 1 个变种[1]。九里香属植物药用记载始于《岭南采药录》，目前，《中国药典》（2020 版）收录九里香（*Murraya panaculata* (L.) Jack）和小叶九里香（*Murraya paniculata* (L.) var. *exotica* (L.) Huang）两个种。现代药理研究表明，九里香属植物药具有增强机体免疫力功能[2]、抗菌消炎和麻醉作用[3]，降血糖[4]、行气止痛、活血化瘀之功效[5]；药物化学研究表明，九里香属植物主要含有咔唑生物碱、黄酮类、香豆素类等[6,7]。四数九里香（*Murraya tetramera* Huang）为九里香属（*Murraya*）植物的一个种，药用记载始于《文山中草药》，现收录于《云南省中药材标准》（2005 年版）（第一册·彝族药）。性辛、温，归肺、肝经，具有祛风解表、行气止痛、活血散瘀的功效[8]。主要分布于海南、广西、云南一带。民间以其干燥叶入药，积累了大量治疗胃痛、风湿痹痛、外治牙痛、跌扑肿痛、虫蛇咬伤[9,10]的用药经验。目前关于四数九里香的研究主要集中于其挥发成分，对非挥发部分研究报道较少[11]。

为了阐明其药效物质基础，我们采用冷浸法对四数九里香进行冷浸、过滤、减压蒸馏，得浸膏；使用硅胶层析柱、凝胶柱色谱、重结晶等方法对浸膏的乙酸乙酯萃取部分进行分离纯化，得 49 个单体化合物，运用 ^{1}H-NMR、^{13}C-NMR、HSQC、HMBC 和 ESI-MS 等波谱方法和文献数据对比。

本实验以 95%乙醇为提取溶剂，采用冷浸渍法对采自云南的四数九里香进行提取、过滤、浓缩，制得浸膏；把浸膏用温水溶解，按溶剂极性大小依次进行萃取，利用传统柱层析法对乙酸乙酯萃取部位进行分离和纯化；采用现代波谱技术及文献数据比对鉴定化合物的结构。该研究结果丰富了四数九里香化学成分研究内容，也为进一步揭示民族药四数九里香药效作用提供了物质基础和数据支持。

4.1 实验材料

Bruker AM-3 400 MHz 型核磁共振仪（TMS 为内标，瑞士 Bruker 公司）；Agilent G6230 TOF MS 质谱仪（美国 Agilent 公司）；薄层色谱硅胶 GF_{254} 和柱色谱用硅胶（200~300 目）（中国青岛海洋化工公司）；Sephadex LH-20, ODS2A（50 μm，日本 YMC 公司）。所用溶剂为工业纯（重蒸），其他试剂为化学纯或分析纯。

实验用四数九里香于 2016 年 2 月采自云南省华宁县，经成都中医药大学陈新教授鉴定为芸香科九里香属四数九里香（*Murraya tetramera* Huang）的枝叶，植物标本（标本编号：20160122001）保存于重庆工业职业技术学院中医药物研究所。

4.2　实验方法

4.2.1　化学成分提取方法

四数九里香叶 35 kg，光照晾干，粉碎，用 70%的乙醇溶液提取，提取液浓缩合并得黑色浸膏 2.8 kg，温水溶解，分别用石油醚、氯仿、乙酸乙酯、正丁醇萃取，得到石油醚萃取部分 200 g、氯仿部分 50 g、乙酸乙酯萃取部分 680 g、正丁醇萃取部分 460 g。

4.2.2　化学成分分离方法

将乙酸乙酯萃取部分上硅胶色谱柱，以石油醚-乙酸乙酯为流动相进行梯度洗脱，经 TLC 薄层层析鉴别后，合并得 39 个组分 A1~A39。

A8（79 g）经过乙酸乙酯溶解，以 1∶30（质量比）的比例上正相硅胶柱，经二氯甲烷-乙酸乙酯为流动相进行洗脱，经 TLC 检测后合并得 10 个组分 Fr.A8-1~A8-10。

Fr.A8-1（4.8 g）上正相硅胶柱，合并相同成分，得到 Fr. A8-1-1~ A8-1-1-5。Fr. A8-1-1 经 Sephadex LH-20 凝胶柱纯化，得化合物 **1**（23.0 mg）和 **2**（15.6 mg）；Fr. A8-1-3 经正相硅胶柱纯化，得化合物 **3**（15.1 mg）和 **4**（16.7 mg）；Fr. A8-1-4 经正相硅胶柱，Sephadex LH-20 凝胶柱进行纯化，得化合物 **5**（19.0 mg）和 **7**（12.0 mg）。Fr.A8-2（2.8 g）上正相硅胶柱，合并相同成分，得到 Fr. A8-2-1~A8-2-3。Fr. A8-2-3 经正相硅胶柱得化合物 **6**（10.4 mg）；Fr. A8-2-1 经正相硅胶柱制得化合物 **8**（21.4 mg）。Fr. A8-4（6.9 g）经正相硅胶柱分离，合并相同组分，得到 Fr.A8-4-1~ A8-4-7。Fr. A8-4-1 经正相硅胶柱，Sephadex LH-20 凝胶柱纯化得化合物 **9**（26.5 mg）；Fr. A8-4-2 经正相硅胶柱，Sephadex LH-20 凝胶柱纯化得化合物 **10**（20.4 mg）。Fr. A8-10（5.8 g）经正相硅胶柱，合并相同成分得到 Fr. A8-10-1~A8-10-5。Fr. A8-10-1 经 Sephadex LH-20 凝胶柱纯化，得化合物 **11**（24.0 mg）和 **12**（28.6 mg）；Fr. A8-10-2 经正相硅胶柱纯化、Sephadex LH-20 凝胶纯化，得化合物 **13**（45.9 mg）；Fr. A8-10-3 经正相硅胶柱纯化，重结晶得化合物 **14**（35.6 mg）；Fr. A8-10-4 经正相硅胶柱分离、Sephadex LH-20 凝胶柱纯化后得化合物 **15**（34.0 mg）。

A15（45 g）经过乙酸乙酯溶解，以 1∶30（质量比）的比例上正相硅胶柱，经二氯甲烷-乙酸乙酯为流动相进行洗脱，经 TLC 检测后合并得 8 个组分 Fr.A15-1~A15-8。

Fr.A15-8（5.3 g）上正相硅胶（300~400 目）柱，合并相同组分，得到 Fr. A15-8-1~A15-8-8。Fr. A15-8-8 经葡聚糖凝胶柱（150 cm×3.0 cm）纯化，得化合物 **16**（15.0 mg）和 **20**（14.9 mg）；Fr. A15-8-7 经正相硅胶（300~400 目）柱多次分离、凝胶柱（150 cm×3.0 cm）色谱继续纯化，得化合物 **18**（11.1 mg）和 **19**（20.1 mg）；Fr. A15-8-6 经正相硅胶（300~400 目）柱多次分离、葡聚糖凝胶柱（150 cm×3.0 cm）纯化，得化合物 **17**（13.1 mg）、**21**（22.0 mg）和 **22**（18.0 mg）。Fr. A15-1（15.0 g）上正相硅胶（300~400 目）柱（60 cm×5.0 cm），合并相同组分，得到 Fr. A15-1-1~A15-1-5。Fr. A15-1-1 经正相硅胶（300×400 目）柱分离，得化合物 **23**（13.8 mg）和 **24**（21.0 mg）；Fr. A15-1-2 经正相硅胶（300×400 目）柱分离、Sephadex LH-20

凝胶柱（150 cm×3.0 cm）纯化，得化合物制 **30**（8.9 mg）和 **29**（20.1 mg）。Fr. A15-2（5.0 g）经正相硅胶（300~400 目）柱分离，合并相同组分，得到 Fr. A15-2-1~A15-2-7。Fr. A15-2-1 经正相硅胶（300~400 目）柱分离、Sephadex LH-20 凝胶柱（150 cm×3.0 cm）纯化，得化合物 **25**（25.2 mg）和 **26**（12.7 mg）；Fr. A15-2-2 经正相硅胶（300~400 目）柱分离、Sephadex LH-20 凝胶柱（150 cm×3.0 cm）纯化，得化合物 **27**（10.0 mg）和 **28**（5.7 mg）。

A1（20 g）经过乙酸乙酯溶解，以 1∶30（质量比）的比例上正相硅胶柱，经二氯甲烷-乙酸乙酯为流动相进行洗脱，经 TLC 检测后合并相同组分，得 5 个组分 Fr.A1-1~A1-5。

Fr.A1-1（3.9 g）上正相硅胶（300~400 目）柱，合并相同组分，得到 Fr. A1-1-1~A1-1-8。Fr. A1-1-1 经葡聚糖 Sephadex LH-20 凝胶柱（150 cm×3.0 cm）纯化，得化合物 **35**（11.0 mg）和 **36**（11.4 mg）；Fr. A1-1-2 经多次正相硅胶柱分离、凝胶柱色谱纯化，得化合物 **37**（19.1 mg）和 **38**（10.3 mg）；Fr. A1-1-3 经正相硅胶柱（60.0 cm×3.0 cm）多次分离、葡聚糖 Sephadex LH-20 凝胶柱纯化，得化合物 **41**（8.1 mg）和 **33**（26.1 mg）。Fr. A1-5（3.0 g）上正相硅胶柱（60 cm×5.0 cm），合并相同组分，得到 Fr. A1-5-1~A1-5-5。Fr. A1-5-1 经正相硅胶柱子分离，得化合物 **42**（25.1 mg）和 **43**（21.2 mg）；Fr. A1-5-2 经正相硅胶柱分离，葡聚糖 Sephadex LH-20 凝胶柱纯化，得化合物 **45**（10.3 mg）和 **31**（15.1 mg）。Fr. A1-5-5（1.0 g）经正相硅胶柱分离，合并相同组分，得到 Fr. A1-5-5-1~A1-5-5-7。Fr. A1-5-5-1 经正相硅胶柱、葡聚糖 Sephadex LH-20 凝胶柱纯化，得化合物 **32**（12.2 mg）和 **34**（10.1 mg）；Fr. A1-5-5-2 经正相硅胶柱、葡聚糖 Sephadex LH-20 凝胶柱纯化，得化合物 **39**（10.0 mg）和 **40**（12.1 mg）；Fr. A1-5-5-3 经正相硅胶柱、葡聚糖 Sephadex LH-20 凝胶柱纯化，重结晶，得化合物 **44**（8.1 mg）。

将氯仿部分上正相硅胶色谱柱，以石油醚-乙酸乙酯为流动相进行梯度洗脱，经 TLC 薄层层析法鉴别后，合并得 12 个组分 B1~B12。

B1（8 g）经过二氯甲烷溶解，以 1∶30（质量比）的比例上正相硅胶柱，经石油醚-乙酸乙酯为流动相进行梯度洗脱，经 TLC 检测后合并得 5 个组分 Fr.B1-1~B1-5。Fr.B1-4（0.3 g）上正相硅胶（300~400 目）柱，合并相同组分，得到 Fr. B1-4-1~ B1-4-6；Fr. B1-4-5 经葡聚糖凝胶柱（150 cm×3.0 cm）纯化，得化合物 **46**（35.0 mg）和 **47**（17.9 mg）；Fr. B1-4-6 经正相硅胶（300~400 目）柱多次分离、凝胶柱（150 cm×3.0 cm）色谱继续纯化，得化合物 **48**（10.5 mg）和 **49**（29.1 mg）。

4.2.3　薄层色谱法

由于所有斑点均贮存在薄层板上，可随时对谱图在相同和不同参数下重复扫描检测，得出最佳结果，并可与标准品在数据上、色谱上进行对比及计算。薄层色谱技术直观性、可比性极强，因此在实际工作中被广泛应用。

4.2.4　硅胶色谱法

硅胶是用得最多的一种吸附剂，很多天然化合物的分离都是用正、反相硅胶柱色谱或经反复硅胶柱色谱分离得到的。本研究采用其作为吸附剂。

4.2.5 凝胶色谱法

本研究采用的是葡聚糖凝胶 Sephadex LH-20。Sephadex LH-20 是由葡聚糖 G-25 羟丙基化加工而成，属于分子筛凝胶，尤其适用于天然产物在有机溶剂中的纯化，同时适用于分子类别非常相似的物质的分离。可用于初步纯化步骤，也可用于最终精制步骤。

但在研究的过程中各种方法不是独立的，而是互补的，是需要各种技术方法相结合，才能达到分离纯化的目的。

4.2.6 熔点测定法

当结晶化合物加热到一定的温度时，就会从固态转变为液态，此时对应的温度可视为该物质的熔点。纯的固体有机化合物都有固定的熔点，即在一定压力下，固液两态之间的变化是非常敏锐的，自初熔至全熔温度不超过 0.5~1.0 ℃。如果该物质不纯，含有杂质，则其熔点往往比纯的化合物低，且熔程也较长。这对于鉴定纯的固体有机化合物来讲具有很大价值，同时根据熔程长短又可以反映出该化合物的纯度。通常认为熔程在 3 ℃范围内的化合物纯度是比较好的。

4.2.7 红外光谱鉴定方法

采用红外光谱仪或红外分光光度计，对液体样品最简便的是液膜法，固体样品测定可以采用石蜡油研糊法和溴化钾压片。本实验采用溴化钾压片法。

4.2.8 核磁共振谱方法

从核磁共振谱上可以获得化学位移、峰面积的积分值及耦合常数三方面的信息。应用这些信息，可以判断出质子氢在碳骨架上的位置和碳的个数。

4.3 结果与讨论

4.3.1 结构鉴定

化合物 1 棕色针状结晶（乙酸乙酯/甲醇）; m.p. 190 ~ 194 ℃; ESI-MS m/z: 203.15 [M+Na]$^+$; ^{1}H-NMR（DMSO-d_6, 400 MHz）δ: 12.23（1H, brs, 2′-COOH）, 9.59（1H, brs, 4-OH）, 9.20（1H, brs, 3-OH）, 7.41（1H, d, J = 15.8 Hz, H-7）, 7.02（1H, s, H-2）, 6.97（1H, dd, J = 8.2, 1.6 Hz, H-6）, 6.76（1H, dd, J = 8.2 Hz, 1.6 Hz, H-5）, 6.18（1H, d, J = 15.8 Hz, H-8）; ^{13}C-NMR（DMSO-d_6, 100 MHz）δ: 126.11（C-1）, 116.22（C-2）, 146.02（C-3）, 148.6（C-4）, 115.64（C-5）, 115.11（C-6）, 145.01（C-7）, 121.63（C-8）, 168.3（C-9）。以上数据与文献[12, 13]报道一致，故鉴定化合物 **1** 为咖啡酸。

化合物 2 绿色油状（三氯甲烷）; ^{1}H-NMR（CDCl$_3$, 400 MHz）δ: 10.51（1H, s, 9-NH）, 8.03（1H, d, J = 7.6 Hz, H-5）, 7.48（1H, d, J = 7.6 Hz, H-8）, 7.36（1H, t, J = 7.6 Hz, H-7）, 7.20（1H, dd, J = 7.6 Hz, H-6）, 6.73（1H, s, H-2）, 5.53（1H, s, 1-OH）, 2.15（3H, s, 4-CH$_3$）, 1.59（3H, s, 丙酰基上的 —CH$_3$）, 1.25（2H, dd, 丙酰基上 —CH$_2$— 的氢）; ^{13}C-NMR（CDCl$_3$, 100 MHz）δ: 111.38（C-1）, 103.74（C-2）, 124.01（C-3）, 110.74（C-4）, 114.29（C-4a）,

117.85（C-4b）, 143.77（C-5）, 119.60（C-6）, 124.29（C-7）, 116.68（C-8）, 138.87（C-8a）, 131.01（C-8b）, 154.05（丙酰基上的—C=O）, 29.72（4位上的—CH₃）, 27.06（3位上的—CH₃）, 15.46（3位上的—CH₂—）。以上数据与文献[14]报道基本一致，故鉴定化合物 **2** 为 1-hydroxy-3-propanyl-4-methylcarbazole。

化合物3 黄色固体状（吡啶）; ¹H-NMR（Pyridine-d_5, 400 MHz）δ: 7.75（2H, d, $J = 8.8$ Hz, H-2', 6'）, 7.48（1H, d, $J = 16$ Hz, caffeoyl protons, H-7）, 6.94（2H, d, $J = 8.8$ Hz, H-3', 5'）, 6.90（1H, s, caffeoyl protons, H-2）, 6.75（1H, d, $J = 8.2$ Hz, caffeoyl protons, H-6）, 6.65（1H, d, $J = 8.2$ Hz, caffeoyl protons, H-5）, 6.52（1H, d, $J = 2.0$ Hz, H-8）, 6.45（1H, s, H-7）, 6.28（1H, s, H-6）, 6.25（1H, d, $J = 2.0$ Hz, H-6）, 6.20（1H, d, $J = 16.0$ Hz, caffeoyl protons, H-8）, 6.05（1H, s, H-6）, 6.02（1H, s, 7-OH）, 6.01（3H, s, 5-OH）, 5.45（3H, s, 4'-OH）, 5.53（1H, d, $J = 8.0$ Hz, 葡萄糖基异构体氢）, 4.12~4.24（nH, dd, 葡萄糖基上的次亚甲基峰）, 3.05~3.40（4H, dd. glucosyl protons, H-4）; ¹³C-NMR（Pyridine-d_5, 100 MHz）δ: 母体 kaempferol 上的碳化学位移值: 155.42（C-2）, 134.02（C-3）, 173.21（C-4）, 163.11（C-5）, 100.30（C-6）, 164.04（C-7）, 97.41（C-8）, 156.42（C-9）, 107.57（C-10）, 122.98（C-1'）, 129.43（C-2',6'）, 115.92（C-3',5'）, 160.86（C-4'）; 葡萄糖基上的碳化学位移值: 102.58（C-1）, 74.21（C-2）, 77.45（C-3）, 69.35（C-4）, 74.53（C-5）, 63.20（C-6）; 6"-caffeoyl 上的碳化学位移值: 128.12（C-1"）, 115.30（C-2"）, 146.33（C-3"）, 147.20（C-4"）, 116.29（C-5"）, 127.95（C-6"）, 148.69（C-7"）, 126.62（C-8"）, 168.76（酰基上的 C=O）。以上数据与文献[14]报道基本一致，鉴定化合物 3 为 kaempferol-3-O-β-(6"-caffeoyl glucoside)。

化合物4 黄色油状（三氯甲烷）; ¹H-NMR（CDCl₃, 400 MHz）δ: 6.57（1H, s, H-5）, 5.45（1H, s, 1-OH）, 2.68（2H, dd, —CH₂—）, 2.45（3H, s, 2-CH₃）, 2.16（3H, s, 6-CH₃）, 2.08（3H, s, 4-CH₃）, 1.32（3H, t, 支链乙基上的—CH₃）; ¹³C-NMR（CDCl₃, 100 MHz）δ: 128.99（C-1）, 116.91（C-2）, 124.53（C-3）, 120.58（C-4）, 119.54（C-5）, 93.14（C-6）, 12.06（2—CH₂—）, 16.14（4-CH₃）, 17.39（6-CH₃）, 19.37（2'-CH₃）, 29.71（2-CH₂—）。以上数据与文献[15]一致，鉴定化合物 4 为 2,4,6-trimethyl-3-ethylphenol。

化合物5 黄色油状（三氯甲烷）; ¹H-NMR（CDCl₃, 400 MHz）δ: 7.19（H-2, 2'）, 7.12（H-3, 3'）, 7.05（H-4）; 脂肪酸酯氢的 δ: 3.32（3H, s, 端位酯基上—OCH₃ 的 H）, 2.54（2H, dd, $J = 2.8$ Hz, H-12a, b）, 2.17（2H, d, $J = 1.8$ Hz, H-2a, b）, 1.62（2H, dd, H-3a, b）, 1.56（2H, dd, $J = 1.8$ Hz, H-11a, b）, 1.45（4H, brs, $J = 1.8$ Hz, 6-CH₂—, 10-CH₂—）, 1.30（1H, s, H-10）, 1.29（1H, m, H-6）, 1.25（2H, dd, H-5a, b）, 1.20（1H, s, H-4）, 1.19（2H, dd, H-7a, b）, 1.17（2H, dd, H-17a, b）, 1.13（2H, dd, H-3a, b）, 0.86（1H, m, H-8）, 0.79（6H, brs, 6-CH₃, 10-CH₃）; ¹³C-NMR（CDCl₃, 100 MHz）δ: 167.63（C-1）, 33.1（C-2）, 27.8（C-3）, 32.3（C-4）, 33.4（C-5）, 26.7（C-6）, 34.8（C-7）, 39.10（C-8）, 35.9（C-9）, 34.0（C-10）, 35.10（C-11）, 127.91（C-12, C-12'）, 127.46（C-13, C-13'）, 127.33（C-14）, 128.01（C-15）, 27.4（C-16）, 26.6（C-17）, 26.9（C-18）, 25.7（C-19）, 52.08（端位酯基上—OCH₃）。以上数据与文献[16]一致，鉴定化合物 5 为 6,10-二乙基-12-苯基-十二烷酸甲酯。

化合物6 绿色油状（三氯甲烷）; ¹H-NMR（CDCl₃, 400 MHz）δ: 6.45（1H, s, H-5）, 4.01（1H, s, 4-OH）, 2.80~3.00（2H, d, H-2a, 2b）, 2.55（1H, dd, H-7）, 2.34（1H, dd, H-15）,

2.10~2.51（2H, dd, H-9a, b），1.89~2.05（2H, dd, H-8a, b），1.59~1.70（2H, dd, H-3a, b），1.29~1.57（6H, dd, H-11a, b, c, H-14a, b, c），0.90~1.04（6H, dd, H-12a, b, c, H-13a, b, c）；^{13}C-NMR（CDCl$_3$, 100 MHz）δ: 174.56（C-1），32.13（C-2），37.20（C-3），69.10（C-4），150.90（C-5），140.48（C-6），40.01（C-7），25.70（C-8），41.46（C-9），192.88（C-10），35.14（C-11），20.87（C-12），21.07（C-13），30.02（C-14），28.31（C-15）。以上数据与文献[17]报道的一致，故鉴定化合物 6 为 1,10-seco-4ξ-hydroxy-muurol-5-ene-1,10-diket one。

化合物 7 淡黄色块状结晶（吡啶）；^{1}H-NMR（Pyridine-d_5, 400 MHz）δ: 12.01（1H, —COOH），6.36（1H, dd, $J = 5.45$ Hz, 15.61 Hz, H-9），6.30（1H, dd, $J = 5.22$ Hz, 15.62 Hz, H-10），4.48（1H, m, H-8），4.45（1H, m, H-12），3.90（1H, m, H-11），2.46（2H, t, $J = 7.5$ Hz, H-2），1.78（2H, q, $J = 6.1$ Hz, H-3），1.75（1H, t, H-7），1.25（1H, t, H-13），1.26~1.34（10H, m, H-14~17），1.24（1H, t, H-12），0.80（3H, t, 18-CH$_3$）；^{13}C-NMR（Pyridine-d_5, 100 MHz）δ: 177.67（C-1），26.05（C-3），30.15（C-4），30.38（C-5），26.59（C-6），38.29（C-7），71.86（C-8），131.02（C-9），136.51（C-10），76.50（C-11），75.76（C-12），34.93（C-13），26.43（C-14），30.53（C-15），33.10（C-16），23.69（C-17），14.45（C-18）。以上数据与文献[18]一致，鉴定化合物 7 为天师酸。

化合物 8 白色片状结晶（甲醇）；^{1}H-NMR（CD$_4$O, 400 MHz）δ: 10.15（1H, s, —NH），7.91（2H, d, $J = 8.0$Hz, H-3', 7'），7.65（1H, s, $J = 15.9$ Hz, H-7），7.54（2H, s, $J = 8.0$ Hz, H-2, 6），6.91（2H, d, $J = 8.0$ Hz, H-4', 6'），6.89（2H, d, $J = 8.0$Hz, H-3, 5），6.33（1H, d, $J = 16.0$Hz, H-8），5.56（2H, s, 4, 5-OH）；^{13}C-NMR（CD$_3$OD, 100 MHz）δ: 127.04（C-1），130.91（C-2），116.56（C-3），159.20（C-4），116.41（C-5），131.01（C-6），145.79（C-7），114.79（C-8），167.98（C-9），167.3（C-1'），122.48（C-2'），132.60（C-3'），115.98（C-4'），162.50（C-5'），115.98（C-6'），132.61（C-7'）。质谱提示其分子式为 C$_{16}$H$_{13}$NO$_4$；以上数据与文献[20]一致，鉴定化合物 8 为 tribulusimide C。

化合物 9 白色颗粒状结晶（甲醇）；^{1}H-NMR（CD$_4$O, 400 MHz）δ: 8.73（1H, s, H-3），7.63（1H, t, $J = 6.0, 2.0$ Hz, H-5），7.29（1H, s, 7-OH），7.22（1H, s, H-8），7.01（1H, s, —OH），4.58（1H, s, H—CH$_2$—），3.85（1H, s, 4-醇羟基—OH）；^{13}C-NMR（CD$_4$O, 100 MHz）δ: 162.03（C-2），112.56（C-3），152.87（C-4），113.41（C-4a），111.99（C-5），144.48（C-6），145.18（C-7），104.06（C-8），152.90（C-8a），65.04（—CH$_2$—）。以上数据与文献[20]一致，鉴定化合物 9 为 6,7-dihydroxy-4-(hydroxymethyl) coumarin。

化合物 10 白色针状结晶（甲醇）；^{1}H-NMR（CD$_4$O, 400 MHz）δ: 7.51（1H, d, $J = 16.0$ Hz, H-7），7.35（2H, m, H-3, 5），6.72（2H, m, H-2, 4），6.19（1H, d, $J = 16.0$ Hz, H-8）；^{13}C-NMR（CD$_4$O, 100 MHz）δ: 127.22（C-1），131.06（C-2, 6），116.78（C-3, 5），161.09（C-4），146.62（C-7），115.63（C-8），171.10（C-9）。以上数据与文献[21]一致，鉴定化合物 10 为 p-hydroxycinnamic acid。

化合物 11 白色结晶（甲醇）；^{1}H-NMR（CD$_4$O, 400 MHz）δ: 7.04（1H, s, H-5'），7.02（1H, s, H-3'），6.71（1H, H-6'），6.69（1H, s, H-2'），3.68（2H, t, $J = 8.0, 8.0$ Hz, H-2, 4），2.72（2H, t, $J = 8.0, 8.0$ Hz, H-1, 5）；^{13}C-NMR（CD$_4$O, 100 MHz）δ: 39.40（C-1），116.12（C-1'），64.59（C-2），130.87（C-2', 6'），131.01（C-3', 5'），156.75（C-4'）。以上数据与文献[22]一致，

鉴定化合物 11 为 2-(4-hydroxyphenyl)-ethanol。

化合物 12　黄绿色油状（甲醇）；ESI-MS 实验提示分子质量为 168；^{1}H-NMR（CD$_4$O，400 MHz）δ: 5.49（1H, brs, H-2），4.66（1H, dd, J = 10.5, 4.5 Hz，H-6），2.15（1H, m, H-8），2.10（1H, m, H-5a），2.04（3H, s, H-7），1.98（1H, m, H-5b），1.73（1H, s, H-4），0.96（3H, d, J = 6.0 Hz, H-9），0.80（3H, d, J = 6.0 Hz, H-10）；^{13}C-NMR（CD$_4$O，100 MHz）δ: 201.94（C-1），126.37（C-2），161.37（C-3），66.30（C-4），32.01（C-5），48.25（C-6），18.86（C-7），26.13（C-8），20.86（C-9），20.38（C-10）。以上数据与文献[23]报道的一致，故鉴定化合物 12 为 (4R,6S)-6-hydroxy piperitone。

化合物 13　黄绿色油状（甲醇）；^{1}H-NMR（CD$_4$O，400 MHz）δ: 12.05（1H, s，—COOH），7.74（1H, d, J = 9.4 Hz, H-7），6.92（1H, s, H-6），6.75（1H, s, H-3），6.13（1H, d, J = 9.4 Hz, H-8），5.65（2H, s, 4,5-OH）；^{13}C-NMR（CD$_4$O，100 MHz）δ: 112.79（C-1），150.48（C-2），103.62（C-3），144.56（C-4），152.01（C-5），113.01（C-6），146.08（C-7），112.48（C-8），164.30（C-9）。以上数据与文献[24]一致，鉴定化合物 13 为 cis-2,4,5-trihydroxycinnamic acid。

化合物 14　白色针状结晶（甲醇）；^{1}H-NMR（CD$_4$O，400 MHz）δ: 7.16~7.23（3H, m, H-3', 4', 5'），7.09（1H, t, J = 8.0 Hz, H-6），6.98（1H, d, J = 8.0 Hz, H-3），6.85~6.90（2H, m, H-4, 5），6.77（2H, d, J = 7.6 Hz, H-2', 6'），5.76（1H, br., 1-OH），5.24（1H, br., —NH）；^{13}C-NMR（CD$_4$O，100 MHz）δ: 151.43（C-1），145.97（C-2）128.82（C-3），123.89（C-4），123.13（C-5），117.70（C-6），129.77（C-1'），116.30（C-2'），115.74（C-3'），116.06（C-4'），115.74（C-5'），116.27（C-6'）；MS（API）：m/z = 186.1 [M+H]。以上数据与文献[25]一致，鉴定化合物 14 为 2-(phenylamino) phenol。

化合物 15　黄色油状（丙酮、甲醇）；^{1}H-NMR（CD$_4$O，400 MHz）δ: 3.30（1H, s, H-11），1.92~2.00（5H, dd, H-3a, b; H-7b, H-4, H-5），1.46（10H, d, H-1, H-9, H-10, H-6b），1.39（1H, s, H-7a），1.36（1H, s, H-6a）；^{13}C-NMR（CD$_4$O，100 MHz）δ: 26.45（C-1），87.06（C-2），37.39（C-3），29.26（C-4），39.81（C-5），19.65（C-6），35.63（C-7），82.64（C-8），28.25（C-9），28.84（C-10），45.56（C-11），167.61（C-12），168.19（C-13）。该数据与文献[26]中报道的 zingiberolide 基本一致。

化合物 16　黄色针状结晶（吡啶）；ESI-MS：m/z 449.1 [M + H]$^+$，C$_{21}$H$_{20}$O$_{11}$；^{1}H-NMR（400 MHz，DMSO-d_6）δ: 7.93（1H, d, J = 2.0 Hz, 2'-H），7.60（1H, dd, J = 8.5 Hz, 2.1 Hz, 6'-H），7.32（1H, d, J = 8.5 Hz, 5'-H），7.11（1H, d, J = 2.5 Hz, 7-H），7.02（1H, s, 3-H），6.81（1H, d, J = 2.5 Hz, 5-H），5.81（1H, d, J = 8.0 Hz, 1"-H），4.45（6H, m, 2", 3", 4", 5", 6"-H）；^{13}C-NMR（100 MHz，DMSO-d_6）δ: 126.2（C-1），115.1（C-2），146.1（C-3），148.5（C-4），115.6（C-5），121.8（C-6），145.5（C-7），116.6（C-8），168.3（C-9），122.5（C-1'），114.6（C-2'），148.0（C-3'），151.7（C-4'），116.9（C-5'），120.1（C-6'），101.6（C-1"），74.9（C-2"），78.2（C-3"），71.2（C-4"），78.9（C-5"），62.3（C-6"）。上数据与文献[27]报道一致，故鉴定化合物 16 为 luteolin-7-O-glucoside。

化合物 17　黄色针状结晶（甲醇）；ESI-MS：m/z 181 [M + H]$^+$，C$_9$H$_8$O$_4$；^{1}H-NMR（400 MHz，CD$_3$OD）δ: 7.59（1H, d, J = 12.5 Hz, 1'-H），7.21（1H, s, 2-H），7.01（1H, d, J = 8.5 Hz, 5-H），6.80（1H, d, J = 8.5 Hz, 6-H），6.39（1H, d, J = 12.5 Hz, 2'-H）；^{13}C-NMR

（100 MHz，CD₃OD）δ：126.4（C-1），116.4（C-2），145.8（C-3），148.9（C-4），116.0（C-5），115.5（C-6），145.2（C-7），121.9（C-8），168.5（C-9）。以上数据与文献[28]报道一致，故鉴定化合物 **17** 为 3,4-dihydroxy benzeneacrylic acid。

化合物 18　白色结晶（二氯甲烷/氯仿）；ESI-MS：m/z 187 [M + Na]⁺，C₉H₈O₃；¹H-NMR（400 MHz，CDCl₃）δ：7.69（1H，d，J = 10.01 Hz，H-3），7.51（1H，d，J = 8.0 Hz，H-3'），7.40（1H，d，J = 8.0 Hz，H-4'），7.30（1H，m，H-6'），6.96（1H，m，H-5'），6.46（1H，d，J = 10.0 Hz，H-2）；¹³C-NMR（100 MHz，CDCl₃）δ：160.0（C-1），127.9（C-2），143.5（C-3），119.0（C-1'），154.3（C-2'），116.9（C-3'），132.1（C-4'），117.1（C-5'），124.5（C-6'）。以上数据与文献[29]报道一致，故鉴定化合物 **18** 为 2-hydroxylcinnamie acid。

化合物 19　棕色结晶（二氯甲烷/氯仿）；ESI-MS：m/z 209 [M + H]⁺，C₁₀H₈O₅；¹H-NMR（400 MHz，CDCl₃）δ：11.78（1H，m，3-OH），10.13（1H，m，8-OH），7.36（1H，m，H-5），7.21（1H，m，H-7），7.01（1H，m，H-6），3.80（3H，s，—OCH₃）；¹³C-NMR（100 MHz，CDCl₃）δ：159.1（C-2），125.5（C-3），153.8（C-4），117.4（C-5），124.2（C-6），113.6（C-7），144.9（C-8），139.5（C-9），117.7（C-10），59.9（—OCH₃）。以上数据与文献[30]报道一致，故鉴定化合物 **19** 为 3,8-dihydroxy-4-methoxy-coumarin。

化合物 20　白色结晶（甲醇）；ESI-MS：m/z 176 [M + H]⁺，C₁₀H₈O₃；¹H-NMR（400 MHz，CD₃OD）δ：7.39（1H，d，J = 9.0 Hz，H-8），7.30（1H，d，J = 3.0 Hz，H-5），7.21（1H，dd，J = 9.0，3.0 Hz，H-7），6.12(1H，s，H-3)，2.40（3H，s，2-CH₃）；¹³C-NMR（100 MHz，CD₃OD）δ：168.9（C-2），109.8（C-3），108.7（C-4），180.8（C-5），156.6（C-6），124.5（C-7），120.6（C-8），152.2（C-9），125.1（C-10）。以上数据与文献[31]报道一致，故鉴定化合物 **20** 为 2-methyl-6-hydroxychromone。

化合物 21　白色结晶（甲醇）；ESI-MS：m/z 365 [M + Na]⁺，C₁₆H₁₆O₉；¹H-NMR（400 MHz，CD₃OD）δ：7.55（1H，d，J = 15.9 Hz，H-3'），7.05（1H，d，J = 2.0 Hz，H-2"），6.95（1H，dd，J = 8.2，2.0 Hz，H-6"），6.76（1H，d，J = 8.2 Hz，H-5"），6.25（1H，d，J = 15.9 Hz，H-2'），2.02~2.63（4H，m，H-2，6），3.74（1H，dd，J = 8.2，3.0 Hz，H-4）；¹³C-NMR（100 MHz，CD₃OD）δ：168.9（C-2），109.8（C-3），108.7（C-4），180.8（C-5），156.6（C-6），124.5（C-7），120.6（C-8），152.2（C-9），125.1（C-10）。以上数据与文献[32]报道一致，故鉴定化合物 **21** 为 chlorogenic acid。

化合物 22　白色结晶（甲醇）；ESI-MS：m/z 195 [M + H]⁺，C₁₀H₁₀O₄；¹H-NMR（400 MHz，CD₃OD）δ：7.49（1H，d，J = 16.00 Hz，H-7），7.06（1H，d，J = 2.00 Hz，H-3），7.00（dd，J = 9.00，2.00 Hz，H-5），6.77（1H，d，J = 9.00 Hz，H-6），6.27（1H，d，J = 16.00 Hz，H-8），3.69（3H，s，OCH₃）；¹³C-NMR（100 MHz，CD₃OD）δ：127.2（C-1），116.2（C-2），146.3（C-3），148.9（C-4），114.9（C-5，8），122.5（C-6），145.9（C-7），168.3（C＝O），52.2（—OCH₃）。以上数据与文献[33]报道一致，故鉴定化合物 **22** 为 methyl caffeate。

化合物 23　棕色结晶（二氯甲烷/氯仿）；ESI-MS：m/z 208 [M + H]⁺，C₁₄H₉NO；¹H-NMR（400 MHz，CDCl₃）δ：8.39（1H，br，10-H），8.09（1H，d，J = 8.0 Hz，H-6），7.99（1H，d，J = 8.0 Hz，H-9），7.72(1H，d，J = 2.4 Hz，H-2)，7.51（1H，d，J = 8.0 Hz，H-8），7.38~7.46（2H，m，H-3，4），7.28~7.30（1H，d，J = 8.0 Hz，H-7），7.00（1H，d，J = 2.4 Hz，H-3）；

^{13}C-NMR（100 MHz，CDCl$_3$）δ：143.9（C-2），103.5（C-3），116.8（C-3a），110.9（C-4），124.5（C-5），111.9（C-5a），124.2（C-5b），119.7（C-6），117.9（C-7），119.9（C-8），104.4（C-9），138.9（C-9a），132.5（C-10a），158.9（C-10b）。以上数据与文献[34]报道一致，故鉴定化合物 **23** 为 furo[3,2-α]carbazole。

化合物 24　白色结晶（二氯甲烷/氯仿）；ESI-MS：*m/z* 215 [M＋H]$^+$，C$_{12}$H$_{10}$N$_2$O$_2$；^{1}H-NMR（400 MHz，CDCl$_3$）δ：7.83（1H，dd，*J*＝1.6，8.0 Hz，H-3），7.76（2H，d，*J*＝8.0 Hz，H-2'，6'），7.29（1H，d，*J*＝2.0，8.0 Hz，H-5），7.02（1H，d，*J*＝1.6，8.0 Hz，H-4），6.95（1H，dd，*J*＝1.2，8.4 Hz，H-3），6.92（2H，d，*J*＝8.8 Hz，H-3'，5'）；^{13}C-NMR（100 MHz，CDCl$_3$）δ：154.5（C-1），137.8（C-2），130.8（C-3），119.8（C-4），132.2（C-5），117.6（C-6），144.6（C-1'），124.2（C-2'，6'），116.0（C-3'，5'），161.4（C-4'）。以上数据与文献[35]报道一致，故鉴定化合物 **24** 为(*E*)-2-((4-hydroxyphenyl)diazenyl)phenol。

化合物 25　白色结晶（二氯甲烷/氯仿）；ESI-MS：*m/z* 272 [M＋H]$^+$，C$_{15}$H$_{15}$N$_2$O$_3$；^{1}H-NMR（400 MHz，CDCl$_3$）δ：9.49（1H，brs，NH），8.80（1H，d，*J*＝8.5 Hz，H-3'），8.09（1H，d，*J*＝8.2 Hz，H-6'），7.60（1H，d，*J*＝7.3，0.8 Hz，H-5'），7.30（1H，m，H-4），7.19（2H，br. d，*J*＝7.3 Hz，H-3，5），7.05（1H，dt，*J*＝7.3，0.9 Hz，H-4'），6.01（1H，brs，NH），2.30（3H，s，—CH$_3$），1.50（3H，s，—CH$_3$）；^{13}C-NMR（100 MHz，CDCl$_3$）δ：138.9（C-1），130.8（C-2，6），129.1（C-3，5），123.2（C-4），144.4（C-1'），116.9（C-2'，6'），125.1（C-3'，5'），159.5（C＝O），18.16（2-CH$_3$）。以上数据与文献[36]报道一致，故鉴定化合物 **25** 为 *N*-(2,6-dimethylphenyl)-*N*'-(4'-nitrophenyl)urea。

化合物 26　黄色无定型粉末（吡啶）；ESI-MS：*m/z* 226.1 [M＋H]$^+$，C$_{14}$H$_{11}$NO$_2$；^{1}H-NMR（400 MHz，Pyridine-d_5）δ：10.02（1H，s，3-CHO），8.68（1H，s，11-NH），8.19（1H，d，*J*＝1.2 Hz，H-4），8.09（1H，d，*J*＝8.0 Hz，H-5），7.51（1H，dd，*J*＝8.20，7.80 Hz，H-7），7.49（1H，d，*J*＝8.2 Hz，H-8），7.45（1H，d，*J*＝1.2 Hz，H-2），7.31（1H，dd，*J*＝8.00，7.80 Hz，H-6），4.05（3H，s，—OCH$_3$）；^{13}C-NMR（100 MHz，Pyridine-d_5）δ：192.0（3-CHO），146.2（C-1），138.9（C-1a），134.3（C-8a），130.2（C-3），127.2（C-8），123.8（C-4a），123.5（C-5a），119.9（C-6），120.7（C-5），120.2（C-4），115.8（C-7），103.5（C-2），55.9（1-OCH$_3$）。以上数据与文献[37]报道一致，故鉴定化合物 **26** 为九里香碱。

化合物 27　白色结晶（吡啶）；ESI-MS：*m/z* 294 [M＋H]$^+$，C$_{13}$H$_8$Cl$_2$N$_2$O$_2$；^{1}H-NMR（400 MHz，Pyridine-d_5）δ：7.69（2H，s，*J*＝8.0 Hz，H-12，16），7.51（1H，s，H-9），7.21（1H，s，H-2），6.86（2H，s，*J*＝8.0 Hz，H-13，15）；^{13}C-NMR（100 MHz，Pyridine-d_5）δ：118.9（C-2），111.7（C-3），111.2（C-4），115.2（C-5），151.9（C-6），150.0（C-8），120.7（C-9），119.1（C-11），125.5（C-12，16），115.8（C-13，15），157.9（C-14）。以上数据与文献[38]报道一致，故鉴定化合物 **27** 为 phorbazole C。

化合物 28　白色结晶（甲醇）；ESI-MS：*m/z* 238 [M]$^+$，C$_{14}$H$_{10}$N$_2$O$_2$；^{1}H-NMR（400 MHz，CD$_3$OD）δ：7.79（1H，s，*J*＝7.2 Hz，H-10），7.13(1H，t，*J*＝7.2 Hz，H-12)，7.01（1H，t，*J*＝7.2 Hz，H-11），6.76（1H，d，*J*＝7.2 Hz，H-13），4.26(1H，m，H-5)，3.39（1H，m，H-15a），2.99（1H，m，H-8a），2.86（1H，m，H-8b），2.30（3H，s，H-20），2.15（1H，m，H-15b），2.14（1H，m，H-6a），2.13（1H，m，H-7），1.90（2H，d，H-6b，7b）；^{13}C-NMR

（100 MHz，CD₃OD）δ：176.2（C-2），78.6（C-3），65.7（C-5），32.4（C-6），34.5（C-7），47.5（C-8），127.3（C-9），126.6（C-10），121.8（C-11），129.5（C-12），109.9（C-13），143.5（C-14），38.5（C-15），192.3（C-16），98.3（C-17），136.3（C-18），170.8（C-19），13.3（C-20）。以上数据与文献[39]报道一致，故鉴定化合物 **28** 为 3-羟苯基喹唑酮。

化合物 29 白色结晶（甲醇）；ESI-MS：*m/z* 343 [M]⁺，C₁₉H₂₁NO₅；¹H-NMR（400 MHz，CD₃OD）δ：9.36（1H，s，4'-OH），8.65（1H，s，2-OH），7.93（1H，—NH），7.30（1H，d，*J* = 16.0 Hz，H-7'），7.11（1H，d，*J* = 2.0 Hz，H-2'），6.96（1H，dd，*J* = 8.0，2.0 Hz，H-6'），6.79（1H，d，*J* = 8.0 Hz，H-5'），6.77（1H，d，*J* = 2.0 Hz，H-2），6.68（1H，d，*J* = 8.0 Hz，H-5），6.60（1H，dd，*J* = 8.0，2.0 Hz，H-6），6.38（1H，d，*J* = 16.0 Hz，H-8'），3.87（3H，s，—OCH₃），3.75（3H，s，—OCH₃），3.36（1H，m，H-8），2.63（1H，t，H-7）；¹³C-NMR（100 MHz，CD₃OD）δ：129.8（C-1），112.6（C-2），147.1（C-3），144.5（C-4），115.2（C-5），120.5（C-6），34.3（C-7），40.1（C-8），55.3（—OCH₃），126.3（C-1'），109.9（C-2'），147.6（C-3'），147.9（C-4'），115.3（C-5'），121.2（C-6'），138.6（C-7'），118.8（C-8'），165.1（C-9'），55.3（—OCH₃）。以上数据与文献[40]报道一致，故鉴定化合物 **29** 为 *N*-反式阿魏酰基-3-甲基多巴胺。

化合物 30 白色结晶（甲醇）；ESI-MS：*m/z* 390.1 [M + H]⁺，C₂₃H₁₉NO₅；¹H-NMR（400 MHz，CD₃OD）δ：7.65（1H，d，*J* = 8.8 Hz，H-11），7.53（1H，s，H-4），7.48（1H，d，*J* = 8.4 Hz，H-12），7.33（1H，d，*J* = 8.4 Hz，H-10），7.11（1H，s，H-1），6.87（1H，d，*J* = 8.0 Hz，H-9），6.08（2H，s，19-Ha，b），6.06（2H，s，20-Ha，b），4.38（1H，dd，*J* = 10.0 Hz，H-6），2.67（3H，s，*N*-CH₃），2.63（1H，dd，*J* = 14.8 Hz，H'-1a），2.36（1H，dd，*J* = 14.8 Hz，H'-1b），2.03（2H，s，3'-CH₃）；¹³C-NMR（100 MHz，CD₃OD）δ：105.1（C-1），148.6（C-2），147.6（C-3），100.6（C-4），127.5（C-4a），139.5（C-4b），43.3（N-CH₃），54.1（C-6），144.3（C-7），146.3（C-8），107.9（C-9），116.5（C-10），125.6（C-10a），123.3（C-10b），120.1（C-11），124.1（C-12），131.1（C-12a），101.5（19-OCH₂—），101.1（20-OCH₂—），46.7（C-1'），31.3（3'-CH₃），207.1（C＝O）。以上数据与文献[41]报道一致，故鉴定化合物 **30** 为 6-丙酮基-5,6-二氢血根碱。

化合物 31 黄色粉末状（吡啶）；ESI-MS：*m/z* 493.1 [M + H]⁺，C₂₃H₂₄O₁₂；¹H-NMR（400 MHz，Pyridine-*d₆*）δ：12.98（1H，s，5-OH），10.85（1H，s，4'-OH），7.91（1H，d，*J* = 2.0 Hz，2"-H），7.60（1H，dd，*J* = 8.5 Hz，2.1 Hz，6"-H），7.32（1H，d，*J* = 8.5 Hz，5"-H），7.31（2H，s，2'，6'-H），6.56（1H，d，*J* = 2.0 Hz，8-H），6.20（1H，d，*J* = 2.0 Hz，6-H），5.06（1H，d，*J* = 6.7 Hz，为 *β*-D-葡萄糖的端基质子信号），3.86（6H，s，3'，5'-OCH₃）；¹³C-NMR（100 MHz，Pyridine-*d₆*）δ：164.2（C-2），103.9（C-3），182.1（C-4），161.1（C-5），99.8（C-6），163.2（C-7），95.4（C-8），157.1（C-9），105.5（C-10），120.6（C-1'），104.4（C-2'，6'），148.3（C-3'，5'），140.3（C-4'），56.7（C-3'，5'-OCH₃），100.2（C-1"），73.5（C-2"），76.5（C-3"），69.3（C-4"），77.7（C-5"），60.4（C-6"）；以上数据与文献[42,43]报道一致，故鉴定化合物 **31** 为苜蓿素-7-*O*-*β*-D-葡萄糖苷。

化合物 32 白色针状结晶（甲醇）；ESI-MS：*m/z* 341.3 [M + H]⁺，C₁₅H₁₆O₉；¹H-NMR（400 MHz，CD₃OD）δ：7.89（1H，d，*J* = 9.0 Hz，3-H），7.23（1H，s，8-H），7.19（1H， s，5-H），6.32（1H，d，$J = 9.0$ Hz，4-H），5.08（1H，d，$J = 7.5$ Hz，1'-H），3.90（3H，s，6-OCH$_3$）；^{13}C-NMR（100 MHz，CD$_3$OD）δ：167.5（C-2），112.6（C-3），144.3（C-4），115.8（C-5），142.8（C-6），148.8（C-7），106.2（C-8），148.3（C-9），111.2（C-10），102.8（C-1'），72.1（C-2'），78.3（C-3'），79.1（C-4'），75.5（C-5'），63.3（C-6'），59.0（6-OCH$_3$）；以上数据与文献[44]报道一致，故鉴定化合物 **32** 为 6-甲氧基香豆素-7-O-β-D-吡喃葡萄糖苷。

化合物 33　白色结晶（甲醇）；ESI-MS：m/z 189.1 [M + H]$^+$，$C_7H_{11}NO_5$；^{1}H-NMR（400 MHz，CD$_3$OD）δ：7.31（1H，d，$J = 8.0$ Hz，—NH），6.19（1H，br，—OH），4.45（1H，t，$J = 5.8$ Hz，H—COCHNH），2.31（2H，m，4-CH$_2$—），2.06（1H，m，3-H$_b$），1.90（3H，s，—CH$_3$），1.84（1H，m，3-H$_a$）；^{13}C-NMR（100 MHz，CD$_3$OD）δ：172.9（1-COOH），51.2（C-2），27.0（C-3），29.7（C-4），175.1（5-COOH），169.8（N—C=O），22.3（7-CH$_3$）；以上数据与文献[45]报道一致，故鉴定化合物 **33** 为 N-乙酰谷氨酸。

化合物 34　棕色结晶（丙酮）；ESI-MS：m/z 329.2 [M + H]$^+$，$C_{18}H_{16}O_6$；^{1}H-NMR（400 MHz，C$_3$OD$_6$）δ：12.78(1H，m，5-OH)，7.83(2H，d，$J = 8.5$ Hz，H-2'，6')，7.06(2H，d，$J = 8.5$ Hz，H-5'，3')，6.61(1H，s，H-8)，6.51(1H，s，H-3)，3.99(3H，s，7-OCH$_3$)，3.95(3H，s，6-OCH$_3$)，3.91(3H，s，4-OCH$_3$)；^{13}C-NMR（100 MHz，C$_3$OD$_6$）δ：163.9（C-2），105.0（C-3），182.7（C-4），153.1（C-5），132.6（C-6），158.6（C-7），89.9（C-8），153.1（C-9），107.0（C-10），123.6（C-1'），128.1（C-2'，6'），114.5（C-3'，5'），162.6（C-4'），59.9（6-OCH$_3$），56.1（7-OCH$_3$），54.9（4'-OCH$_3$）；以上数据与文献[46]报道一致，故鉴定化合物 **34** 为鼠尾草素。

化合物 35　黄色不定形粉末（甲醇）；ESI-MS：m/z 213 [M + H]$^+$，$C_{13}H_{12}N_2O$；^{1}H-NMR（400 MHz，CD$_3$OD）δ：11.16（1H，br，9-NH），8.10（1H，d，$J = 5.5$ Hz，H-5），7.99（1H，d，$J = 8.8$ Hz，H-3），7.76（1H，d，$J = 5.4$ Hz，H-4），7.02（1H，d，$J = 2.2$ Hz，H-8），6.86（1H，dd，$J = 8.8$，2.2 Hz，H-6），3.88（3H，s，7-OCH$_3$），2.75（3H，s，1-CH$_3$）；^{13}C-NMR（100 MHz，CD$_3$OD）δ：144.1（C-1），138.0（C-3），116.6（C-4），123.5（C-5），110.9（C-6），161.3（C-7），95.3（C-8），143.1（C-10），113.5（C-11），130.2（C-12），134.5（C-13），55.9（7-OCH$_3$），17.9（1-CH$_3$）。以上数据与文献[47]报道一致，故鉴定化合物 **35** 为去氢骆驼蓬碱。

化合物 36　白色针状结晶（甲醇）；ESI-MS：m/z 280 [M + H]$^+$，$C_{17}H_{13}NO_3$；^{1}H-NMR（400 MHz，CD$_3$OD）δ：9.30（1H，dd，$J = 6.0$，2.4 Hz，H-5），7.90（1H，d，—NH），7.85（1H，s，H-2），7.80（1H，dd，$J = 6.0$，2.4 Hz，H-8），7.58（2H，m，H-6，7），7.10（1H，s，H-9），4.12（3H，s，3-OCH$_3$），4.07（3H，s，4-OCH$_3$）；^{13}C-NMR（100 MHz，CD$_3$OD）δ：122.1（C-1），109.6（C-2），154.8（C-3），151.7（C-4），120.9（C-4a），126.2（C-5），126.7（C-5a），127.8（C-6），127.6（C-7），129.1（C-8），133.9（C-8a），105.8（C-9），134.8（C-10），169.40（C=O），57.3（3-OCH$_3$），60.7（4-OCH$_3$）。以上数据与文献[48]报道一致，故鉴定化合物 **36** 为 piperumbellactam A。

化合物 37　白色针状结晶（甲醇）；ESI-MS：m/z 328 [M + H]$^+$，$C_{19}H_{21}NO_4$；^{1}H-NMR（400 MHz，CD$_3$OD）δ：7.90（1H，s，H-5），6.84（1H，d，$J = 8.0$ Hz，H-2），6.70（1H，d，$J = 8.0$ Hz，H-1），6.37（1H，s，H-8），3.86（3H，s，3-OCH$_3$），3.72（1H，d，$J = 5.0$ Hz，

H-9），3.40（3H，s，6-OCH$_3$），3.35（1H，d，$J=18.2$ Hz，H-10a），2.99（1H，d，$J=18.2$，5.0 Hz，H-10b），2.63（1H，dd，$J=10.2$，4.5 Hz，H-15a），2.54（1H，m，H-16a），2.45（3H，s，N—CH$_3$），1.70（1H，dd，$J=10.2$，5.0 Hz，H-16b），1.29（1H，dd，$J=13.8$，4.6 Hz，H-15b）；^{13}C-NMR（100 MHz，CD$_3$OD）δ：122.9（C-1），111.5（C-2），148.1（C-3），145.6（C-4），119.6（C-5），151.9（C-6），183.4（C-7），125.1（C-8），62.1（C-9），30.7（C-10），130.3（C-11），125.5（C-12），45.3（C-13），165.2（C-14），38.5（C-15），48.1（C-16），56.9（3-OCH$_3$），55.3（6-OCH$_3$），41.6（N-CH$_3$）。以上数据与文献[49]报道一致，故鉴定化合物 **37** 为 salutaridine。

化合物 38 白色针状结晶（CHCl$_3$）；ESI-MS：m/z 335 [M + H]$^+$，C$_{21}$H$_{21}$NO$_3$；^{1}H-NMR（400 MHz，CDCl$_3$）δ：8.01（1H，d，$J=7.7$ Hz，H-5），7.60（1H，s，H-4），7.46（1H，d，$J=7.7$ Hz，H-8），7.40（1H，t，$J=7.7$ Hz，H-7），7.25（1H，t，$J=7.7$ Hz，H-6），7.11（2H，d，$J=8.5$ Hz，H-4'，H-8'），6.89（1H，s，H-2），6.75（2H，s，$J=8.5$ Hz，H-5'，H-7'），4.68（2H，d，3-CH$_2$—），3.98（3H，s，1-OCH$_3$），3.70（2H，t，$J=7.1$ Hz，1'-Ha，Hb），2.89（2H，t，$J=7.0$ Hz，2'-Ha，Hb）；^{13}C-NMR（100 MHz，CDCl$_3$）δ：145.5（C-1），106.1（C-2），130.2（C-3），112.5（C-4），124.0（C-4a），123.4（C-4b），120.6（C-5），119.5（C-6），125.8（C-7），111.1（C-8），139.2（C-8a），129.6（C-9a），71.1（C-1'），35.6（C-2'），131.5（C-3'），130.1（C-4'），115.1（C-5'），154.0（C-6'），115.2（C-7'），130.3（C-8'），55.4（6'-OCH$_3$），74.0（3-CH$_2$—）。以上数据与文献[50]比较基本一致，故鉴定化合物 **38** 为 murradiol。

化合物 39 白色结晶（甲醇）；ESI-MS：m/z 405.1 [M + H]$^+$，C$_{20}$H$_{19}$O$_{11}$；^{1}H-NMR（400 MHz，CD$_3$OD）δ：7.78（1H，d，$J=16.0$ Hz，β-H），7.46（2H，d，$J=8.0$ Hz，H-2'，6'），6.91（1H，d，$J=16.0$ Hz，α-H），6.79（2H，d，$J=8.0$ Hz，H-3'，5'），6.62（1H，d，$J=3.0$ Hz，H-4），6.25（1H，d，$J=3.0$ Hz，H-6），4.51（1H，d，$J=7.0$ Hz，葡萄糖基端位质子信号），3.39~3.90（6H，m，葡萄糖上的 H）；^{13}C-NMR（100 MHz，CD$_3$OD）δ：119.5（C-1），141.2（C-2），156.8（C-3），109.2（C-4），151.2（C-5），107.6（C-6），124.6（C-7），124.2（C-8），132.0（C-1'），130.7（C-2'，6'），114.7（C-3'，5'），159.0（C-4'）。以上数据与文献[51]报道一致，故鉴定化合物 **39** 为(Z)-2,3,5,4'-四羟基-二苯乙烯-2-O-β-D-葡萄糖苷。

化合物 40 白色结晶（吡啶）；ESI-MS：m/z 271 [M + H]$^+$，C$_{15}$H$_{10}$O$_5$；^{1}H-NMR（400 MHz，Pyridine-d_5）δ：12.94（1H，s，5-OH），10.8（1H，s，7-OH），10.4（1H，s，4'-OH），7.9（2H，d，$J=8.4$ Hz，H-2'，6'），6.90（2H，d，$J=8.4$ Hz，H-3'，5'），6.79（1H，s，H-3），6.45（1H，d，$J=3.5$ Hz，H-8），6.15（1H，d，$J=3.5$ Hz，H-6）；^{13}C-NMR（100 MHz，Pyridine-d_5）δ：164.1（C-2），102.9（C-3），181.7（C-4），156.9（C-5），98.7（C-6），163.9（C-7），93.9（C-8），161.4（C-9），106.1（C-10），121.5（C-1'），161.2（C-4'），128.6（C-2'，6'），115.9（C-3'，5'）。以上数据与文献[52]报道一致，故鉴定化合物 **40** 为芹菜素。

化合物 41 黄色无定型粉末（氯仿）；ESI-MS：m/z 312 [M + H]$^+$，C$_{19}$H$_{23}$NO$_3$；^{1}H-NMR（400 MHz，CDCl$_3$）δ：7.15（1H，dd，$J=14.5$，10.5 Hz，H-3），6.70（1H，d，$J=7.5$ Hz，H-6"），6.61（1H，dd，$J=7.5$，1.5 Hz，H-5"），6.31（1H，dd，$J=15.0$，10.0 Hz，H-4），

6.24（1H，d，J = 14.5 Hz，H-2），6.05（1H，dt，J = 15.0，7.0 Hz，H-5），3.59（2H，brs，H-5'a,b），3.45（2H，br s，H-1'a,b），2.64（1H，d，J = 1.5 Hz，H-2"），2.41（1H，dt，J = 7.5，7.0 Hz，H-6），1.60~1.70（2H，m，H-3'），1.43~1.60（2H，m，H-4'），1.42~1.58（2H，m，H-2'）；^{13}C-NMR（100 MHz，CDCl$_3$）δ：166.6（C-1），120.2（C-2），143.3（C-3），130.3（C-4），142.5（C-5），35.6（C-6），35.8（C-7），47.4（C-1'），27.2（C-2'），25.2（C-3'），26.2（C-4'），43.8（C-5'），135.8（C-1"），108.6（C-2"），148.6（C-3"），147.0（C-4"），106.8（C-5"），122.5（C-6"），101.5（—OCH$_2$O—）。以上数据与文献[53]报道一致，故鉴定化合物 **41** 为 piperdardine。

化合物 42　白色结晶（吡啶）；ESI-MS：m/z 449 [M + H]$^+$，C$_{21}$H$_{20}$O$_{11}$；^{1}H-NMR（400 MHz，Pyridine-d_5）δ：12.65（1H，s，5-OH），10.91（1H，s，7-OH），10.21（1H，s，4'-OH），8.06（2H，d，J = 8.0 Hz，H-2'，6'），6.91（2H，d，J = 8.0 Hz，H-3'，5'），6.46（1H，d，J = 1.5 Hz，H-8），6.16（1H，d，J = 1.5 Hz，H-6），5.45（1H，d，J = 7.5 Hz，H-1"）；^{13}C-NMR（100 MHz，Pyridine-d_5）δ：156.5（C-2），133.1（C-3），177.2（C-4），161.2（C-5），98.5（C-6），164.1（C-7），93.8（C-8），156.3（C-9），104.1（C-10），120.9（C-1'），130.5（C-2'，6'），115.1（C-3'，5'），159.9（C-4'），101.1（C-1"），74.2（C-2"），76.4（C-3"），69.9（C-4"），77.5（C-5"），59.9（C-6"）。以上数据与文献[54]报道一致，故鉴定化合物 **42** 为紫云英苷。

化合物 43　白色结晶（甲醇）；ESI-MS：m/z 427 [M + H]$^+$，C$_{30}$H$_{50}$O；^{1}H-NMR（400 MHz，CD$_3$OD）δ：5.50（1H，s，J = 3.8 Hz，H-12），3.55（1H，m，H-3），1.17，1.12，1.05，1.03，1.02，0.98，0.82（21H，s，7*-CH$_3$）；^{13}C-NMR（100 MHz，CD$_3$OD）δ：39.1（C-1），26.9（C-2），78.7（C-3），38.9（C-4），55.4（C-5），18.8（C-6），32.3（C-7），39.8（C-8），47.7（C-9），37.2（C-10），23.8（C-11），121.6（C-12），145.6（C-13），41.6（C-14），26.5（C-15），26.8（C-16），32.8（C-17），47.5（C-18），47.0（C-19），30.9（C-20），34.3（C-21），36.7（C-22），28.1（C-23），15.9（C-24），15.6（C-25），16.8（C-26），25.8（C-27），28.6（C-28），33.3（C-29），23.3（C-30）。以上数据与文献[55]报道一致，故鉴定化合物 **43** 为 β-香树脂醇。

化合物 44　白色结晶（甲醇）；ESI-MS：m/z 210 [M]$^+$，C$_{11}$H$_{14}$O$_4$；^{1}H-NMR（400 MHz，CD$_3$OD）δ：7.49（1H，d，J = 1.9 Hz，H-2），7.42（1H，dd，J = 8.4，1.9 Hz，H-6），6.87（1H，d，J = 8.4 Hz，H-5），4.30（1H，t，J = 6.5 Hz，H-8），1.71（2H，d，J = 6.5，6.7 Hz，H-9），1.46（1H，dd，J = 7.4，6.7 Hz，H-10），0.92（3H，t，J = 7.4 Hz，H-11）；^{13}C-NMR（100 MHz，CD$_3$OD）δ：123.1（C-1），117.0（C-2），145.7（C-3），150.6（C-4），115.3（C-5），123.1（C-6），166.8（C-7），64.7（C-8），31.6（C-9），19.9（C-10），13.9（C-11）。以上数据与文献[56]报道一致，故鉴定化合物 **44** 为原儿茶酸丁酯。

化合物 45　白色针状结晶（甲醇）；ESI-MS：m/z 386 [M]$^+$，C$_{20}$H$_{18}$O$_8$；^{1}H-NMR（400 MHz，CD$_3$OD）δ：7.72（1H，d，J = 9.5 Hz，H-4），7.55（1H，d，J = 2.0 Hz，H-2'），7.35（1H，s，H-5），7.32（1H，dd，J = 2.0，8.0 Hz，H-6'），7.22（1H，d，J = 8.0 Hz，H-5'），5.55（1H，d，J = 8.0 Hz，H-7'），4.43（1H，m，H-8'），4.27（1H，s，J = 13.0 Hz，H-9a），3.89（1H，s，J = 13.0 Hz，H-9b），3.75（3H，s，H-11'），3.67（3H，s，H-10'）；^{13}C-NMR（100 MHz，CD$_3$OD）δ：160.8（C-2），113.6（C-3），144.6（C-4），101.1（C-5），146.5（C-6），

138.5（C-7），133.1（C-8），139.3（C-9），111.9（C-10），127.6（C-1'），112.3（C-2'），149.5（C-3'），148.8（C-4'），116.7（C-5'），121.8（C-6'），77.6（C-7'），80.1（C-8'），60.5（9'-OCH$_2$O—），55.8（10'-OCH$_3$），56.2（11'-CH$_3$）。以上数据与文献[57]报道一致，故鉴定化合物 **45** 为臭矢菜素 A。

化合物 46　白色针状结晶（氯仿）；^{1}H-NMR（400 MHz，CDCl$_3$）δ：10.30（1H，s，3-CHO），8.46（1H，s，4-H），8.41（1H，br，N-H），8.10（1H，d，$J = 7.8$ Hz，5-H），7.49（1H，s，$J = 7.8$ Hz，8-H），7.46（1H，dt，$J = 7.8$ Hz，1.2 Hz，7-H），7.32（1H，dt，$J = 7.8$ Hz，1.2 Hz，6-H），5.26（1H，brt，$J = 6.6$ Hz，2''-H），3.98（3H，s，1-OMe），3.95（2H，d，$J = 6.6$ Hz，1''-H），1.85（3H，d，$J = 0.6$ Hz，4''-H），1.71（3H，d，$J = 1.2$ Hz，5''-H）；^{13}C-NMR（100 MHz，CDCl$_3$）δ：192.2（3-CHO），143.2（C-1），1226.9（C-1a），130.8（C-2），140.8（C-8a），136.5（C-3），121.9（C-4），122.5（C-4a），120.6（C-5），122.8（C-5a），119.8（C-6），126.3（C-7），111.9（C-8），60.8（1-OCH$_3$），23.9（C-1'），123.8（C-2'），132.4（C-3'），18.2（C-4'），25.6（C-5'）。以上数据与文献[58]报道一致，故鉴定化合物 **46** 为 indizoline。

化合物 47　黄色针状结晶（甲醇）；^{1}H-NMR（400 MHz，CD$_3$OD）δ：11.73（1H，br s，—NH），8.19（1H，d，$J = 8.0$ Hz，5-H），8.16（1H，s，4-H），7.49（1H，d，$J = 8.2$ Hz，8-H），7.39（1H，dd，$J = 8.2$，7.8 Hz，7-H），7.19（1H，dd，$J = 8.0$，7.8 Hz，6-H），4.10（3H，s，1-OCH$_3$），3.39（1H，dd，$J = 16.8$，8.2 Hz，1'a-H），2.98（1H，dd，$J = 16.8$，3.8 Hz，1'b-H），2.69（1H，dd，$J = 8.2$，3.8 Hz，2'-H），2.31（1H，dd，$J = 6.8$，3.8 Hz，3'-H），1.09（3H，d，$J = 6.8$ Hz，5'-H），0.77（3H，d，$J = 6.8$ Hz，4'-H）；^{13}C-NMR（100 MHz，CD$_3$OD）δ：206.4（3-CHO），141.2（C-1），137.5（C-1a），140.5（C-8a），139.6（C-2），130.6（C-3），111.8（C-4），125.3（C-4a），121.0（C-5），122.9（C-5a），119.9（C-6），126.9（C-7），110.9（C-8），59.8（1-OCH$_3$），24.8（C-1'），53.5（C-2'），28.9（C-3'），17.3（C-4'），20.6（C-5'）。以上数据与文献[59]报道一致，故鉴定化合物 **47** 为 clausenaline B。

化合物 48　白色结晶（二氯甲烷/氯仿）；ESI-MS：m/z 187 [M + Na]$^+$；^{1}H-NMR（400 MHz，CDCl$_3$）δ：10.51（1H，s，—CHO），10.45（1H，brs，—NH），8.26（1H，s，H-4），7.98（1H，d，$J = 8.5$ Hz，H-5），7.03（1H，d，$J = 2.1$ Hz，H-8），6.85（1H，dd，$J = 8.5$，2.1 Hz，H-6），4.56（1H，d，$J = 5.4$ Hz，3'-OH），4.02（1H，m，H-3'），3.85（3H，s，7-OMe），3.21（1H，dd，$J = 16.5$，5.7 Hz，H-4'a），2.91（1H，dd，$J = 16.5$，5.7 Hz，H-4'b），1.48（1H，s，H-5'），1.36（1H，s，H-6'）；^{13}C-NMR（100 MHz，CDCl$_3$）δ：104.1（C-1），154.6（C-2），120.6（C-3），117.9（C-4），120.9（C-4a），119.2（C-4b），121.3（C-5），109.3（C-6），159.6（C-7），96.5（C-8），143.3120.9（C-8a），145.2（C-8b），79.1（C-2'），69.2（C-3'），28.2（C-4'），20.8（C-5'），25.9（C-6'），189.5（—CHO），55.9（7-OMe）。以上数据与文献[60]报道一致，故鉴定化合物 **48** 为 guillauminies B。

化合物 49　棕色结晶（二氯甲烷/氯仿）；^{1}H-NMR（400 MHz，CDCl$_3$）δ：11. 80（1H，brs，—NH），8.54（1H，s，4-H），8.26（1H，d，$J = 7.9$ Hz，H-5），7.55（1H，d，$J = 8.10$ Hz，H-8），7.45（1H，t，$J = 7.6$ Hz，H-7），7.22（1H，t，$J = 7.5$ Hz，6-H），4.87（1H，brs，3'-OH），4.23（1H，d，$J = 12.0$ Hz，H-2'），3.96（3H，s，1-OCH$_3$），3.51（1H，dd，$J = 16.0$，2.5 Hz，1'a-H），2.96（1H，dd，$J = 16.0$，2.5 Hz，H-1'b），1.27（3H，s，4'-H），

1.26（3H，s，5'-H）；^{13}C-NMR（100 MHz，CDCl$_3$）δ：165.1（C-10），140.9（C-1），140.6（C-8a），136.3（C-1a），128.6（C-2），126.7（C-7），123.5（C-5a），122.9（C-4a），120.9（C-5），119.9（C-6），118.2（C-4），116.2（C-3），111.7（C-8），83.5（C-2'），69.1（C-3'），60.9（1-OCH$_3$），26.7（C-4'），24.8（C-5'），22.0（C-1'a）。以上数据与文献[61]报道一致，故鉴定化合物 **49** 为 mafaicheenamine A。

4.3.2　化合物分类

本实验从四数九里香醇提物的乙酸乙酯、氯仿萃取部位分离鉴定 49 个化合物，分别为咖啡酸（**1**）、1-hydroxy-3-propanyl-4-methylcarbazole（**2**）、kaempferol-3-*O*-β-(6''-caffeoyl glucoside)（**3**）、2,4,6-trimethyl-3-ethylphenol（**4**）、6,10-diethyl-12-phenyl-lauricmethylest（**5**）、1,10-seco-4-ξ-hydroxymuurol-5-ene-1,10-diket one（**6**）、tianshic acid（**7**）、tribulusimide C（**8**）、6,7-dihydroxy-4-（hydroxymethyl）-coumarin（**9**）、*p*-hydroxycinnamic acid（**10**）、2-(4-hydroxyphenyl)-ethanol（**11**）、(4*R*,6*S*)-6-hydroxypiperitone（**12**）、*cis*-2,4,5- trihydroxycinnamic acid（**13**）、2-(phenylamino)phenol（**14**）、zingiberolide（**15**）、luteolin-7-*O*-glucoside（**16**）、3,4-dihydroxybenzeneacrylic acid（**17**）、2-hydroxylcinnamie acid（**18**）、3,8-dihydroxy-4-methoxy-coumarin（**19**）、2-methyl-6-hydroxychromone（**20**）、chlorogenic acid（**21**）、methyl caffeate（**22**）、furo[3,2-*α*]carbazole（**23**）、(*E*)-2-((4-hydroxyphenyl)diazenyl) phenol（**24**）、*N*-(2,6-dimethylphenyl)-*N*'-(4'-nitrophenyl) urea（**25**）、九里香碱（**26**）、phorbazole C（**27**）、3-羟苯基喹唑酮（**28**）、*N*-反式阿魏酰基-3-甲基多巴胺（**29**）、6-丙酮基-5,6-二氢血根碱（**30**），茛菪素-7-*O*-β-D-葡萄糖苷（**31**）、6-甲氧基香豆素-7-*O*-β-D-吡喃葡萄糖苷（**32**）、*N*-乙酰谷氨酸（**33**）、鼠尾草素（**34**）、去氢骆驼蓬碱（**35**）、piperumbellactam A（**36**）、salutaridine（**37**）、murradiol（**38**）、(*Z*)-2,3,5,4'-四羟基-二苯乙烯-2-*O*-β-D-葡萄糖苷（**39**）、芹菜素（**44**）、piperdardine（**41**）、紫云英苷（**42**）、β-香树脂醇（**43**）、原儿茶酸丁酯（**44**）、臭矢菜素 A（**45**）、Indizoline（**46**）、clausenaline B（**47**）、guillauminies B（**48**）、mafaicheenamine A（**49**）。除了化合物 **1**、**38** 之外，其他 47 个化合物均为首次从该植物中分离得到。

化合物 1、10、17、18、19、20、21、22 为苯丙素类，化合物 2、8、23、24、25、26、27、28、29、30、33、35、36、37、38、41、46、47、48、49 为生物碱（其中 2、23、26、38 为咔唑生物碱），化合物 3、16、31、34、40、42 为黄酮类，化合物 4 为苯酚衍生物，化合物 5 为脂肪族衍生物，化合物 6 为脂肪酮，化合物 7 为天师酸，化合物 9、32、45 为香豆素类，化合物 11 为醇类，化合物 12 为胡椒酮，化合物 13 为香豆素，化合物 14 为生物碱类，化合物 15 为内脂，化合物 39 为二苯烯类，化合物 44 为酚酸酯类，化合物 43 为萜类。

4.4　结　论

从四数九里香醇提物的乙酸乙酯、氯仿萃取部位分离、鉴定 49 种化合物。研究表明，四数九里香含有苯丙素类、生物碱、黄酮、香豆素、甾体化合物、苯酚衍生物、二苯烯类。该研究结果丰富了民族药四数九里香化学成分相关研究，为解释民族药四数九里香抑制肿瘤细胞增殖作用提供药效物质基础。

参考文献

[1] ZHOU Y, WANG W G, TU P F, et al. Chemical constituents from *Murraya tetramera* Huang[J]. J Chin Pharm Sci, 2016, 25(3): 201-205.

[2] LIU J L, WANG S R, CHEN Q H. Isolation, purification and analysis of The Polysaccharide and Proteinpoly saccharide of *Murraya Paniculata*[J]. Chin Biochem and Mole Biol, 1989, 5(1): 33-38.

[3] 毛长智, 黄蓓, 庾志斌. 四数九里香挥发油抗炎及镇痛作用研究[J]. 云南中医中药杂志, 2011, 32（8）: 74-75.

[4] 杨其波, 黄小秋, 黄忠玲, 等. 四数九里香对高脂血症小鼠血脂调节作用及血液流变学影响[J]. 辽宁中医药大学学报, 2017, 019（6）: 37-40.

[5] 单晶, 王晓中, 马彦冬, 等. 九里香叶黄酮类化学成分研究(Ⅰ)[J]. 中国药学杂志, 2010, 45（24）: 1910-1912.

[6] 闫江红, 马彦冬, 王晓中, 等. HPLC 法测定千里香叶中黄酮类成分的含量[J]. 药物分析杂志, 2008, 28（10）: 1630-1632.

[7] 汤秋玲, 卢远倩, 骆焱平. 九里香属植物的研究进展[J]. 安徽农业科学, 2009, 24（74）: 11523-11525.

[8] 云南省食品药品监督管理局. 云南省中药材标准（2005 年版）（第一册）[M]. 昆明: 云南美术出版社, 2005: 513-514.

[9] 姜平川, 李嘉, 杨海船, 等. HPLC 测定九里香中脱水长叶九里香内酯的含量 [J]. 中国现代应用药学, 2011, 28（4）: 341-344.

[10] 郭培, 柳航, 朱怀军, 等. 九里香化学成分和药理作用的研究进展[J]. 现代药物与临床, 2015, 30（9）: 1172-1178.

[11] 牙启康, 卢文杰, 陈家源, 等. 四数九里香的化学成分研究[J]. 广西科学, 2010, 4（20）: 77-78, 82.

[12] 李洪娟, 罗应刚, 何志恒, 等. 袋花忍冬的化学成分研究[J]. 应用与环境生物学报, 2007, 13（2）: 188-191.

[13] TOHYAMA S, CHOSHI T, AZUMA S, et al. A new synthetic route to the 1-oxygenated carbazole alkaloids, mukonine (IVb) and Clausine E (Clauzoline I) (IVa)[J]. ChemInform, 2010, 40(41): 251-267.

[14] IMPERATO F, MINUTIELLO P. Kaempferol 3-*O*-(6″-caffeoylglucoside) from *Pteridium aquilinum*[J]. Phytochemistry, 1997, 45(1): 199-200.

[15] PLANO M F, LABADIE G R, JACOB M R, et al. An Entry to curcuphenol/elvirol core structures via a Retro-Aldol reaction[J]. Chemistry & Biodiversity, 2011, 8(6): 1098-1111.

[16] YANG Z C, WHYTE A, ATTYGALLE A B. Reptilian chemistry: characterization of a family of dianeackerone-related steroidal esters from a crocodile secretion[J]. Proceedings of the National Academy of Sciences of the United States of America, 1999, 96(22): 12251-12256.

[17] NGO K, WONG W, BROWN G. Muurolane sesquiterpenes from *Illicium tsangii*[J]. Journal of Natural Products, 1999, 62(4): 549-553.

[18] CASTELÃO J F, Jr, GOTTLIEB O R, LIMA R, et al. Xanthonolignoids from *Kielmeyera* and *Caraipa* species—^{13}C NMR spectroscopy of xanthones[J]. Phytochemistry. 1977, 16(6): 735-740.

[19] LV A L, NAN Z, SUN M G, et al. One new cinnamic imide dervative from the fruits of *Tribulus terrestris*[J]. Natural product research, 2008, 22(11): 1013-1016.

[20] KATO A, KOBAYASHI K, NARUKAWA K, et al. 6,7-Dihydroxy-4-phenylcoumarin as inhibitor of aldose reductase 2[J]. Bioorganic & Medicinal Chemistry Letters, 2010, 20(19): 5630-5633.

[21] YI B, HU L, MEI W, et al. Antioxidant phenolic compounds of cassava (*Manihot esculenta*) from Hainan[J]. Molecules, 2011, 16(12): 10157-10167.

[22] LOU H X, YUAN H Q, YAMAZAKI Y, et al. Alkaloids and flavonoids from peanut skins[J]. Planta Medica, 2001, 67(4): 345-349.

[23] DELORT E, JAQUIER A, DECORZANT E, et al. Comparative analysis of three Australian finger lime (*Citrus australasica*) cultivars: identification of unique citrus chemotypes and new volatile molecules[J]. Phytochemistry, 2015, 023(109): 111-124.

[24] ZHAO M, CHEN J Y, XU L J, et al. *Cis*-aconitic anhydride ethyl ester and phenolic compounds from the seeds of *Alisma orientale*[J]. Natural Product Communications, 2012, 7(6): 785-787.

[25] LI Y M, WANG H F, JIANG L L, et al. Copper-catalyzed direct synthesis of di- and triphenylamines: a dramatic accelerating effect of 2-aminophenols[J]. European Journal of Organic Chemistry, 2010, 42(18): 6967-6973.

[26] 彭卫新，张阳德，杨科，等. 罗平产生姜的化学成分[J]. 植物分类与资源学报，2007，029（1）：125-128.

[27] LI Y Y, PENG Z Q, HE S L, et al. Chemical constituents from *Crepis crocea*[J]. Chin J Chin Mater Med, 2015, 40: 3800-3804

[28] ZHOU H Y, LI S M. Study on constituents from leaves of *Phyllostachys pubescens*[J]. Chin Pharm J, 2006, 41(9): 662-663.

[29] ZHAO K, JIANG Y, XUE P F, et al. Chemical constituents from barks of Cinnamomum cassia growing in China[J]. Chin Tradit Herbal Drugs, 2013, 44: 2358-2363.

[30] GU L H, LI X, YAN S Q, et al. Studies on antibacterial constituents from *Gerbera anandria* (L.) Sch Bip. IV[J]. Acta pharmaceutica Sinica, 1989, 24(10): 744-748.

[31] MIAO J H, YAN Y M, WANG X L, et al. A new phenolic dimer from *Ganoderma lucidum*[J]. Nat Prod Res Dev, 2014, 26: 1545-1547.

[32] YANG X Z, LIN L G, TANG C P, et al. Non-alkaloid constituents from *Stemona sessilifolia*[J]. Nat Prod Res Dev, 2008, 20(1): 56-59.

[33] MI K P, LEE Y Y, YUN-CHOI H S. Anti-platelet effect of the constituents isolated from the barks and fruits of *Magnolia obovata*[J]. Archives of Pharmacal Research, 2002, 25(3): 325-328.

[34] MEI X, TIAN Y F, JIAN X Z, et al. A novel synthesis route to furo[3, 2-*α*]carbazole[J]. Chinese Chemical Letters, 2015, 26(3): 282-284.

[35] BAE S J, HA Y M, KIM J A, et al. A novel synthesized tyrosinase inhibitor: (*E*)-2-((2,4-dihydroxyphenyl) diazenyl) phenyl-4-methylbenzenesulfonate as an azo-resveratrol analog[J]. Bioscience Biotechnology & Biochemistry, 2013, 77(1): 65-72.

[36] PERVEEN S, MUSTAFA S, QAMAR K, et al. Antiproliferative effects of novel urea derivatives against human prostate and lung cancer cells; and their inhibition of *β*-glucuronidase activity[J]. Medicinal Chemistry Research, 2014, 23(3): 1099-1113.

[37] YAN G, QIAO Z H, WU Y J, et al. Study on coumarins and alkaloids from stems of *Clausena lenis*[J]. Chin Tradit Herbal Drugs, 2020, 51(7): 1825-1830.

[38] RUDI A, STEIN Z, GREEN S, et al. Phorbazoles A-D, novel chlorinated phenylpyrrolyloxazoles from the marine sponge *phorbas* aff. *clathrata*[J]. tetrahedron Letters 1994, 35(16): 2589-2592.

[39] LIU Y H, QIN G W, DING S P, et al. Studies on chemical constituents in root of *Isatis indigotica* Ⅲ[J]. Chin Tradit Herbal Drugs, 2002, 33(2): 97-99.

[40] ZHAO Y X, DING X B. Studies on the alkaloids from *Salsola collina* Pall.[J]. Acta Pharm Sin, 2004, 38(8): 598-600.

[41] TANG Y L, YANG A M, ZHANG Y S. et al. Studies on the alkaloids from the herb of *Corydalis adunca* (Ⅰ)[J]. Chin J Chin Mater Med, 2005, 30(3): 195-197.

[42] 陈泉，吴立军，阮丽军. 中药淡竹叶的化学成分研究[J]. 沈阳药科大学学报，2002，19（4）：257-259.

[43] 曹芳. 银柴胡化学成分的研究[J]. 中药材，2017，40（10）：45-47.

[44] 张卫东，陈万生，孔德云，等. 灯盏细辛化学成分的研究[J]. 中国药学杂志，2000，35（8）：514-516.

[45] 吴皓，张科卫，李伟，等. 半夏的化学成分研究[J]. 中草药，2003，34（7）：593-594.

[46] 邹建华,杨峻山. 短瓣金莲花的化学成分研究[J]. 中国药学杂志,2005,39（10）:733-736.

[47] 赵磊，彭雪晶，夏鹏飞，等. 柽柳化学成分研究[J]. 中药材，2014，37（1）：61-63.

[48] 余章昕，陈光英，李小宝，等. 喙果皂帽花茎的生物碱化学成分研究[J]. 中药材，2018，41（7）：1602-1605.

[49] GERARDY R, ZENK M H. Purification and characterization of salutaridine: NADPH 7-oxidoreductase from Papaver somniferum[J]. Phytochemistry, 1993, 34(1): 125-132.

[50] LV H N, ZHOU Y, WEN R, et al. Murradiate and murradiol, two structurally unique heterodimers of carbazole monoterpene and carbazole-phenylethanol from Murraya tetramera[J]. Phytochemistry Letters, 2016, 15: 113-115.

[51] 袁炜，高增平，杨建波，等.何首乌化学成分的研究[J]. 中草药，2017，48（4）：631-634.

[52] 孙群，陆叶，吴双庆，等. 秋鼠曲草化学成分研究[J]. 中药材，2012，35（04）：566-568.

[53] 黄相中，尹燕，黄文全，等. 蒌叶茎中生物碱和木脂素类化学成分研究[J]. 中国中药杂志，2010（17）：2285-2288.

[54] 卫强，邱镇，徐飞，等. 八角金盘叶化学成分及其抗肿瘤活性研究[J]. 中药材，2015，38（04）：745-750.

[55] 王晓琴，周成江，张娜，等. 野艾蒿化学成分研究[J]. 中药材，2011，34（02）：77-79.

[56] 陈四保，陈士林，王立为，等. 尖萼耧斗菜化学成分的研究[J]. 中草药，2004，35（5）：489-491.

[57] 杨炳友，姜海冰，刘艳，等. 洋金花种子化学成分研究(Ⅳ)[J]. 中药材，2018，41（01）：93-98.

[58] SUN L L, WANG B J, GAO Y Q, et al. Studies on the chemical constituents from stems and leaves of *Clausena lenis*[J]. Guangdong Chemical Industry, 2018, 45(17): 1-2.

[59] CHEENPRACHA R S. Clausenawallines A and B, two new dimeric carbazole alkaloids from the roots of *Clausena wallichii*[J]. Tetrahedron letters: The International Journal for the Rapid Publication of Preliminary Communications in Organic Chemistry, 2011, 52(26): 136-139.

[60] AURANWIWAT C, LAPHOOKHIEO S, TRISUWAN K, et al. Carbazole alkaloids and coumarins from the roots of *Clausena guillauminii*[J]. Phytochemistry Letters, 2014, 9(3):113-116.

[61] OUYANG G Q, LI C J, YANG J Z, et al. Chemical constituents from stems of *Clausena emarginata*[J]. Chinese Herbal Medicines, 2016, 09(47): 1480-1485.

5 民族药四数九里香抑制肿瘤细胞增殖作用研究

肿瘤已成为影响人类健康水平的重大疾病。其中，白细胞、肺癌、肝癌、乳腺癌、结肠癌是我国居民标化死亡率最高的癌症[1]代表。临床上使用中药治疗癌症历史久远，目前，从中药及民族药中寻找具有高效低毒抗肿瘤药物已经成为药学专家研究的一个热点。

民族药四数九里香具有抗炎、镇痛作用，云南中医学院（现云南中医药大学的前身）制药厂将四数九里香叶的醇提取物和挥发油制成注射剂"肾得宁"[2]，用于治疗急慢性肾盂肾炎、急性肾小球肾炎、慢性肾炎等，并试用于治疗肺癌[3,4]。游春学等[5]以肺腺癌（A549），肝癌（SMMC-7721），膀胱肿瘤细胞（EJ），宫颈癌细胞（Hela），B-系急性淋巴性白血病细胞（BALL-1）为模型，研究四数九里香化学成分的抗肿瘤作用，结果表明各化合物具有不同程度的抑制作用。然而，关于四数九里香的抗肿瘤作用的相关研究工作还是比较薄弱的，阻碍了该民族药的开发和利用。为此，课题组采用冷浸渍法，以 95%乙醇为提取溶剂、对采自云南省华宁县青龙镇的四数九里香进行提取、过滤、浓缩、制得浸膏；得到的浸膏再用温水溶解，采用不同极性溶剂依次进行萃取，制得不同极性部位；利用传统柱层析法对氯仿萃取部位进行分离和纯化；采用现代波谱技术及文献数据比对鉴定化合物的结构；并以白血病 HL-60、肺腺癌 A-549、肝癌 SMMC-7721、结肠癌 SW-480、乳腺癌 MCF-7，5 株肿瘤细胞为评价模型；采用 MTS 法研究了各化学成分的抑制增殖作用。该研究结果丰富了四数九里香药理作用研究内容，进一步揭示民族药四数九里香药效物质基础。

MTS 作为 MTT 的类似物，在体外抑制细胞增殖作用研究过程中，常用作生物反应底物和指示剂，选择其作为指示剂的原因是存活的肿瘤细胞能分泌琥珀酸脱氢酶，该酶能还原 MTS，使反应溶液的颜色发生明显变化，而死亡（凋亡）细胞不具有此功能，故无此现象；该反应现象明显、反应灵敏，其代谢还原的产物量与细胞存活量成正比关系，采用酶标仪在 492 nm 处测定生成的产物量，根据光密度 OD 值间接推测活细胞的数目[6]。

本研究以 5 株肿瘤细胞为代表，采用 MTS 法研究四数九里香 49 个单体成分的体外抑制肿瘤细胞增殖活性。

5.1 实验材料

MTS 为一种全新的 MTT 类似物，全称为 3-(4,5-dimethylthiazol-2-yl)-5(3-carboxy-methoxyphenyl)-2-(4-sulfopheny)-2*H*-tetrazolium，是一种黄颜色的染料。活细胞线粒体中琥珀酸脱氢酶能够代谢还原 MTS，生成可溶性的甲䐶（Formazan）化合物，甲䐶的含量可以

用酶标仪在 490 nm 处进行测定。在通常情况下，甲瓒生成量与活细胞数成正比，因此可根据光密度 OD 值推测出活细胞的数目。

核磁共振仪（TMS 为内标，瑞士 Bruker 公司，400 MHz 型）；柱色谱用硅胶 GF254（200~300 目，青岛海洋化工公司）；葡聚糖凝胶 Sephadex LH-20, ODS2A（50 μm，日本 YMC/维美希公司）；二氧化碳培养箱（济南鑫贝西生物技术有限公司）；多功能酶标分析仪（MULTISKAN FC）。实验用四数九里香于 2016 年 2 月采自云南省华宁县，经成都中医药大学陈新教授鉴定为芸香科九里香属四数九里香（*Murraya tetramera* Huang）的叶，植物标本（标本编号：20160122001）保存于重庆工业职业技术学院中医药物研究所；5 株肿瘤细胞（白血病-HL60、肺腺癌-A549、肝癌-SMMC7721、乳腺癌-MCF7、结肠癌-SW480）购自中国科学院昆明植物所细胞库。

5.2　实验方法

5.2.1　细胞实验方法

接种细胞：用含 10%胎牛血清的 RMPI1640 培养液配成单个细胞悬液，以每孔 5000 个细胞接种到 96 孔板，每孔体积 100 μL，细胞提前 12~24 h 接种培养。加入待测化合物溶液：化合物用 DMSO 溶解，化合物以 40 μmol/L 浓度进行初筛，每孔终体积 200 μL，每种处理均设 3 个复孔。显色：在 37 ℃条件下培养 48 h 后，弃孔内培养液得贴壁细胞，每孔加 MTS 溶液 20 μL 和培养液 100 μL；设 3 个空白复孔（孔中滴有 MTS 溶液 20 μL 和培养液 100 μL 的混合液）继续孵育 2~4 h，使充分进行反应后测定光吸收值。比色：选择 490 nm 波长，多功能酶标仪（MULTISKAN FC）读取各孔光吸收值，记录结果。根据下列公式计算抑制率。

$$\text{细胞抑制率} = \frac{A_{\text{对照}} - A_{\text{样品}}}{A_{\text{对照}} - A_{\text{空白}}} \times 100\%$$

式中　$A_{\text{空白}}$——含有 MTS 溶液、培养液、细胞的吸光度；

　　　$A_{\text{对照}}$——含有 MTS 溶液、培养液、细胞、阳性化合物的吸光度；

　　　$A_{\text{样品}}$——具有 MTS 溶液、培养液、细胞和药物的吸光度。

每次实验均设顺铂（DDP）和紫杉醇（Taxol）两个阳性化合物，以浓度为横坐标、细胞存活率为纵坐标绘制细胞生长曲线，应用两点法[7]（Reed and Muench 法）计算化合物的抑制率。

5.2.2　IC$_{50}$实验方法

在细胞毒活性实验初步筛选结果的基础上，精密称取化合物各 1.0 ~ 3.0 mg，用 DMSO 溶剂溶解，以 40.000、8.000、1.600、0.320、0.064 μmol/L 为浓度梯度，以浓度梯度为横坐标、细胞存活率为纵坐标绘制细胞生长曲线，应用两点法（Reed and Muench 法）计算化合物的 IC$_{50}$值[7]，实验均设顺铂（**DDP**）和紫杉醇（**Taxol**）两个阳性对照。

5.2.3　统计学方法

采用软件对所有数据进行统计学处理，实验结果用均数 ± 标准差表示，使用单因素方差分析组间均数差异性，$P<0.05$ 或 $P<0.01$ 为差异具有统计学意义。

5.3 结果与讨论

药物干预细胞后，培养 48 h，检测化合物对 5 株肿瘤细胞的增殖影响[阳性化合物为顺铂（**DDP**）和紫杉醇（**Taxol**）]，结果见表 5-1。

表 5-1　化合物 1~49 的细胞毒活性测试结果

化合物	细胞增殖抑制率/%				
	HL-60	**A-549**	**SMMC-7721**	**MCF-7**	**SW-480**
1	8.19±1.60	6.31±0.55	4.47±1.20	12.12±1.38	5.12±1.98
2	2.16±2.45	0.78±1.92	4.25±1.03	8.45±1.48	1.33±1.67
3	10.83±1.32	3.13±1.48	8.68±2.58	22.72±2.47	17.60±3.92
4	97.85±0.23	47.76±0.57	62.22±0.62	62.79±1.24	54.27±0.25*
5	8.05±1.12	26.11±1.41	29.04±2.13	8.19±0.94	15.22±0.72
6	2.15±1.67	2.95±0.84	13.09±1.01	8.52±1.48	1.85±4.01
7	9.19±2.53	6.63±0.85	15.29±1.47	13.27±2.79	15.03±2.24
8	90.15±2.68	95.34±1.37	64.09±0.76	56.56±1.24	80.32±2.05
9	8.25±3.31	2.09±1.29	7.74±2.02	8.49±2.12	3.43±1.48
10	8.17±2.59	4.89±1.46	11.99±1.08	13.71±0.96	9.73±1.24
11	8.23±2.43	1.46±0.94	12.45±0.56	63.92±1.25	9.46±1.24
12	49.46±1.57*	46.79±1.26*	72.08±1.12*	61.09±1.09*	42.40±2.12
13	50.35±1.48	3.15±1.18	12.50±2.92	12.82±0.93*	16.58±2.14
14	60.48±1.42*	52.02±1.30*	61.79±1.40*	46.22±1.67	64.91±1.13
15	19.70±1.12	52.12±1.74*	46.41±1.24*	71.14±1.74	49.09±1.13
16	55.19±1.21*	42.09±1.39*	64.17±1.97*	50.19±1.25*	45.12±2.13*
17	42.15±1.26	22.78±1.97	39.00±1.69	26.12±1.78	45.14±1.79*
18	40.12±1.46	42.10±1.46	19.13±1.49	13.52±1.46	35.41±1.43
19	19.45±1.19	12.79±1.46	42.01±1.51	27.42±1.13	44.19±1.43*
20	10.05±1.49	42.11±1.40	41.13±1.21	43.19±0.41	35.08±1.19
21	28.85±1.12	32.12±2.16	42.04±1.19*	37.28±2.79	24.15±1.16
22	40.16±1.72	26.10±1.19	41.19±1.42	33.52±0.19	35.41±1.43
23	69.10±2.13*	61.79±1.49*	49.09±1.46	77.19±1.76*	64.16±1.73*
24	80.25±2.19*	52.79±1.39*	71.03±2.15*	73.49±1.45*	65.30±1.74*
25	59.25±1.74*	72.19±1.69*	62.01±1.79*	67.71±1.75*	68.04±1.49*
26	60.09±1.94*	52.46±1.87*	41.93±2.79	63.92±0.19*	82.46±1.72*
27	59.42±1.87*	60.19±1.56*	52.08±1.79*	67.79±1.05*	62.40±2.19*

续表

化合物	细胞增殖抑制率/%				
	HL-60	**A-549**	**SMMC-7721**	**MCF-7**	**SW-480**
28	60.35±2.39*	53.15±1.91*	81.50±1.73*	67.12±1.49*	71.58±2.16*
29	69.40±2.42*	72.02±2.30*	61.20±2.40*	67.22±1.69*	56.94±1.46*
30	69.70±1.74*	62.92±1.70*	76.71±1.74*	81.13±1.28*	59.89±1.78*
31	25.01±1.31	22.11±1.71	19.17±1.43	30.09±1.12	25.23±1.33
32	12.35±1.46	32.71±1.07	16.20±1.09	19.23±1.24	25.06±1.16
33	10.31±1.96	22.41±1.16	13.93±1.21	16.42±1.76	19.31±1.23
34	10.20±1.11	19.34±1.29	16.04±1.38	16.40±1.21	24.09±1.13
35	46.10±1.16*	57.27±1.25*	46.79±1.34*	87.21±1.16*	59.01±1.31*
36	50.15±1.31*	39.79±1.16*	56.16±1.30*	61.13±1.46*	59.37±1.33*
37	43.23±1.41*	64.19±2.10*	51.22±1.62*	56.40±1.33*	39.99±1.16*
38	59.46±1.23*	51.09±1.30*	57.10±1.33*	68.09±1.23*	57.36±1.53*
39	61.32±1.16*	52.99±1.46*	61.04±1.16*	53.09±1.25*	46.50±1.25*
40	44.39±1.14*	32.63±1.65*	13.01±1.19	40.13±1.16*	23.05±1.41
41	49.12±1.24*	51.36±1.17*	49.23±1.13*	49.22±1.32*	69.21±1.21*
42	9.12±1.17	20.13±1.31	22.01±1.33	17.39±1.15	61.10±1.14*
43	10.35±2.19	13.13±1.31	11.50±1.83	26.13±1.13	21.13±1.16
44	19.50±2.12	32.18±2.13	6.63±2.12	17.30±1.41	16.46±1.13
45	23.30±1.14	12.24±1.60	16.41±1.15	21.03±1.13	11.32±1.46
46	51.87±1.11	43.46±1.36*	57.12±1.64	47.12±1.07	64.41±1.41
47	61.35±2.02	32.16±1.43*	60.10±1.09	41.15±1.14	54.12±1.14
48	38.90±1.01	94.17±1.21*	54.20±1.02	59.50±1.72	59.10±1.12
49	53.10±1.45	46.10±1.41*	53.10±1.14	71.30±1.78	45.74±1.21
顺铂 DPP	51.43±1.25	71.13±1.29	60.68±2.36	76.50±2.54	81.24±6.20
紫杉醇 Taxol	7.12±1.68	42.76±3.41	64.24±5.21	41.35±3.02	42.31±5.13

注：与顺铂和紫杉醇相比，*$P<0.05$。

各阿拉伯数字代表的化合物分别为：咖啡酸（**1**）、1-hydroxy-3-propanyl-4-methylcarbazole（**2**）、kaempferol-3-O-β-(6"-caffeoyl glucoside)（**3**）、2,4,6-trimethyl-3-ethylphenol（**4**）、6,10-diethyl-12-phenyl-lauricmethylest（**5**）、1,10-seco-4-ξ–hydroxymuurol-5-ene-1,10-diket one（**6**）、tianshic acid（**7**）、tribulusimide C（**8**）、6,7-dihydroxy-4-(hydroxymethyl)-coumarin（**9**）、p-hydroxycinnamic acid（**10**）、2-(4-hydroxy phenyl)-ethanol（**11**）、(4R,6S)-6-hydroxy piperitone（**12**）、cis-2,4,5-trihydroxycinnamic acid（**13**）、2-(phenylamino)phenol（**14**）、zingiberolide

（**15**）、luteolin-7-*O*-glucoside（**16**）、3,4-dihydroxy benzeneacrylic acid（**17**）、2-hydroxylcinnamie acid（**18**）、3,8-dihydroxy-4-methoxy-coumarin（**19**）、2-methyl-6-hydroxychromone（**20**）、chlorogenic acid（**21**）、methyl caffeate（**22**）、furo[3,2-α]carbazole（**23**）、(*E*)-2-((4-hydroxyphenyl)diazenyl)phenol（**24**）、*N*-(2,6-dimethylphenyl)-*N'*-(4'-nitrophenyl)urea（**25**）、九里香碱（**26**）、phorbazole C（**27**）、3-羟苯基喹唑酮（**28**）、*N*-反式阿魏酰基-3-甲基多巴胺（**29**）、6-丙酮基-5,6-二氢血根碱（**30**），苜蓿素-7-*O*-*β*-D-葡萄糖苷（**31**）、6-甲氧基香豆素-7-*O*-*β*-D-吡喃葡萄糖苷（**32**）、*N*-乙酰谷氨酸（**33**）、鼠尾草素（**34**）、去氢骆驼蓬碱（**35**）、piperumbellactam A（**36**）、salutaridine（**37**）、murradiol（**38**）、(*Z*)-2,3,5,4'-四羟基-二苯乙烯-2-*O*-*β*-D-葡萄糖苷（**39**）、芹菜素（**40**）、piperdardine（**41**）、紫云英苷（**42**）、*β*-香树脂醇（**43**）、原儿茶酸丁酯（**44**）、臭矢菜素 A（**45**）、Indizoline（**46**）、clausenaline B（**47**）、guillauminies B（**48**）、mafaicheenamine A（**49**）。

以肿瘤细胞为研究模型，相同浓度条件下初步筛选了四数九里香 49 种成分对 5 株肿瘤细胞（白血病-HL60、肺腺癌-A549、肝癌-SMMC7721、乳腺癌-MCF7、结肠癌-SW480）的体外生长抑制作用。对各化合物进行分组，再统一讨论药理作用和体外抑制增殖作用。

5.3.1　苯丙素类抑制肿瘤细胞增殖作用讨论

化合物（**1**）为咖啡酸。2010 年，牙启康[8]等首次在广西产的四数九里香中分离鉴定到，该化合物具有抗肿瘤、抗炎作用、抗氧化活性[9]。本书进一步研究该化合物对 5 株肿瘤细胞的抑制增殖作用，结果显示其抑制率低于 20%。表明其抑制 5 株肿瘤细胞增殖效果不显著。

化合物（**10**）为对羟基肉桂酸，该化合物对酪氨酸酶单酚酶和二酚酶活性均具有抑制作用[10]，能引导单酚酶活力和二酚酶活力下降。本书首次研究该成分抑制 5 株肿瘤细胞增殖作用，结果显示其抑制率低于 20%。表明其抑制 5 株肿瘤细胞增殖效果不显著。

化合物（**18**）为 2-hydroxylcinnamie acid，存在于香果树[11]（*Emmenopterys henryi* Oliv.）和万年蒿[12]（*Artemisia sacrorum* Ledeb.）植物中；具有抑制小鼠 U14 宫颈癌[13]、抗氧化[14]的作用。本书报道了其对 5 株肿瘤细胞（白血病-HL60、肺腺癌-A549、肝癌-SMMC7721、乳腺癌-MCF7、结肠癌-SW480）的体外生长抑制作用。结果表明化合物对五株肿瘤细胞表现出不同的体外抑制增殖作用。

化合物（**20**）为 2-methyl-6-hydroxychromone，色原酮；存在于赤芝[15]（*Ganoderma lucidum*）中，其药理作用未见报道。本书报道了其对 5 株肿瘤细胞（白血病-HL60、肺腺癌-A549、肝癌-SMMC7721、乳腺癌-MCF7、结肠癌-SW480）的体外生长抑制作用。结果表明化合物对 5 株肿瘤细胞表现出不同的体外抑制增殖作用。

化合物 chlorogenic acid（**21**）、绿原酸普遍存在于植物体中，具有抗氧化、抗肿瘤、抗菌、抗病毒、免疫调节、降糖等多种作用[16]。本书报道了其对 5 株肿瘤细胞（白血病-HL60、肺腺癌-A549、肝癌-SMMC7721、乳腺癌-MCF7、结肠癌-SW480）的体外生长抑制作用。结果表明化合物对 5 株肿瘤细胞表现出不同的体外抑制增殖作用。

化合物 methyl caffeate（**22**）为苯丙素类，存在于牛蒡根[17]（Burdock Roots）和金银花[18]（*Lonicerae Japonicaer Flos*）、苗药地瓜藤[19]（*Ficustikoua Bur*）中，具有抑制 LPS 刺激的巨噬细胞炎症因子的作用[18]。本书报道了其对 5 株肿瘤细胞（白血病-HL60、肺腺癌-A549、

肝癌-SMMC7721、乳腺癌-MCF7、结肠癌-SW480）的体外生长抑制作用。结果表明化合物对 5 株肿瘤细胞表现出不同的体外抑制增殖作用。

5.3.2 生物碱类化合物的抑制细胞增殖作用讨论

化合物 **2**、**8**、**23**、**24**、**25**、**26**、**27**、**28**、**29**、**30**、**33**、**35**、**36**、**37**、**38**、**41**、**46**、**47**、**48**、**49** 为生物碱；其中 **2**、**23**、**26**、**38**、**46** 为咔唑生物碱。

化合物 1-hydroxy-3-propanyl-4-methylcarbazole（**2**）为咔唑生物碱，Tohyama S 等[20]通过合成方法合成得到，首次从该植物中分离鉴定。未见其药理作用的相关报道，本书首次报道了其对 5 株肿瘤细胞（白血病-HL60、肺腺癌-A549、肝癌-SMMC7721、乳腺癌-MCF7、结肠癌-SW480）的体外生长抑制作用。结果表明化合物对五株肿瘤细胞表现出不同的体外抑制增殖作用。

化合物 tribulusimide C（**8**）最早是在蒺藜科蒺藜属植物刺蒺藜中发现[21]，鉴定了该化合物的结构；但是未报道其药理学作用。本书首次在芸香科四数九里香中发现该生物碱，首次研究该生物碱的抑制肿瘤增殖作用，结果表明该生物碱具有抑制细胞增殖的作用。

化合物 furo[3,2-α]carbazole（**23**）为呋喃并咔唑，多作为有机电致发光材料的重要中间体进行讨论[22]；其药理作用很少见报道。本书研究了该化合物抑制 5 株肿瘤细胞的抑制作用。结构表明化合物 **23** 对 5 株细胞具有良好的抑制作用。

化合物(*E*)-2-((4-hydroxyphenyl)diazenyl)phenol（**24**）为重氮化合物，2013 年，Bae S J 等[23]报道该化合物的全合成路线和抑制酪氨酸酶作用，其抑制率为（82：50±1：68）%。本书首次报道该化合物对 5 株肿瘤细胞的抑制作用。结果表明化合物 **24** 具有良好的抑制作用。

化合物 *N*-(2,6-dimethylphenyl)-*N'*-(4'-nitrophenyl)urea（**25**）是酰胺类化合物，Perveen S 等[24]报道了该化合物对人前列腺癌和肺癌细胞的抗增殖作用及其对 *β*-葡萄糖醛酸酶活性的抑制作用。本书首次报道它对 5 株肿瘤细胞（白血病-HL60、肺腺癌-A549、肝癌-SMMC7721、乳腺癌-MCF7、结肠癌-SW480）的体外生长抑制作用，结果表明具有良好抑制作用。

化合物九里香碱（**26**）为咔唑生物碱，早期在芸香科植物九里香[25]（Murraya paniculata）和黄皮属植物光滑黄皮[26]（Clausenalenis）中分离和鉴定到，具有抑制前列腺癌的作用[27]；然而关于对 5 株肿瘤细胞（白血病-HL60、肺腺癌-A549、肝癌-SMMC7721、乳腺癌-MCF7、结肠癌-SW480）的体外生长抑制作用未见报道。本书首次报道该抑制作用，结果表明九里香碱具有良好的抑制作用。

化合物 3-羟苯基喹唑酮（**28**）存在于板蓝根[28]（Isatis indigotica）中，未见该化合物抑制肿瘤细胞增殖作用的相关报道。本书首次报道其抑制 5 株肿瘤细胞的增殖作用，结果表明，该化合物对 5 株肿瘤细胞具有良好的抑制作用。

化合物 *N*-反式阿魏酰基-3-甲基多巴胺（**29**）早期在藜科（Chenopodiaceae）猪毛菜属植物猪毛菜[29]（*Salsola collina* Pall.）和防己科（Menispermaceae）青牛胆属植物中华青牛胆[30]（*Tinosporasinensis*）中分离鉴定到，未见该化合物相关药理学作用的报道。本书报道该化合物抑制 5 株肿瘤细胞的作用，结果表明有良好作用。

化合物 6-丙酮基-5,6-二氢血根碱（**30**）早期在灰绿黄堇[31]和博落回[32]（*Macleaya*

cotdata）、单面针[33]（*Zanthoxylum Dissitum Hemsl*）中报道其结构。早期研究发现，该化合物具有抗玉米大斑病[34]，然而未见该化合物相关药理学作用报道，本书报道该化合物抑制 5株肿瘤细胞的作用，结果表明有良好作用。

化合物去氢骆驼蓬碱（**35**）早期在柽柳科柽柳属植物柽柳[35]（*Tamarix chinensis* Lour. h）和蒺藜科植物骆驼蓬[36]（*Peganum harmala* L.）中报道其结构。孙殿甲[36]等详细综述了该化合物的药理作用，其具有对免疫功能的影响、辐射防护作用、光敏作用、抗包虫作用、单胺氧化酶抑制作用、抗肿瘤作用。其中，中山医科大学肿瘤研究所与新疆医学院附属第二医院协作，从 1980 年开始，对骆驼蓬制剂抗肿瘤作用进行了较系统的研究。研究表明，去氢骆驼蓬碱和骆驼蓬碱混合生物碱对人宫颈癌癌细胞（HeLa 细胞）具有良好的抑制作用。根据实验方法，用 MTT 法测试氢骆驼蓬碱对人肝癌（BEL-7402）、胃癌（M GC-803）、鼻咽癌（CNE2）细胞株体外抑制作用，结构表明化合物表现出良好抑制作用。本书采用 MTS法，在浓度点（40 μmol/L）的条件下分析了去氢骆驼蓬碱（**35**）对 5 株肿瘤细胞（白血病-HL60、肺腺癌-A549、肝癌-SMMC7721、乳腺癌-MCF7、结肠癌-SW480）的体外生长抑制作用。抑制率（%）分别为：46.10 ± 1.16, 57.27 ± 1.25, 46.79 ± 1.34, 87.21 ± 1.16, 59.01 ± 1.31；5 株细胞中，抑制细胞株乳腺癌-MCF7 抑制率最高，抑制细胞白血病-HL60 的增殖最低。总体来看，对 5 株细胞株表现出明显差异。

化合物 piperumbellactam A（**36**）见番荔枝科（Annonaceae）瓜馥木属（*Fissistigma*）植物瓜馥木[37]（*Fissistigma oldhamii*）、假蒟[38]（*Piper sarmentosum* Roxb.）和喙果皂帽花[39]（*Dasymaschalon rostratum*）中分离报道其结构。其中在研究瓜馥木中报道了该化合物的抗类风湿活性。未见该化合物抑制肿瘤细胞增殖作用的相关报道。本书首次报道其抑制 5 株肿瘤细胞的增殖作用，结果表明，该化合物对 5 株肿瘤细胞具有良好的抑制作用。

化合物 salutaridine（**37**）早期来自罂粟[40]（*Papaver somniferum*）和鹰爪花属（*Artabotrys*）植物鹰爪花（*Artabotrys hexapetalus*）[41]中。只有该化合物具有抗乙肝病毒作用的相关报道[42]；未见该化合物抑制肿瘤细胞增殖作用的相关报道。本书首次报道其抑制 5 株肿瘤细胞的增殖作用，结果表明，该化合物对 5 株肿瘤细胞具有良好的抑制作用。

化合物 murradiol（**38**）为咔唑生物碱。吕海宁[43]等于 2016 年首次报道该化合物从四数九里香中分离鉴定到，并报道了该化合物的抗炎作用；未见该化合物其他药理作用的报道。本书首次报道该化合物抑制 5 株肿瘤细胞的增殖作用，结果表明，该化合物对 5 株肿瘤细胞具有良好的抑制作用。

化合物 piperdardine（**41**）为酰胺类生物碱，早期见于苎叶蒟[44]（*Piper boehmeriifolium*）和蒌叶[45]（*Piper betle*）的化学成分鉴定，其药理作用未见报道。本书首次报道该化合物抑制 5 株肿瘤细胞的增殖作用，结果表明，该化合物对 5 株肿瘤细胞具有良好的抑制作用。

化合物 **46** 为印度黄皮唑碱，存在于芸香科（Rutaceae）黄皮属（*Clausena*）植物海南黄皮（*Clausena hainanensis*）枝[46]和芸香科植物小黄皮[47]（*Clausena emarginata*）茎、芸香科黄皮属植物光滑黄皮[48]（*Clausena lenis*）枝叶中。马延蕾[46]等研究表明该化合物抗人肿瘤细胞（HL-60，SMMC-7721，A-549，MCF-7 和 SW480）活性比阳性对照的效果更显著，对鱼藤酮损伤 PC12 细胞模型具有一定的神经保护作用[47]。Kamat D P 等[49]实现了该化合物的全合成。本书研究了该化合物对 5 株肿瘤细胞（白血病-HL60、肺腺癌-A549、肝癌

-SMMC7721、乳腺癌-MCF7、结肠癌-SW480）的体外生长抑制作用。结果表明，化合物 46 对五株肿瘤细胞表现出不同的体外抑制增殖作用。

化合物 Clausenaline B（**47**）存在于芸香科（Rutaceae）黄皮属小乔木小黄皮[47]（*Clausena emarginata* Huang）和芸香科（Rutaceae）黄皮属（*Clausena*）植物海南黄皮（*Clausena hainanensis*）枝[50]中。其药理作用未见报道。本书研究了该化合物对 5 株肿瘤细胞（白血病-HL60、肺腺癌-A549、肝癌-SMMC7721、乳腺癌-MCF7、结肠癌-SW480）的体外生长抑制作用。结果表明，化合物 47 对 5 株肿瘤细胞表现出不同的体外抑制增殖作用。

化合物 Guillauminies B（**48**）存在于芸香科（Rutaceae）黄皮属小乔木越南黄皮[51][*Clausena harmandiana* (Pierre) *Guillaumin*]中。该植物具有抑制小鼠巨噬细胞 RAW 264.7 中炎症介质 i-NOS、TNF-α 和 COX-2 表达的作用[52]。其药理作用未见报道。本书研究了该化合物对 5 株肿瘤细胞（白血病-HL60、肺腺癌-A549、肝癌-SMMC7721、乳腺癌-MCF7、结肠癌-SW480）的体外生长抑制作用。结果表明，化合物 48 对 5 株肿瘤细胞表现出不同的体外抑制增殖作用。

化合物 Mafaicheenamine A（**49**）存在于光滑黄皮[53]中。具有抗宫颈癌细胞（Hela）、人结肠癌细胞（HCT-116）、黑色素瘤细胞（B16F10）、人表皮癌细胞（A431）、人乳腺癌细胞（ZR-75-30）活性[54]。其药理作用未见报道。本书研究了该化合物对 5 株肿瘤细胞（白血病-HL60、肺腺癌-A549、肝癌-SMMC7721、乳腺癌-MCF7、结肠癌-SW480）的体外生长抑制作用。结果表明，化合物 49 对 5 株肿瘤细胞表现出不同的体外抑制增殖作用。

5.3.3 黄酮类化合物抑制作用讨论

化合物 kaempferol-3-*O*-β-(6"-caffeoyl glucoside)（**3**）存在于满江红[55]和荆条[56]（*Vitex negundo*）中，具有抗氧化的作用[57]。未见该化合物抑制肿瘤细胞增殖作用的相关报道。本书首次报道其抑制 5 株肿瘤细胞的增殖作用，结果表明，该化合物对 5 株肿瘤细胞具有良好的抑制作用。

化合物 luteolin-7-*O*-glucoside（**16**）存在于桑叶[58]（*Morus alba Linn*）中。具有抗乙肝病毒的作用[59]。未见该化合物抑制肿瘤细胞增殖作用的相关报道。本书首次报道其抑制 5 株肿瘤细胞的增殖作用，结果表明，该化合物对 5 株肿瘤细胞具有良好的抑制作用。

化合物首蓿素-7-*O*-β-D-葡萄糖苷（**31**）为黄酮苷，在淡竹叶[60]（*Lophatherum gracile Brongn.*）和银柴胡[61]（*Stellaria dichotoma* var. *lanceolata.*）和藏药甘肃蚤缀[62]（*Arenaria kansuensis*）植物中报道。大部分黄酮类化合物具有抗肿瘤作用[63]。然而，在查阅首蓿素-7-*O*-β-D-葡萄糖苷相关药理作用时，未见该化合物相关药理作用的报道。本书首次报道其抑制 5 株肿瘤细胞的增殖作用，结果表明，该化合物对 5 株肿瘤细胞具有良好的抑制作用。

化合物鼠尾草素（**34**）也叫三裂鼠尾草素，广泛存在于植物界中，如肾茶[64]（*Clerodendranthus spicatus*）和半枝莲[65]（*Scutellaria barbata*）。黄酮类化合物可以激活免疫细胞对肿瘤细胞的免疫应答来杀伤肿瘤细胞[66]，具有抗炎、抗氧化、抗肿瘤生长等多种药理活性；能够促进人 γ-δT 细胞增殖，增强其对结肠癌细胞 SW-620 的杀伤活性，其机制可能与 PFP、GraB 的表达上调和 p-ERK1/2 信号通路活化有关[67]；具有抑制 CIK 细胞增殖作用[68]。然而，在查阅首蓿素-7-*O*-β-D-葡萄糖苷相关药理作用时，未见该化合物相关药理作用的报道。本书首次报道其抑制 5 株肿瘤细胞的增殖作用，结果表明，该化合物对 5 株肿瘤细胞具有良好的抑制作用。

化合物芹菜素（**40**）存在于紫花地丁[69]（*Viola philippicassp munda* W. Becker）中。具有诱导人胃癌细胞凋亡作用[70]、抗肿瘤、抗炎症、降血压、抗动脉硬化和血栓症、抗焦虑、抗菌抗病毒以及抗氧化作用[71]；未见该化合物相关药理作用的报道。本书首次报道其抑制 5 株肿瘤细胞的增殖作用，结果表明，该化合物对 5 株肿瘤细胞具有良好的抑制作用。

化合物紫云英苷（**42**）又名山奈酚-3-葡萄糖苷，存在于荷叶[72]（Lotus Leaf）和桑叶[73]中。具有抗炎、抗肿瘤，抗氧化、抗纤维化、抗过敏、神经保护、心脏保护、抗骨质疏松症、抗抑郁及促凝血等广泛的药理特性[74]。本书首次报道该化合物抑制 5 株肿瘤细胞的增殖作用，结果表明，该化合物对 5 株肿瘤细胞具有良好的抑制作用。

5.3.4　香豆素类抑制作用讨论

香豆素类化合物具有抗肿瘤作用和细胞毒性、抗人类免疫缺陷病毒（HIV）、抗抑郁和中枢神经保护、保肝、抗氧化、抗菌及抗病原微生物、抗炎镇痛、抗凝血、光化学作用[75]。

化合物 6-甲氧基香豆素-7-*O*-*β*-D-吡喃葡萄糖苷（**32**）存在于灰毡毛忍冬[76]（*Lonicera macranthoides*）花蕾和鬼针草[77]中。其药理作用未见报道。本书首次报道其抑制 5 株肿瘤细胞的增殖作用，结果表明，该化合物对 5 株肿瘤细胞具有良好的抑制作用。

化合物臭矢菜素 A（**45**）为香豆素类，存在于水杨柳[78]和伞花木（*Eurycorymbus cavaleriei*）茎[79]中。其药理作用未见系统报道。本书首次报道其抑制 5 株肿瘤细胞的增殖作用，结果表明，该化合物对 5 株肿瘤细胞具有良好的抑制作用。

化合物 3,8-dihydroxy-4-methoxy-coumarin（**19**）存在于菊科植物大丁草[*Gerbera anandria* (L.) Sch Bip.]全草[80]中。其药理作用未见系统报道。本书首次报道其抑制 5 株肿瘤细胞的增殖作用，结果表明，该化合物对 5 株肿瘤细胞具有良好的抑制作用。

综上所述，对于白血病-HL60，抑制率达到 50%以上的化合物有 4、8、13、14、16、23、24、25、26、27、28、29、30、36、38、39、46、47、49；抑制率达 60%以上的化合物有 4、8、14、23、24、26、28、29、30、39、47；抑制率达 70%以上的化合物有 4、8、24；抑制率达 80%以上的化合物有 4、8、24；抑制率达 90%以上的化合物有 4、8。化合物 4 的抑制率最高，为(97.85±0.23)%；化合物 6 的抑制率最低，为(2.15±1.67)%。可以从这些化合物中确定其中一个或者几个作为揭示四数九里香抑制白血病-HL60 细胞的物质基础。

对于肺腺癌细胞 A-549，抑制率达到 50%以上的化合物有 8、14、15、23、24、25、26、27、28、29、30、35、37、38、39、41、48；抑制率达 60%以上的化合物有 8、23、25、27、29、30、37、48；抑制率达 70%以上的化合物有 8、25、29、48；抑制率达 80%以上的化合物有 4、8、24、48；抑制率达 90%以上的化合物有 4、8、48。可以从这些化合物中确定其中一个或者几个作为揭示四数九里香抑制肺腺癌细胞 A-549 细胞的物质基础。

对于肝癌 SMMC-7721，抑制率达到 50%以上的化合物有 4、8、12、14、16、24、25、27、28、29、30、36、37、38、39、46、47、48、49；其中化合物 30 的抑制率最大，为(76.71±1.74)%，化合物 2 的抑制率最低，为(4.25±1.03)%。可以从这些化合物中确定其中一个或者几个作为揭示四数九里香抑制肝癌 SMMC-7721 细胞的物质基础。

对于乳腺癌-MCF7，化合物 35 的抑制率最大，为(87.21±1.16)%；化合物 5 的抑制率最低，为(8.19±0.93)%。抑制率达到 50%以上的化合物有 4、8、11、12、14、15、16、23、24、25、26、27、28、29、30、35、36、37、38、47、49。可以从这些化合物中确定其中一个或者几个作为揭示四数九里香抑制乳腺癌-MCF7 细胞的物质基础。

对于结肠癌 SW-480 细胞，化合物 8 的抑制率最大，为(80.32±2.05)%；化合物 2 的抑制率最低，为(1.33±1.67)%。其中抑制率达到 50%以上的化合物为有 4、8、14、15、23、24、25、26、27、28、29、30、35、36、37、38、39、41、42、45、46、47、48。可以从这些化合物中确定其中一个或者几个作为揭示四数九里香抑制结肠癌 SW-480 细胞的物质基础。

经细胞毒活性实验初步筛选，发现 22 个化合物在浓度点（40 μmol/L）对 5 株肿瘤细胞表现出显著的抑制作用。根据实验方法，各单体化合物对 5 株肿瘤细胞的 IC_{50} 研究结果见表 5-2。

表 5-2　化合物对 5 种肿瘤细胞株的 IC_{50} 研究结果

化合物	$IC_{50} \pm SD/\mu g \cdot mL^{-1}$				
	白血病 HL-60	肺癌 A549	肝癌 SMMC-7721	乳腺癌 MCF-7	结肠癌 SW480
顺铂	4.56±0.19	26.13±0.16	13.65±0.40	11.86±0.93	9.60±0.61
紫杉醇	<0.008	<0.008	0.32±0.02	<0.008	<0.008
4	20.05±1.41*	32.10±1.21	21.13±1.25	23.12±0.45*	25.48±1.63*
8	13.65±1.18	62.12±1.41	32.00±1.54	57.12±1.23	54.14±1.65
16	60.13±1.11	72.53±1.46	51.63±1.48	43.10±1.46	68.28±2.42
23	29.14±2.16	34.51±1.89	42.01±1.21*	37.45±2.12	36.15±2.43
24	30.01±1.46	31.00±1.11	26.05±2.13	41.73±1.3	30.18±1.15
25	29.11±1.29	41.53±1.46	42.19±2.31*	29.02±2.21	24.04±2.20
26	24.16±2.31	19.03±2.23*	29.03±1.46	31.02±1.49	11.08±1.91
27	21.31±1.21*	30.79±1.20	21.10±1.16*	29.39±1.59*	16.19±1.51*
28	21.69±1.79*	24.14±1.46	12.13±1.89	23.19±1.79	15.41±1.71*
29	19.08±1.10*	22.02±1.46*	22.20±1.36	26.02±1.46	24.03±1.16
30	19.13±1.76*	22.46±1.49*	21.21±1.13*	11.02±1.24*	20.04±1.49
35	42.03±1.41	22.14±1.13*	52.47±1.41	13.17±1.17*	26.03±1.62
36	31.04±1.42	42.13±1.13	32.16±1.79	15.79±1.12*	26.05±2.74
37	42.46±1.71	21.13±1.46*	25.13±1.64	26.03±1.33	25.41±1.46*
38	20.03±1.76	26.42±1.41*	22.29±1.46*	27.79±1.79	12.16±1.45
39	14.13±1.11*	24.08±1.42*	16.13±1.76*	21.46±1.29	31.08±1.17
40	31.46±1.42	50.09±1.76	65.20±1.46	25.48±1.32*	32.06±1.46*
41	41.03±1.16	27.46±1.4*8	31.46±1.71	24.02±1.78*	56.49±1.50
46	20.10±1.41	40.87±1.64*	15.18±1.24	17.11±1.13	24.11±1.25

续表

化合物	IC$_{50}$ ±SD/μg·mL^{-1}				
	白血病 HL-60	肺癌 A549	肝癌 SMMC-7721	乳腺癌 MCF-7	结肠癌 SW480
47	21.11±1.21	42.54±1.74*	13.02±1.13	21.15±2.15	13.12±1.25
48	18.32±1.11	11.79±1.56*	24.10±1.21	19.21±1.12	20.13±1.79
49	23.14±1.21	49.10±1.71*	14.10±1.56	12.40±1.46	15.72±1.29
顺铂（DPP）	4.56±0.19	26.13±0.16	13.65±0.40	11.86±0.93	9.60±0.61
紫杉醇（Taxol）	<0.008	<0.008	0.32±0.02	<0.008	<0.008

备注：与顺铂和紫杉醇相比，*$P<0.05$。

在初步筛选结果的基础上，精密称取化合物 1.0~3.0 mg，用 DMSO 溶解，以 40.000、8.000、1.600、0.320、0.064 μmol/L 为浓度梯度，进一步分析化合物的 IC$_{50}$ 值，结果见表 5-2。经过对半抑制率 IC$_{50}$ 检测分析发现：对于肺癌细胞株 A-549，在抑制率达到 50%时，所需化合物 48 的浓度最低，为此，本研究对化合物 48 的抑制作用机制进行预测；对于白血病 HL-60，在抑制率达到 50%时，所需化合物 39 的浓度最低，为此，本研究对化合物 39 的抑制作用机制进行预测；对于肝癌 SMMC-7721 细胞，在抑制率达到 50%时，所需化合物 47 的浓度最低，为此，本研究对化合物 47 的抑制作用机制进行预测；对于乳腺癌 MCF-7 细胞，在抑制率达到 50%时，所需化合物 49 的浓度最低，为此，本研究对化合物 49 的抑制作用机制进行预测；对于结肠癌 SW480 细胞，在抑制率达到 50%时，所需化合物 38 的浓度最低，为此，本研究对化合物 38 的抑制作用机制进行预测。

5.4 结 论

本研究报道了四数九里香 49 个化合物体外抑制肿瘤细胞增殖作用，为阐释该民族药治疗肿瘤提供了物质基础，丰富了该民族药药理作用研究内容。结果表明生物碱类化合物对 5 株肿瘤细胞株（HL-60、A-549、SMMC-7721、SW-480、MCF-7）具有较好的抑制增殖作用。本实验结果丰富了民族药四数九里香化学成分及药效物质基础相关研究，为解释民族药四数九里香抑制肿瘤细胞增殖作用提供参考。后期将结合网络药理学策略预测各化合物的作用靶点与信号通路，采用代谢+转录组学方法开展相关化合物抑制增殖作用靶点及机制验证研究。

参考文献

［1］兰蓝，赵飞，蔡玥，等. 中国居民 2015 年恶性肿瘤死亡率流行病学特征分析[J]. 中华流行病学杂志，2018（1）：32-34.

［2］郑国统，陈醒言，江红安. 千只眼的药理作用研究[J]. 中国现代应用药学，1987（5）：1-3.

［3］戴云华，丁立生，易元芬. 千只眼挥发油化学成分的研究[J]. 中草药，1985（4）：4-9.

［4］云南中医学院制药厂. 云南医药[J]. 1977（4）：36-40.

［5］YOU C X, YANG K, WANG C F, et al. Cytotoxic compounds isolated from *Murraya tetramera* Huang[J]. Molecules, 2014, 19(9): 13225-13234.

［6］周永福，陈鸿平，刘友平，等. 四数九里香中的咔唑类生物碱成分及其细胞毒活性研究[J]. 天然产物研究与开发，2019，31（2）：269-272，305.

［7］胡媛，陈鸿平，刘友平，等. 民族药四数九里香的化学成分及其细胞毒活性研究（Ⅱ）[J]. 中药材，2022，45（6）：1374-1378.

［8］牙启康，卢文杰，陈家源，等. 四数九里香的化学成分研究[J]. 广西科学，2010，17（4）：347-348，352.

［9］张雯,孙雅丽,王琳,等. 咖啡酸及其衍生物药理作用研究进展[J]. 动物医学进展,2021,42（8）：103-106

［10］龚盛昭，邓相庆，李仕梅. 对羟基肉桂酸抑制酪氨酸酶活性的动力学研究[J]. 日用化学工业，2006，36（3）：159-162.

［11］丁林芬，王海垠，王扣，等. 香果树化学成分的研究[J]. 中成药,2016,38(12):2610-2614.

［12］张德志. 万年蒿中肉桂酸类化合物的提取与分离[J]. 江西中医药大学学报，2002（3）：15-16.

［13］叶连宝，欧小敏，涂洁琼，等. 邻羟基肉桂酸锗对小鼠 U14 宫颈癌的抑制作用[J]. 西北药学杂志，2010，25（6）：438-439.

［14］徐娟娟，黎卓熹，关冠恒，等. 两种肉桂精油的化学成分与抗氧化活性研究[J]. 四川师范大学学报：自然科学版，2020，43（6）：827-837.

［15］MIAO J H, YAN Y M, WANG X L, et al. A new phenolic dimer from Ganoderma lucidum[J]. Nat Prod Res Dev, 2014, 26: 1545-1547.

［16］吴卫华，康桢，欧阳冬生，等. 绿原酸的药理学研究进展[J]. 天然产物研究与开发，2006，18（4）：691-696.

［17］孙小玲，何凡. 牛蒡根乙酸乙酯部位的化学成分研究[J]. 中国药师，2016，3（11）：2017-2019.

［18］冯卫生，陈欣，郑晓珂，等. 金银花化学成分研究[J]. 中国药学杂志,2011(5):338-340.

［19］关永霞，杨小生，佟丽华，等. 苗药地瓜藤化学成分的研究[J]. 中草药，2007，38（3）：342-344.

［20］TOHYAMA S, CHOSHI T, AZUMA S, et al. A new synthetic route to the 1-oxygenated carbazole alkaloids, mukonine (IVb) and Clausine E (Clauzoline I) (IVa) [J]. Cheminform, 2010, 40(41): 251-267.

［21］LV A L, NAN Z, SUN M G, et al. One new cinnamic imide dervative from the fruits of *Tribulus terrestris*[J]. Natural product research, 2008, 22(11): 1013-1016.

［22］梁现丽，温洁，陈婷，等. 一种新型苯并呋喃并咔唑化合物的合成与表征[J]. 化学试剂，2021，43（9）：1309-1312.

［23］BAE S J, HA Y M, KIM J A, et al. A novel synthesized tyrosinase inhibitor: (*E*)-2-((2,4-dihydroxyphenyl) diazenyl) phenyl-4-methylbenzenesulfonate as an azo-resveratrol analog[J]. Bioscience Biotechnology & Biochemistry, 2013, 77(1): 65-72.

[24] PERVEEN S, MUSTAFA S, QAMAR K, et al. Antiproliferative effects of novel urea derivatives against human prostate and lung cancer cells; and their inhibition of β-glucuronidase activity[J]. Medicinal Chemistry Research, 2014, 23(3): 1099-1113.

[25] 李钳. 广西九里香根部的化学成分[J]. 广西植物，1990，10（3）：3.

[26] YAN G, QIAO Z H, WU Y J, et al. Study on coumarins and alkaloids from stems of *Clausena lenis*[J]. Chin Tradit Herbal Drugs, 2020, 51(7): 1825-1830.

[27] 辛哈 S，帕尔 B C，巴塔察里亚 S. 用于治疗前列腺癌的含九里香碱的药物组合物：CN101267859A[P]. 2008-09-17[2023-10-04].

[28] 刘云海，秦国伟，丁水平，等. 板蓝根化学成分的研究（Ⅲ）[J]. 中草药，2002，33（2）：97-99

[29] ZHAO Y X, DING X B. Studies on the alkaloids from *Salsola collina* Pall.[J]. Acta Pharm Sin, 2004, 38(8): 598-600.

[30] 蒋欢. 中华青牛胆化学成分及生物活性的研究[D]. 桂林：广西师范大学，2017.

[31] 梁俊玉，张继，刘阿萍，等. 灰绿黄堇生物碱的研究[J]. 中药材，2007，30（11）：1386-1387.

[32] 庞发根，刘海滨，濮存海，等. 博落回抗癌活性成分研究[C]. 全国中药新药研究与开发信息交流会，2007.

[33] 宋玉霞. 单面针根茎的化学成分研究[J]. 中国现代应用药学，2018，11（22）：102-105.

[34] 刘友花，李健，王丹，等. 博落回茎中抗玉米大斑病的生物碱类成分研究[J]. 天然产物研究与开发，2021，33（6）：977-981.

[35] 赵磊，彭雪晶，夏鹏飞，等. 柽柳化学成分研究[J]. 中药材，2014，37（1）：61-63.

[36] 孙殿甲，李岩. 骆驼蓬及其主要有效成分去氢骆驼蓬碱的研究进展[J]. 新疆医科大学学报，2003，26（2）：125-128.

[37] 钟圣海. 瓜馥木中化学成分及其生物活性研究[D]. 海口：海南师范大学，2016.

[38] 李清，瞿发林，谭兴起，等. 假蒟化学成分的研究[J]. 中成药，2020，42（7）：1799-1802.

[39] 余章昕，陈光英，李小宝，等. 喙果皂帽花茎的生物碱化学成分研究[J]. 中药材，2018，41（7）：1602-1605.

[40] GERARDY R, ZENK M H. Purification and characterization of salutaridine: NADPH 7-oxidoreductase from *Papaver somniferum*[J]. Phytochemistry, 1993, 34(1): 125-132.

[41] 周戚. 鹰爪花中生物碱类成分及其生物活性研究[D]. 海口：海南师范大学，2015.

[42] 吴颖瑞，等. 岩黄连的抗乙肝病毒活性成分研究[J]. 中草药，2012，43（1）：32-37.

[43] LV H N, ZHOU Y, WEN R, et al. Murradiate and murradiol, two structurally unique heterodimers of carbazole monoterpene and carbazole- phenylethanol from *Murraya tetramera*[J]. Phytochemistry Letters, 2016, 15: 113-115.

[44] 仇雪，王万方，王飞，等. 苎叶蒟中 1 个新的含氮木脂素[J]. 中草药，2021，52（18）：5483-5488.

[45] 黄相中，尹燕，黄文全，等. 蒌叶茎中生物碱和木脂素类化学成分研究[J]. 中国中药杂志，2010，35（17）：2285-2288.

[46] 马延蕾. 海南黄皮化学成分及其抗肿瘤活性研究[D]. 福州：福建中医药大学，2018.

[47] 欧阳国庆，李创军，杨敬芝，等. 小黄皮茎的化学成分研究[J]. 中草药，2016，47（9）：1480-1485.

[48] 孙丽丽，王宝杰，高雨秋，等. 光滑黄皮枝叶中化学成分研究[J]. 广东化工，2018，45（17）：1-2.

[49] KAMAT D P, TILVE S G. Total synthesis of naturally occurring 1-oxygenated carbazole alkaloids-Clausine E, clausenapin, indizoline and formal synthesis of clausenaline D[J]. Archive for Organic Chemistry, 2016, 2016(6):11-22.

[50] 胡时. 小黄皮植物中化学成分分离及其抗肿瘤活性筛选[D]. 福建中医药大学，2019.

[51] A C A, B S L, A K T, et al. Carbazole alkaloids and coumarins from the roots of Clausena guillauminii[J]. Phytochemistry Letters, 2014, 9(3):113-116.

[52] Nakamura T, Kodama N, Arai Y ,et al. Inhibitory effect of oxycoumarins isolated from the Thai medicinal plant Clausena guillauminii on the inflammation mediators, iNOS, TNF-α, and COX-2 expression in mouse macrophage RAW264. 7[J]. Journal of Natural Medicines, 2009, 63(1):21-27.

[53] 光滑黄皮成分分离技术及其抗肿瘤活性评价[D]. 福州：福建中医药大学，2020.

[54] 中国科学院昆明植物研究所. 以黄皮属植物中的咔唑生物碱为抗肿瘤活性成分的药物组合物及其制备方法与应用：CN102988356B[P]. 2014-08-27.

[55] 钱文琪，吴炜琳，张勋豪，等. 满江红全草化学成分研究[J]. 中草药，2020，51（17）：4397-4404.

[56] HUANG J, WANG G C, LI T, et al. Chemical constituents from *Vitex negundo*[J]. Chinese Traditional and Herbal Drugs, 2013, 44(10): 1237-1240.

[57] 周艳耕，赵旭，华娟，等. 金沙藤化学成分及其抗氧化活性评价研究（英文）[J]. 中华中医药杂志，2013，28，（05）：1392-1396.

[58] 赵明，陈城城，杨森桥，等. 白桑叶化学成分研究[J]. 中成药，2012，34（6）：1126-1131.

[59] 赵超，黄丹枫，谢幼华，等. 木犀草素7-O-葡萄糖苷在制备抗乙肝病毒药物中的应用：CN109512829A[P]. 2019-03-26.

[60] 陈泉，吴立军，阮丽军. 中药淡竹叶的化学成分研究[J]. 沈阳药科大学学报，2002，19（4）：257-259.

[61] 曹芳. 银柴胡化学成分的研究[J]. 中药材，2017，40（10）：45-47.

[62] 雷宁，杜树山，李林，等. 藏药甘肃蚤缀的化学成分研究Ⅰ[J]. 中国中药杂志，2007，32（10）：918-920.

[63] 范腾运，刘娅琛，刘喜富，等. 黄酮类化合物对白血病的抗肿瘤作用[J]. 中国细胞生物学学报，2022，44（6）：8.

[64] 赵爱华，赵勤实，李蓉涛，等. 肾茶的化学成分[J]. 云南植物研究，2004，26（5）：563-568.

[65] 汪琛媛，段贤春，李瑛，等. 半枝莲黄酮类化学成分分析[J]. 安徽医学，2019，40（08）：848-851.

[66] 张旭，马婷婷，张东涛. 黄酮类化合物对肿瘤细胞周期影响的研究进展[J]. 黑龙江畜牧兽医，2012（2）：35-37.

[67] 陈洋，费素娟，周燏，等. 三裂鼠尾草素对人γδT 细胞杀伤结肠癌 SW-620 细胞的影响[J]. 广东医学，2015，36（22）：3425-3429.

[68] 王军生，吴克俭，刘军权，等. 三裂鼠尾草素在 CIK 细胞增殖及其胃癌细胞杀伤中的作用[J]. 胃肠病学和肝病学杂志，2015，24（10）：1179-1182.

[69] 文赤夫. 紫花地丁中芹菜素提取和清除自由基活性研究[J]. 现代食品科技，2006（1）：20-22，25.

[70] HU T P, Cao J G. Study on pro-apoptotic effect of apigenin on human gastric cancer cells and its underlying mechanisms[J]. International Journal of Pathology and Clinical Medicine, 2007.

[71] 孙斌，瞿伟菁，张晓玲. 芹菜素的药理作用研究进展[J]. 中药材，2004，27（007）：531-534.

[72] 邓胜国，邓泽元，范亚苇，等. 荷叶中紫云英苷和 DNA 相互作用的光谱学研究[J]. 光谱学与光谱分析，2010（2）：476-480.

[73] 夏伯候，周亚敏，皮胜玲，等. UPLC 测定桑叶中抗氧化活性成分异槲皮苷、芦丁和紫云英苷的含量[J]. 中药材，2016（3）：586-589.

[74] 陈世春，徐永祥，韩伟超，等. 紫云英苷的药理特性及其作用机制研究进展[J]. 中华中医药学刊，2022，40（11）：118-123.

[75] 程果，徐国兵. 香豆素类化合物的药理作用研究进展[J]. 中成药，2013，35（6）：1288-1291.

[76] 陈雨，冯煦，贾晓东，等. 灰毡毛忍冬花蕾的化学成分研究[J]. 中草药，2008，39（6）：823-825.

[77] 杨小唯，黄敏珠，赵卫权，等. 中药鬼针草化学成分的研究[J]. 解放军药学学报，2009（4）：4.

[78] 杨淑敏，刘锡葵，卿晨，等. 水杨柳根的化学成分（英文）[J]. 药学学报，2007（03）：292-296.

[79] 何轶，赵明，宗玉英，等. 伞花木化学成分研究[J]. 中草药，2010，41（1）：36-39.

[80] 谷黎红，李铣，阎四清，等. 大丁草中抗菌活性成分的研究Ⅳ[J]. 药学学报，1989，24（10）：744-748.

6 网络药理学预测民族药四数九里香抑制肿瘤细胞增殖作用机制

"Network pharmacology"（网络药理学）概念于 2008 年由 Andrew L. Hopkins 在 *Nature Chemical Biology* 首次提出[1]，是基于系统生物学和多向药理学的基础之上提出的一种药物设计的新方法和新策略[2]。中药网络药理学是在"新药研发速率降低、研发难度加大"的背景下提出，研发理念从"单靶点-单药物"到"多靶点-多成分"的转变，思想由"研发高选择性药物"到"药物作用于生物网络"的新转变，去寻找适合中医药体系研究的模式和方法；围绕系统生物学、生物网络构建和分析、连接性、冗余性和多效性等进行药物机制、有效性、毒性、代谢特性的揭示，是中医药现代化发展的关键。网络药理学强调对信号通路的多途径调节，提高药物的治疗效果，降低毒副作用，从而提高新药临床试验的成功率，节省药物的研发费用。

利用数据库[3,4]（TCMSP 数据库）搜索中药复方/单味药[5,6]的化学成分，对成分进行类药性 DL[7]分析，通过数据库[8]（Swiss Target Prediction 数据库：http://www.swisstargetprediction.ch/）查找成分的作用靶点，利用数据库[9]（GeneCards、OMIM、Disgenet 数据库）查找疾病的靶点，在相关[10]的在线软件作图工具平台上做药物-疾病共同靶点的筛选，使用 Cytoscape 3.7.1 软件[11]构建"药物-成分-疾病-靶点"相互作用网络图，使用 Network Analyzer 功能[12]对中药复方/单味药的主要活性成分进行分析。利用软件构建靶点-靶点相关作用图，分析基因/蛋白靶点在疾病发生与发展过程中的细胞成分、生物学过程、细胞功能等，利用可视化软件构建"中药-成分-疾病-蛋白"网络图，从而揭示中药复方/单味药治疗疾病的机制，探索化学成分通过作用多靶点、多靶点上调下调相关蛋白代谢、多通路治疗某种疾病。这种新药设计和研究模式的转换为中医药复方治疗某一疾病提供新的指导思想，其突破传统新药开发"一个药物，一个靶点、一种疾病"的研究理念[13]，转化为"多成分、多靶点、多通路"的整体观[14]。虽然网络药理学起步比较晚，但是已经有很多成功的案例证实其科学性：Gao 等[15]以网络药理学为基础，研究确定延长晚期肝细胞癌（hcc）患者生存期的中药分子靶点，建立准确的中药治疗研究方法。研究表明，8 种中药与肝癌细胞功能密切相关，这 8 种中药可以通过调控多种肝癌相关基因，其中包括增殖基因（*kras*、*akt2*、*mapk*）、转移基因（*src*、*mmp*）、血管生成基因（*ptgs*2）和凋亡基因（*casp*3）等来延长肝癌患者的存亡期限。Gao 等[16]通过网络药理学方法预测了 CKI 抗肝癌作用的潜在靶点和途径，其中一些关键的蛋白质和途径通过 western blotting 和 metaboliomics 方法进一步验证。结果表明 CKI 通过作用 MYC、CASP3 和 REGLA 等关键靶点，以糖代谢和氨基酸代谢为关键途径发挥抑制肝癌细胞增殖的作用。这些结果通过组分定量分析、网络药理学和实验验证相结合的方法，为进一步了解长链脂肪基因的作用机制提供了依据。

四数九里香为芸香科九里香属植物，功能主治祛风解表，行气止痛，活血散瘀；民间用于治疗感冒发热，支气管炎，哮喘，风湿麻木，筋骨疼痛，跌打瘀血肿痛，皮肤瘙痒，湿疹，毒蛇咬伤，疟疾，胃痛，水肿等。现代研究表明四数九里香具有抑制肿瘤细胞增殖的作用，但是其抗肿瘤机制尚未清楚；本书结合前期对其化学成分及其体外细胞毒活性研究的结果，采用中药网络药理学分析策略探讨四数九里香抗肿瘤机制。

6.1 实验材料

Pubchem 数据库（https://pubchem.ncbi.nlm.nih.gov/），Swiss Target Prediction 数据库（http://www.swisstargetprediction.ch/），Gene Cards 数据库（https:// www.genecards. org/），OMIM 数据库（https://omim.org/），STRING 数据库（https://string-db.org/），Venny2.1 在线软件作图工具平台（https://bioinfogp.cnb.csic.es/ tools/ venny/），Cytoscape3.7.1 软件，R3.6.0 软件等。

6.2 实验方法

6.2.1 类药性筛选

以 TCMSP 数据库为平台，在线搜索和评估从四数九里香中分离、鉴定到的 49 个化合物的 DL 值。

6.2.2 成分作用靶点获取

通过 Pubchem 数据库获取四数九里香 49 个成分的分子结构，导入 Swiss Target Prediction 数据库[17]（http://www.swisstargetprediction.ch/），以"人类"为研究物种[18]，得到各化合物的潜在靶点，去重，得四数九里香化合物的潜在作用靶点。

6.2.3 肿瘤疾病靶点筛选

使用 GeneCards、OMIM 数据库以"Tumor"作为关键词进行检索，获得疾病靶点。OMIM 数据库[19]检索出疾病相关靶点；GeneCards 数据库[20]结合 relevance 值的中位数筛选得到疾病相关靶点。将上述两个数据库得到的结果合并去重后，共得到疾病靶点。

6.2.4 成分-作用靶点网络构建

将四数九里香活性成分-肿瘤疾病共同靶点导入 Venny2.1 在线软件[21]（https://bioinfogp. cnb.csic.es/tools/venny/）中，分别录入四数九里香活性成分与肿瘤作用靶点网络，绘制韦恩图，得到药物与疾病的共同靶点。

6.2.5 作用网络模型构建

使用 Cytoscape 3.7.1 软件[22]，构建"药物-成分-疾病-靶点"相互作用网络图，使用 Network

Analyzer 功能[23]对四数九里香的主要活性成分进行分析，得网络图。

6.2.6　蛋白作用关系网络构建

将上述药物-疾病共同靶点输入 STRING 数据库[24]中，设置蛋白种类为 "Homo sapiens"，最低相互作用阈值[25]为 0.4，构建蛋白相互作用的 PPI 网络，并根据蛋白之间的关联度进行排序。

6.2.7　生物功能与代谢通路分析

在 R 软件安装 Bioconductor 软件包 "org.Hs.eg.db" 并运行，将药物-疾病共同靶点转换成 entrez ID。然后在 R 软件安装 "clusterProfiler" 包，根据已转换的 entrez ID，以 $P<0.05$，$Q<0.05$[26]进行关键靶基因 GO 与 KEGG 功能富集分析，并将结果以条形图和气泡图形式输出。

6.3　结果与讨论

6.3.1　类药性筛选

经过搜索和汇总，得各化合物类药性（DL）值结果见表 6-1。

表 6-1　四数九里香分离纯化到的 49 个化合物的类药性值

标识	药物名称	类药性（DL）
M01	3,4-dihydroxycinnamic acid	0.79
M02	1-hydroxy-3-propanyl-4-methylcarbazole	0.87
M03	kaempferol-3-O-β-(6''-caffeoyl glucoside)	0.84
M04	2,4,6-trimethyl-3-ethylphenol	0.54
M05	6,10-diethyl-12-phenyl-lauricmethylest	0.64
M06	1,10-seco-4-ξ– hydroxymuurol-5-ene-1,10-diket one	0.67
M07	tianshic acid	0.12
M08	tribulusimide C	0.19
M09	6,7-dihydroxy-4-(hydroxymethyl)-coumarin	0.11
M10	p-hydroxycinnamic acid	0.35
M11	2-(4-hydroxy phenyl)-ethanol	0.87
M12	(4R,6S)-6-hydroxy piperitone	0.45
M13	cis-2,4,5-trihydroxycinnamic acid	0.23
M14	2-(phenylamino)phenol	0.56
M15	zindiberolide	0.54
M16	luteolin-7-O-glucoside	0.24
M17	3,4-dihydroxy benzeneacrylic acid	0.19
M18	2-hydroxylcinnamie acid	0.24

续表

标识	药物名称	类药性（DL）
M19	3,8-dihydroxy-4-methoxy-coumarin	0.21
M20	2-methyl-6-hydroxychromone	0.58
M21	chlorogenic acid	0.67
M22	methyl caffeate	0.64
M23	furo[3,2-α]carbazole	0.68
M24	(*E*)-2-((4-hydroxyphenyl)diazenyl)phenol	0.46
M25	*N*-(2,6-dimethylphenyl)-*N*'-(4'-nitrophenyl)urea	0.36
M26	murrayanine	0.15
M27	phorbazole C	0.87
M28	3-(2'-hydroxyphenyl)-4(3*H*)-quinazolidone	0.54
M29	*N-trans*-feruloyl-3-methyldopamine	0.34
M30	6-acetone-5,6-dihydrosanguinarine	0.24
M31	tricin-7-*O*-β-D-glucoside	0.32
M32	6-methoxy coumarin-7-*O*-β-D-pyran glycosidase	0.21
M33	*N*-acetyl glutamic acid	0.36
M34	salvigenin	0.47
M35	harmine	0.21
M36	piperumbellactam A	0.76
M37	β-amyrin	0.65
M38	salutaridine	0.24
M39	Murradiol	0.81
M40	(*Z*)-2,3,5,4'-tetrahydroxy-stilbene-2-*O*-β-D-glycosidase	0.11
M41	apigenin	0.32
M42	piperdardine	0.36
M43	astragalin	0.21
M44	methyl protocatechuate	0.13
M45	cleomiscosin A	0.54
M46	Indizoline	0.42
M47	clausenaline B	0.36
M48	guillauminies B	0.13
M49	mafaicheenamine A	0.13

6.3.2　成分作用靶点结果

经靶点筛查，在 DRAR-CPI 服务器中（Z-score<-0.5）获得四数九里香的 49 个化合物

的靶点 4514 个，与 Swiss 数据库中得到的靶点合并，去重，得到 49 个成分作用靶点 712 个。

6.3.3　肿瘤疾病靶点结果

使用 GeneCards、OMIM 数据库以"Tumor"作为关键词进行检索，获得疾病靶点。OMIM 数据库检索出 249 个疾病相关靶点；GeneCards 数据库结合 relevance 值的中位数筛选得到 1431 个疾病相关靶点。将上述两个数据库得到的结果合并去重后，共得到疾病靶点 1160 个。

6.3.4　成分-疾病靶点网络构建

在 Venny2.1 软件（https://bioinfogp.cnb.csic.es/tools/venny/）作图工具平台上导入药物靶点（712 个）和疾病靶点（1160 个）取交集，绘制韦恩图；两者取交集后获得 285 个四数九里香作用肿瘤疾病的靶点。

6.3.5　成分-靶点网络模型构建

将四数九里香中 49 个潜在活性成分与 285 个药物-疾病共同靶点导入 Cytoscape 软件中，构建"药物-成分-靶点-疾病"相互作用的网络图。从图中可以看出，化合物 Murradiol 作用于 50 个靶点、靶点 CYP19A1 对应于 20 个成分，Quercetin 作用靶点有 49 个、而靶点 ESR2 对应活性成分 19 个；这些预测分析结果说明四数九里香在抗肿瘤机制研究中呈现多成分、多靶点的作用特点。

在各化合物的拓扑分析中，Degree 值能直接预测出该成分与作用靶点的关联个数：49 个化合物与作用靶点共计有 1032 个关联点。Degree 值越大说明该成分越重要，使用 Network Analyzer 对网络图进行分析显示：化合物 Murradiol（Degree 50）、1-hydroxy-3-propanyl-4-methylcarbazole（2）、6,10-diethyl-12-phenyl-lauricmethylest（5）、tribulusimide C（8）、*cis*-2,4,5-trihydroxycinnamic acid（13）、zingiberolide（15）、luteolin-7-*O*-glucoside（16）、3,4-dihydroxy benzeneacrylic acid（17）、2-hydroxylcinnamie acid（18）、3,8-dihydroxy-4-methoxy-coumarin（19）、2-methyl-6-hydroxychromone（20）、chlorogenic acid（21）、methyl caffeate（22）、furo[3,2-*α*]carbazole（23）、(*E*)-2-((4-hydroxyphenyl)diazenyl)phenol（24）、*N*-(2,6-dimethylphenyl)-*N'*-(4'-nitrophenyl)urea（25）、九里香碱（26）、phorbazole C（27）、3-羟苯基喹唑酮（28）、6-丙酮基-5,6-二氢血根碱（30）、6-甲氧基香豆素-7-*O*-*β*-D-吡喃葡萄糖苷（32）、鼠尾草素（34）、去氢骆驼蓬碱（35）、piperumbellactam A（36）、salutaridine（37）、murradiol（38）、芹菜素（44）、piperdardine（41）、紫云英苷（42）、*β*-香树脂醇（43）、臭矢菜素 A（45）、Indizoline（46）、clausenaline B（47）、guillauminies B（48）、mafaicheenamine A（49）等 20 个化合物在四数九里香的抗肿瘤机制研究中非常重要，与基因靶点关联度达 1842 个，占关联基因的 94.0%。

网络分析发现 CYP19A1（Degree 20）、ESR2（Degree 19）、ALOX5（Degree 18）、GSK3B（Degree 17）等 63 个基因靶点在四数九里香作用肿瘤可视化网络中占有主要地位；而 MMP12（Degree 5）、MAPK10（Degree 4）、IKBKB（Degree 3）、BRCA1 Degree 2）等 155 个基因靶点在网络中占有次要地位。

6.3.6　蛋白相互作用网络构建

在 STRING 数据库中录入共同基因靶点（285 个），以置信度分数>0.9 为条件进行筛选，并隐藏网络中无联系节点，其余参数不变，限定物种为人，分析得到蛋白相互作用关系，保存格式，将结果导入 Cytoscape3.6.1 软件绘制蛋白质相互作用 PPI 网络，进行可视化，并使用软件插件筛选出重要的蛋白质作用网络模块,结果见图 6-1;筛选标准为 degree cutoff=2,node scroe cutoff =0.2, *K*-sscroe, max deapth=100, *P*<0.05,表示差异具有统计学意义。

图中的每条边代表蛋白与蛋白之间的相互作用关系，线条越多代表关联度越大；PPI图中的靶点排序见图 6-1。图中边的粗细代表作用力的强弱。经过分析，该 PPI 网络图共收集 285 个节点和 4885 条边，关键节点 1853 个，网络平均节点度为 44.8；聚类常数为 0.577。

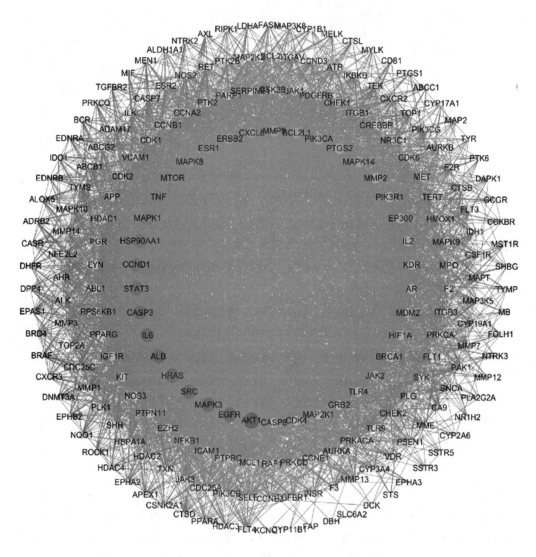

图 6-1　靶点蛋白相互作用的网络图

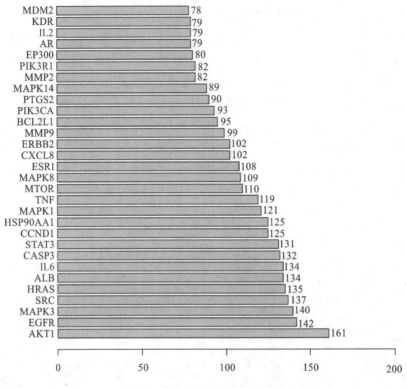

图 6-2　PPI 网络中节点（蛋白）度值排序

　　将上述 285 个共同靶点输入 STRING 数据库中，设置蛋白种类为 "Homo sapiens"，最低相互作用阈值为 0.4，获取蛋白相互作用关系数据，将其导入 Cytoscape 软件，绘制 PPI 网络图，结果见图 6-2。其中，节点的大小、颜色及其深浅变化代表 Degree 值的大小，并根据节点的 Degree 值筛选出核心靶点。

　　利用 Cytoscape 软件中的 MCODE 插件对靶点 PPI 网络进行聚类分析，结果见图 6-3；聚类信息表省略。

　　类簇 1 中包含的节点数有 61 个，主要为 CASP8、CASP3、CCNA2、CDK4、AKT1、CCND1、CCNB1、CHEK1、GRB2、EGFR、CDK1、MTOR、RPS6KB1、AURKA、NOS3、CHEK2、HRAS、MAP2K1、PPARG、STAT3、HIF1A、JAK2、PLG、SERPINE1、HSP90AA1、EP300、IL6、JAK1、HMOX1、HDAC1、EZH2、MAPK3、SRC、ERBB2、TXN、IGF1R、VCAM1、MDM2、ESR1、MAPK1、MMP9、AR、PARP1、MAPK14、FLT1、MAPK8、PGR、MCL1、TERT、NOS2、IL2、ADAM17、MMP2、MET、MMP7、ICAM1、PTPRC、TLR4、MMP1、MPO、TLR9。聚类评分为 21.930，类簇中包含的边数为 1118 条，平均 degree 值为 76.88；其中，degree 值大的有 HIF1A、MDM2、AR、IL2、EP300、MMP2、MAPK14、MMP9、ERBB2、ESR1、MAPK8、MTOR、MAPK1、CCND1、HSP90AA1、STAT3、CASP3、IL6、HRAS、SRC、MAPK3、EGFR、AKT1。这些靶点在四数九里香治疗肿瘤的分子机制中扮演重要角色。

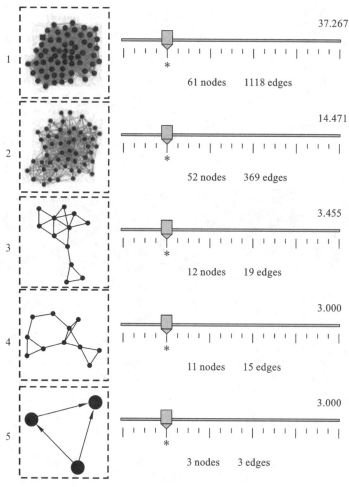

图 6-3　基于 MCODE 的四数九里香-肿瘤-基因互作模块 I

6.3.7　GO 功能与 KEGG 代谢通路分析

在基因 GO 功能分析中，285 个交集基因集共富集到 161 个与分子功能（MF）相关过程，结果见图 6-4。主要富集在 protein serine/threonine kinase activity（蛋白丝氨酸/苏氨酸激酶活性）、protein tyrosine kinase activity（蛋白酪氨酸激酶活性）、transmembrane receptor protein kinase activity（细胞表面受体蛋白激酶活性）、cell adhesion molecule binding（细胞黏附分子束缚物）、transmembrane receptor protein tyrosine kinase activity（细胞表面受体蛋白酪氨酸激酶活性）、phosphatase binding（磷酸酶结合）、endopeptidase activity（内肽酶活性）、cytokine receptor binding（细胞因子受体结合）、protein phosphatase binding（蛋白磷酸酶结合）、ubiquitin-like protein ligase binding（泛素样蛋白连接酶结合）、integrin binding（整合素结合）、ubiquitin protein ligase binding（泛素蛋白连接酶结合）、amide binding（酰胺结合）、heme binding（血红素结合）、tetrapyrrole binding（四吡咯结合）、growth factor binding（生长因子结合）、hormone receptor binding（激素受体结合）、kinase regulator activity（激酶调节活性）、peptide binding（肽结合）、protease binding（蛋白酶结合）、RNA polymerase Ⅱ transcription factor binding（RNA 聚合酶Ⅱ转录因子结合）、oxidoreductase activity（氧化还

原酶活性）、acting on paired donors（作用于配对供体）、with incorporation or reduction of molecular oxygen（伴随着分子氧掺入或减少）、DNA-binding transcription activator activity（DNA 结合转录激活因子活性）、RNA polymerase Ⅱ-specific（RNA 聚合酶Ⅱ特异性）、protein serine/threonine/tyrosine kinase activity（蛋白丝氨酸/苏氨酸/酪氨酸激酶活性）、non-membrane spanning protein tyrosine kinase activity（非膜跨蛋白酪氨酸激酶活性）、hormone binding（激素结合）、metallopeptidase activity（金属蛋白酶活性）。

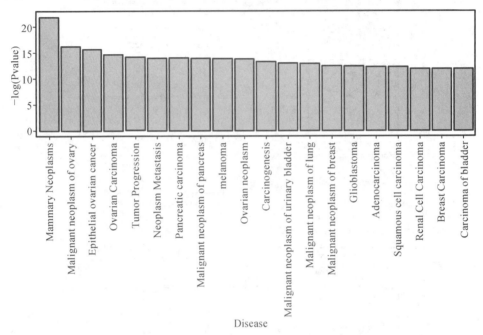

图 6-4　分子功能 MF 分析图

在细胞组分（Cellular Component，CC）表达过程中，285 个交集基因、共富集到 121 个细胞组分，结果见图 6-5，其中的靶点基因主要（涉及）富集在 membrane raft（38 个靶点/17.4%，参与蛋白质-蛋白质和蛋白质-脂质的相互作用）、membrane microdomain（38 个靶点/17.4%，）、membrane region（38 个靶点/17.4%）、focal adhesion（27 个靶点/12.4%）、cell-substrate adherens junction（27 个靶点/12.4%）、cell-substrate junction（27 个靶点/12.4%）、neuronal cell body（24 个靶点/11.1%）、protein kinase complex、transferase complex、transferring、phosphorus-containing groups、cyclin-dependent protein kinase holoenzyme complex、serine/threonine protein kinase complex、caveola、neuronal cell body、plasma membrane raft、cell leading edge、lamellipodium、vesicle lumen、early endosome、secretory granule lumen、ficolin-1-rich granule lumen、cytoplasmic vesicle lumen、chromosomal region、leading edge membrane、ruffle、lamellipodium membrane、cell-cell junction、external side of plasma membrane、glutamatergic synapse、ruffle membrane、chromosome、telomeric region、melanosome、pigment granule、invadopodium、ficolin-1-rich granule、transcription factor complex、organelle outer membrane 等细胞组分上。

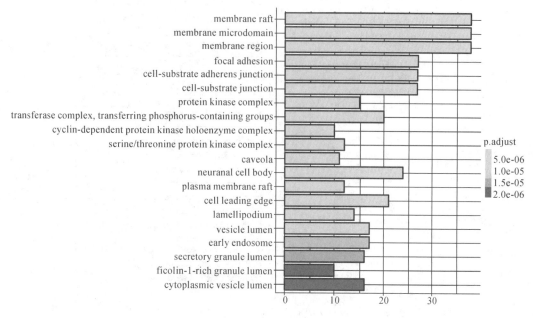

图 6-5　细胞组分（CC）分析图

在 GO 功能分析中，285 个共同靶点共富集到 2781 个生物学过程（BP），结果见图 6-6。主要包括 response to oxidative stress（56 个靶点/25.7%）、peptidyl-tyrosine phosphorylation（52 个靶点/23.9%）、peptidyl-tyrosine modification（52 个靶点/23.9%）、peptidyl-serine modification（50 个靶点/22.9%）、positive regulation of protein serine/threonine kinase activity（50 个靶点/22.9%）、peptidyl-serine phosphorylation（49 个靶点/22.4%）、regulation of MAP kinase activity（46 个靶点/21.1%）、cellular response to oxidative stress（45 个靶点/20.6%）、positive regulation of MAP kinase activity（42 个靶点/19.3%）、leukocyte migration（42 个靶点/19.3%）、activation of protein kinase activity（41 个靶点/18.8%）、response to reactive oxygen species（40 个靶点/18.3%）、positive regulation of cytokine production（40 个靶点/18.3%）、aging（39 个靶点/18.0%）、response to antibiotic（39 个靶点/18.0%）、cellular response to peptide（39 个靶点/18.0%）、response to oxygen levels（39 个靶点/18.0%）、protein autophosphorylation（38 个靶点/18.0%）、response to peptide hormone（38 个靶点/18.0%）、response to molecule of bacterial origin（37 个靶点/16.9%）、cellular response to drug（37 个靶点/16.9%）、regulation of apoptotic signaling pathway（37 个靶点/16.9%）、reproductive structure development（37 个靶点/16.9%）、epithelial cell proliferation（37 个靶点/16.9%）、reproductive system development（37 个靶点/16.9%）、response to radiation（37 个靶点/16.9%）。

将 285 个共同靶点经 KEGG 富集通路分析，根据 $P < 0.05$，并结合相关文献进行筛选，共得到与肿瘤相关通路 154 条；选取前 20 条通路制成 KEGG 功能富集条形图，见图 6-7。分析结果表明四数九里香可以通过这些细胞组分、分子功能，在生物学进程上通过以上通路治疗前列腺癌、胰腺癌、膀胱癌、肠癌、胃癌、乳腺癌等多种肿瘤。

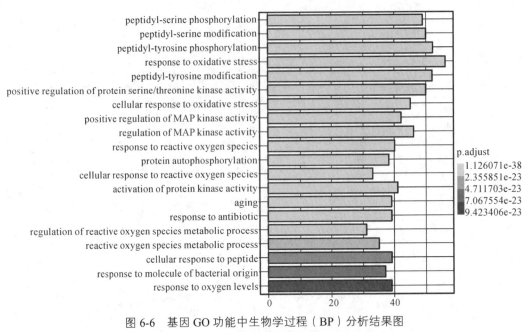

图 6-6　基因 GO 功能中生物学过程（BP）分析结果图

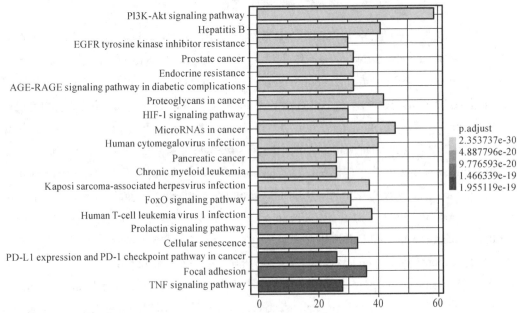

图 6-7　四数九里香治疗肿瘤的 KEGG 富集分析

　　KEGG 信号通路富集结果显示，四数九里香治疗肿瘤主要涉及的通路如下：PI3K-Akt 信号通路，乙型肝炎、前列腺癌、内分泌抵抗、糖尿病并发症中的 AGE-RAGE 信号通路，蛋白聚糖在癌症中、EGFR 酪氨酸激酶抑制剂耐药、HIF-1 信号通路，癌症中的 MicroRNA、人巨细胞病毒感染、胰腺癌、慢性粒细胞白血病、卡波西氏肉瘤相关疱疹病毒感染、FoxO 信号通路，人 T 细胞白血病病毒 1 感染、催乳素信号通路，细胞衰老、癌症中 PD-L1 表达和 PD-1 检查点途径、局灶性粘连、TNF 信号通路，急性粒细胞白血病、ErbB 信号通路，人乳头瘤病毒感染、膀胱癌、麻疹、流体剪切应力与动脉粥样硬化、松弛素信号通路，Ras

信号通路，MAPK 信号通路，非小细胞肺癌、大肠癌、癌症中的中央碳代谢、病毒致癌、神经营养蛋白信号通路、孕酮介导的卵母细胞成熟、人类免疫缺陷病毒 1 感染、细胞凋亡、EB 病毒感染、C 型凝集素受体信号通路，T 细胞受体信号通路，生长激素的合成、分泌和作用、甲状腺激素信号通路，胃癌、胶质瘤、肝细胞癌、丙型肝炎、FcεRI 信号通路，耶尔森氏菌感染、乳腺癌、恰加斯病（美国锥虫病）、自噬-动物、趋化因子信号通路、肾细胞癌、弓形虫病、雌激素信号通路，黑色素瘤、Toll 样受体信号通路，甲型流感、鞘脂信号通路，胰岛素抵抗、磷脂酶 D 信号通路，子宫内膜癌、志贺氏菌、细胞周期、VEGF 信号通路，Rap1 信号通路，小细胞肺癌、p53 信号通路，IL-17 信号通路，Th17 细胞分化、癌症中的胆碱代谢、破骨细胞分化、GnRH 信号通路，JAK-STAT 信号通路，结核、沙门氏菌感染、胰岛素信号通路，幽门螺杆菌感染中的上皮细胞信号传导、B 细胞受体信号通路，血小板活化、老年痴呆症、2 型糖尿病、致病性大肠杆菌感染、铂耐药、百日咳、自然杀伤细胞介导的细胞毒性、轴突指导、NOD 样受体信号通路，cAMP 信号通路，mTOR 信号通路，长寿调节途径-多种物种、非酒精性脂肪肝病（NAFLD）、NF-κB 信号通路，Apelin 信号通路，FcγR 介导的吞噬作用、脂肪细胞因子信号通路，调节干细胞多能性的信号通路，肌动蛋白细胞骨架的调节、黏附连接、癌症中的转录失调、GnRH 分泌、库欣综合征、卵母细胞减数分裂、黑色素生成、甲状腺癌、间隙连接、疟疾、Th1 和 Th2 细胞分化、抗叶酸、长期增强、凋亡-多种、白细胞跨内皮迁移、胆碱能突触、阿米巴病、催产素信号通路，长期抑郁、长寿调节途径、甲状旁腺激素的合成、分泌和作用、非洲锥虫病、利什曼病、血管平滑肌收缩、血清素能突触、TRP 通道的炎性介质调节、RIG-I 样受体信号通路，调节脂肪细胞中的脂肪分解、军团菌病、病毒病、醛固酮调节钠的重吸收、卵巢类固醇生成、AMPK 信号通路，坏死性、cGMP-PKG 信号通路，类风湿关节炎、Wnt 信号通路，线粒体-动物、钙信号通路，细菌侵袭上皮细胞、TGF-beta 信号通路，酗酒、脊髓小脑共济失调、Notch 信号通路、肌萎缩性侧索硬化症（ALS）、紧密连接、类固醇激素的合成、心肌细胞的肾上腺素信号传导、炎症性肠病（IBD）、刺猬信号通路、造血细胞谱系、逆行内源性大麻素信号、病毒蛋白与细胞因子和细胞因子受体的相互作用、病毒性心肌炎、胰高血糖素信号通路，多巴胺能突触、单纯疱疹病毒 1 感染有着密切关系。

其中相关的通路主要有 PI3K-Akt 信号通路，HIF-1 信号通路，癌症中的 MicroRNA、FoxO 信号通路，TNF 信号通路，MAPK 信号通路等。表明四数九里香的活性成分靶点分布于不同的通路，可能通过多个通路协同发挥作用。

利用 Mapper 工具获取四数九里香抗肿瘤作用的通路信号图（图 6-7），筛选出几条与抗肿瘤疾病相关的通路进行分析。

四数九里香治疗肝癌时，信号通路中涉及的基因靶点有：PIK3CA、HRAS、MAPK3、TERT、GRB2、CDK2、EGFR、CCNE2、GSK3B、CCNE1、ERBB2、BRAF、RAF1、TGFBR2、TGFBR1、PIK3R1、RPS6KB1、MAPK1、MAP2K1、AKT1、BCL2、MTOR、PIK3CB、MET、ABCB1、SHH、CCND1、MAP2K2。涉及四数九里香 28 个抗肿瘤靶点（占四数九里香抗肿瘤靶点的 13.0%）。

四数九里香治疗乳腺癌时，信号通路中涉及的基因靶点有：PIK3CA、HRAS、PGR、ESR2、MAPK3、ESR1、GRB2、BRCA1、EGFR、GSK3B、ERBB2、CDK6、BRAF、RAF1、

PIK3R1、RPS6KB1、MAPK1、IGF1R、MAP2K1、AKT1/KIT、CDK4、MTOR、PIK3CB、FLT4、CCND1、MAP2K2。涉及四数九里香 27 个抗肿瘤靶点（占四数九里香抗肿瘤靶点的12.7%）。

四数九里香治疗白血病时，经典代谢通路为 PI3K/Akt 信号转导通路，参与的基因靶点有 MCL1、PIK3CG、PIK3CA、HRAS、MAPK3、ITGB1、GRB2、CDK2、ITGAV、IKBKB、BRCA1、ITGB3、EGFR、JAK3、JAK1、JAK2、CCNE2、GSK3B、CCNE1、ERBB2、FLT1/、TRK2、MDM2、CCND3、CDK6、RAF1、PIK3R1、PTK2、CSF1R、RPS6KB1、F2R、PRKCA、MAPK1、IGF1R、NOS3、HSP90AA1、MAP2K1、AKT1、KIT、BCL2L1、BCL2、CDK4、MTOR、FLT3、KDR、IL2、PIK3CB、MET、TEK、SYK、PDGFRB、FLT4、INSR、CCND1、NFKB1、TLR4、IL6、MAP2K2、EPHA2。已经有研究表明：磷脂酰肌醇激酶 3/蛋白激酶 B（PI3K/Akt）信号通路不仅在细胞代谢、细胞周期调控、血管生成等方面发挥作用，且与肿瘤的发生、发展、转移、治疗耐药性有关。

四数九里香治疗结肠癌时，信号通路中涉及的基因靶点有：MAPK9、PIK3CA、HRAS、MAPK3、MAPK10、GRB2/CASP3、EGFR、MAPK8、GSK3B、BRAF、RAF1、TGFBR2、TGFBR1、PIK3R1、RPS6KB1、MAPK1、MAP2K1、AKT1、BCL2、MTOR、PIK3CB、CCND1、MAP2K2。涉及四数九里香 24 个抗肿瘤靶点（占四数九里香抗肿瘤靶点的 11.7%）。

肺腺癌是非小细胞肺癌的主要病理类型，约占所有肺癌的一半，四数九里香治疗小细胞肺癌时，信号通路中涉及的基因靶点有：PIK3CA、NOS2、PTGS2、ITGB1、CDK2、ITGAV、IKBKB、CASP3、CCNE2、CCNE1、CDK6、PIK3R1、PTK2、AKT1、BCL2L1、BCL2、CDK4、PIK3CB、CCND1、NFKB1。涉及四数九里香 20 个抗肿瘤靶点（占四数九里香抗肿瘤靶点的 11.4%）。其中 EGFR 基因是肺癌两个主要基因突变人群的蛋白质分子特征之一。

6.4 结 论

四数九里香（*Murraya tetramera* Huang）在民间有抗肿瘤的应用记载，因此，研究四数九里香的抗肿瘤药效物质基础和分子机制具有重要的意义。本章以四数九里香抗肿瘤作用研究为基础，从四数九里香的化学成分出发，筛选 49 种化学成分的作用靶点、疾病靶点，寻找成分-疾病的共同靶点，预测共同基因在细胞成分、参与的生物学过程和发挥的生物功能，并对蛋白-蛋白互作网络图进行聚类、代谢通路分析，尝试探讨四数九里香活性成分的抗肿瘤作用分子机制；在获取的代谢通路信号中，共筛选出 11 条与肿瘤疾病直接相关的通路，分别为前列腺癌、肝细胞癌、胃癌、乳腺癌、胰腺癌、大肠癌、胶质瘤、膀胱癌、肾细胞癌、子宫内膜癌、甲状腺癌。这为四数九里香治疗肿瘤分子机制验证指明了方向。

四数九里香富含黄酮类成分。经过网络药理学方法进行预测，发现黄酮槲皮素成分的抗肿瘤作用靶点类型有 19 类，分别为酶（NOX4、AKR1B1、GLO1、MPO、PIK3R1、PYGL、HSD17B2、ALOX15、ALOX12、PLA2G1B、AKR1C2、AKR1C1、AKR1C3、AKR1C4、AKR1A1、PIK3CG、APEX1、ARG1、MPG、HSD17B1、PARP1、CD38、AKR1B10、TNKS2、TNKS、TERT），AG 蛋白家族受体（基因有：AVPR2、DRD4、ADORA1、ADORA2A、CXCR1、GPR35），氧化还原酶（XDH、MAOA、ALOX5、TYR），激酶（基因有：IGF1R、FLT3、

EGFR、PIM1、AURKB、DAPK1、GSK3B、SRC、PTK2、KDR、PLK1、CDK1、PKN1、CSNK2A1、MET、NEK2、CAMK2B、ALK、AKT1、NEK6、AXL、NUAK1、SYK、INSR、MYLK、CDK5R1 CDK5、CDK6、CDK2)，蛋白酶（F2、MMP13、MMP3、MMP9、MMP2、BACE1、MMP12)，裂解酶（CA2、CA7、CA1、CA3、CA6、CA12、CA14、CA4、CA9、CA5A、CA13)，细胞色素 p450（CYP19A1、CYP1B1)，初级主动转运蛋白（ABCC1、ABCB1、ABCG2)，其他胞质蛋白（CCNB3 CDK1 CCNB1 CCNB2)，磷酸酶（PTPRS)、水解酶（ACHE)，调节因子（KDM4E)，异构酶（TOP2A、TOP1)，未分类蛋白质（MAPT)，核受体（ESR2、ESRRA)，电化学转运蛋白（SLC22A12)，转录因子（AHR)，细胞表面受体（APP)，分泌蛋白（TTR)。

这些基因在肿瘤细胞发生和发展过程中的抑制机制已被证实[27,28]，其通过降低凋亡抑制基因 Bcl-2 表达，增加促凋亡蛋白 Bax 的数量、上调肿瘤细胞抑癌基因 PTEN 表达及抑制环氧合酶-2（COX-2 ）表达来发挥诱导凋亡作用；另外一条信号通路也被证实，即通过表皮生长因子受体（EGFR ）介导抑制肿瘤细胞中的 MMP-9 的分泌抑制肿瘤细胞侵袭能力[29]。

在抑制胃癌细胞增殖，降低细胞端粒酶活性，诱导细胞凋亡，且呈浓度和时间依赖性，可能机制为阻滞细胞 GO 期向 S 期的进程，形成 GO 期阻滞，造成 GO 期细胞堆积阻滞并阻断细胞 DNA 合成和复制[30]。槲皮素治疗胰腺癌的研究也表明：槲皮素在细胞水平减少癌细胞蛋白磷酸化程度，有效地调节蛋白络氨酸激酶（PTK ）包括 EGFP 的活性[31]；在抗脑胶质瘤体外实验研究中，槲皮素可以通过抑制 Bcl-2 的表达，诱导 C6 脑纸质瘤细胞凋亡，抑制高 H_2O_2 诱导的磷酸化细胞外反应激酶（ERK ）和 p53 蛋白表达，来抑制大鼠 C6 脑纸质瘤细胞增殖[32]。其他基因的细胞功能、细胞组分以及生物学过程还需要进一步验证。

生物碱抑制肿瘤细胞的作用机制有直接杀伤作用、干扰细胞周期、诱导细胞分化、诱导细胞凋亡、逆转细胞抗凋亡作用[33]和提高机体的免疫能力[34]。四数九里香富含生物碱成分，经过网络药理学方法进行预测，发现咔唑生物碱 9-methoxycarbazole 成分的抗肿瘤作用靶点类型有 17 类，分别为电化学转运蛋白（Q6PCB7)，酶（MGLL、PIP4K2C、ICMT、AKR1B1、CES1、TERT、CES2、PLA2G7、LIPA、PIK3CB、PIK3CG、PIK3CD、HSD17B2、IDH1、FNTA FNTB、PIK3R1)，AG 蛋白家族受体（MTNR1A、ADRA1A、CCR4、MTNR1B、DRD4、NPY5R、CHRM1、BDKRB2、GPBAR1、CXCR2、DRD3、BRS3、OPRD1、OPRK1、ADORA2B、UTS2R、HCRTR2、HCRTR1、HRH4、CHRM4、CHRM5、CHRM2、CHRM3、PTAFR、C5AR1)，异构酶（TOP2A)，激酶（PIM1、PIM3、MAPK14、GSK3B、PRKDC、PRKCG、CDK2、ERBB2、EGFR、STK3、NTRK2、NTRK3、STK26、EIF2AK3、FLT3、JAK1、TYK2、MAP3K8、MTOR、PLK1)，配体门控离子通道（P2RX7、GABRA6)，细胞表面受体（SIGMAR1)，核受体（ESR2、PGR、THRA、THRB、NR3C2、NR3C1)，其他胞质蛋白（KIF11、CCNE2 CDK2 CCNE1)，其他离子通道（PSEN1、PSEN2)，氧化还原酶（PTGS2)，磷酸酶（PTPN1、PTPN6、PTPN11)，磷酸二酯酶（PDE5A、PDE9A)，蛋白酶（PSEN2 PSENEN NCSTN、APH1A PSEN1 APH1B、METAP2、CTSK、EPHX1、CTSS、EPHX2)，编码器（BRD4、BRD2、BRD3)，舌状受体（TLR9)，未分类蛋白（PABPC1、RHOA、RAPGEF4)，电压门控离子通道（KCNA5、KCNMA1、KCNA3、SCN9A)。

在生物体中，参与合成 DNA 的酶都有可能成为药物作用的靶点，这些药物在一定程度上能够阻断 DNA 的合成。四数九里香中的咔唑生物碱对肿瘤细胞的抑制作用机理可能是抑制细胞离子-ATP 酶活性，抑制肿瘤细胞膜上的蛋白激酶（PIM1、PIM3、MAPK14、GSK3B、PRKDC、PRKCG、CDK2、ERBB2、EGFR、STK3、NTRK2、NTRK3、STK26、EIF2AK3、FLT3、JAK1、TYK2、MAP3K8、MTOR、PLK1）的活性，诱导肿瘤细胞进入正常分化[35]。

6.4.1　作用关键靶点

经过分析，285 个靶点中，靶点蛋白 AKT1、EGFR、MAPK3、SRC、HRAS、ALB、IL6、CASP3、STAT3、CCND1、HSP90AA1、MAPK1、TNF、MTOR、MAPK8、ESR1、CXCL8、ERBB2、MMP9、BCL2L1、PIK3CA、PTGS2、MAPK14、MMP2、PIK3R1、EP300、AR、IL2、KDR、MDM2、HIF1A、BRCA1、JAK2、TLR4、GRB2、MAP2K1、CASP8、CDK4、MCL1、ICAM1、PTPRC、EZH2、NFKB1、PTPN11、NOS3、KIT、IGF1R、PPARG、RPS6KB1、ABL1、HDAC1、LYN、PGR、APP、CDK1、CDK2、VCAM1、CCNA2、CCNB1、PARP1、PTK2、SERPINE1、GSK3B、JAK1、PDGFRB、CHEK1、CREBBP、ITGB1、CDK6、NR3C1、MET、HMOX1、MAPK9、TERT、F2、ITGB3、MPO、FLT1、PRKCA、CHEK2、PLG、SYK、AURKA、CCNE1、PRKACA、TLR9 的 Degree 值大于中位数 44.8。其中靶点 AKT1、EGFR、MAPK3、SRC、HRAS、ALB、IL6、CASP3、STAT3、CCND1、HSP90AA1、MAPK1、TNF、MTOR、MAPK8、ESR1、CXCL8、ERBB2、MMP9、BCL2L1、PIK3CA、PTGS2、MAPK14、MMP2、PIK3R1、EP300 的 Degree 值在中位数的 2 倍以上，表明这些蛋白靶点在四数九里香治疗肿瘤疾病过程中具有重要的意义。

6.4.2　作用代谢通路

在获取的通路信号中，共筛选出 11 条与肿瘤作用疾病直接相关的通路，分别为前列腺癌、肝细胞癌、胃癌、乳腺癌、胰腺癌、大肠癌、胶质瘤、膀胱癌、肾细胞癌、子宫内膜癌、甲状腺癌。

MicroRNAs in cancer 网络信号通路涉及多条信号协同发挥治疗作用，涉及的靶点为：MCL1、PIK3CA、HRAS、MAPK3、HMOX1、PTGS2、CDC25A、GRB2、MMP9、IKBKB、CASP3、BRCA1、ITGB3、EGFR、CREBBP、CCNE2、CCNE1、ERBB2、MDM2、CDK6、RAF1、PIK3R1、ABCC1、PRKCA、MAPK1、MAP2K1、DNMT3A、BCL2、MTOR、ABL1、PIK3CB、EP300、EZH2、MET、ABCB1、PDGFRB、ROCK1、CCND1、NFKB1、HDAC2、CDC25C、HDAC4、STAT3、CYP1B1、HDAC1、MAP2K2。涉及四数九里香 46 个抗肿瘤靶点（占四数九里香抗肿瘤靶点的 21.1%）。miRNA 具有肿瘤抑制因子及癌基因的作用。在癌症发生发展中发挥作用的 miRNA 称作 oncogenic miRNA，即 oncomiR。microRNA（miRNA）是长度在 18～25 个核苷酸的内源性非编码小分子 RNA。具有多种生物学功能，如调节细胞发育、分化、增殖、凋亡等。oncomiR 的失调与基因突变或表观遗传变异有关，这些变异包括缺失突变、扩增突变、点突变及 DNA 异常甲基化等。其表达情况与人类多种恶性肿瘤的发生、发展、诊断、预后相关[36]。通过作用，调整经典信号通路 PI3K-Akt signaling pathway 通路机制，从而到达抑制和促肿瘤细胞凋亡。

治疗 Prostate cancer 通路中，涉及的基因为：PIK3CA、HRAS、AR、MAPK3、MMP3、GRB2、CDK2、MMP9、IKBKB、EGFR、CREBBP、CCNE2、GSK3B、CCNE1、ERBB2、MDM2、BRAF、RAF1、PIK3R1、MAPK1、IGF1R、HSP90AA1、MAP2K1、AKT1、BCL2、MTOR、PIK3CB、EP300、PDGFRB、CCND1、NFKB1、MAP2K2，共 32 个基因靶点，占总数的 17.6%。

四数九里香治疗肝癌时，信号通路中涉及的基因靶点有：PIK3CA、HRAS、MAPK3、HMOX1、TERT、GRB2、EGFR、GSK3B、CDK6、BRAF、RAF1、TGFBR2、TGFBR1、PIK3R1、RPS6KB1、PRKCA、MAPK1、IGF1R、MAP2K1、AKT1、NQO1、BCL2L1、CDK4、MTOR、PIK3CB、MET、CCND1、NFE2L2、MAP2K2。涉及四数九里香 29 个抗肿瘤靶点（占四数九里香抗肿瘤靶点的 13.3%）。四数九里香治疗肝癌时，可能与其调控经典代谢通路 PI3K-Akt 机制有关，通过上调 PIK3C、MAPK3、PRKCA 等基因，抑制下游基因蛋白表达。

四数九里香治疗乳腺癌时，信号通路中涉及的基因靶点有：PIK3CA、HRAS、PGR、ESR2、MAPK3、ESR1、GRB2、BRCA1、EGFR、GSK3B、ERBB2、CDK6、BRAF、RAF1、PIK3R1、RPS6KB1、MAPK1、IGF1R、MAP2K1、AKT1/KIT、CDK4、MTOR、PIK3CB、FLT4、CCND1、MAP2K2。涉及四数九里香 27 个抗肿瘤靶点（占四数九里香抗肿瘤靶点的 12.7%）。

四数九里香治疗胰腺癌时，信号通路中涉及的基因靶点有：PIK3CA、HRAS、PGR、ESR2、MAPK3、ESR1、GRB2、BRCA1、EGFR、GSK3B、ERBB2、CDK6、BRAF、RAF1、PIK3R1、RPS6KB1、MAPK1、IGF1R、MAP2K1、AKT1、KIT、CDK4、MTOR、PIK3CB、FLT4、CCND1、MAP2K2。涉及四数九里香 27 个抗肿瘤靶点（占四数九里香抗肿瘤靶点的 12.7%）。

四数九里香治疗大肠癌时，信号通路中涉及的基因靶点有：MAPK9、PIK3CA、HRAS、MAPK3、MAPK10、GRB2/CASP3、EGFR、MAPK8、GSK3B、BRAF、RAF1、TGFBR2、TGFBR1、PIK3R1、RPS6KB1、MAPK1、MAP2K1、AKT1、BCL2、MTOR、PIK3CB、CCND1、MAP2K2。涉及四数九里香 24 个抗肿瘤靶点（占四数九里香抗肿瘤靶点的 11.7%）。

四数九里香治疗 Glioma 癌时，信号通路中涉及的基因靶点有：PIK3CA、HRAS、MAPK3、GRB2、EGFR、MDM2、CDK6、BRAF、RAF1、PIK3R1、PRKCA、MAPK1、IGF1R、MAP2K1、AKT1、CDK4、MTOR、PIK3CB、PDGFRB、CCND1、MAP2K2。涉及四数九里香 21 个抗肿瘤靶点（占四数九里香抗肿瘤靶点的 11.7%）。

四数九里香治疗小细胞肺癌时，信号通路中涉及的基因靶点有：PIK3CA、NOS2、PTGS2、ITGB1、CDK2、ITGAV、IKBKB、CASP3、CCNE2、CCNE1、CDK6、PIK3R1、PTK2、AKT1、BCL2L1、BCL2、CDK4、PIK3CB、CCND1、NFKB1。涉及四数九里香 20 个抗肿瘤靶点（占四数九里香抗肿瘤靶点的 11.4%）。

四数九里香治疗膀胱癌时，信号通路中涉及的基因靶点有：HRAS、MAPK3、MMP9、EGFR、MMP1、MMP2、ERBB2、CXCL8、MDM2、BRAF、RAF1、TYMP、MAPK1、MAP2K1、CDK4、SRC、CCND1、DAPK1、MAP2K2。涉及四数九里香 19 个抗肿瘤靶点（占四数九里香抗肿瘤靶点的 11.00%）。

四数九里香治疗子宫内膜癌时，信号通路中涉及的基因靶点有：PIK3CA、HRAS、MAPK3、GRB2、EGFR、GSK3B、ERBB2、BRAF、RAF1、PIK3R1、ILK、MAPK1、MAP2K1、AKT1、PIK3CB、CCND1、MAP2K2。四数九里香可作用于胰岛素，影响细胞增殖，抵抗相关靶点和代谢通路，从而抑制子宫内膜癌细胞的增殖。

四数九里香治疗甲状腺癌时，信号通路中涉及的基因靶点有：HRAS、MAPK3、PPARG、RET、BRAF、MAPK1、MAP2K1、CCND1、MAP2K2。四数九里香可能通过调节基因"HRAS、MAPK3、PPARG、RET、BRAF、MAPK1、MAP2K1、CCND1、MAP2K2"，影响蛋白表达因子，从而改善甲状腺肿瘤疾病。

参考文献

［1］HOPKINS A L. Network pharmacology: the next paradigm in drug discovery[J]. Nature Chemical Biology, 2008, 4(11): 682-690.

［2］刘艾林，杜冠华. 网络药理学：药物发现的新思想[J]. 药学学报，2010，45（12）：1472-1477.

［3］RU J, LI P, WANG J, et al. TCMSP: a database of systems pharmacology for drug discovery from herbal medicines[J]. Journal of Cheminformatics, 2014, 6(1): 1-6, 13.

［4］吴丹，高耀，向欢，等，基于网络药理学的柴胡抗抑郁作用机制研究[J]. 药学学报，2018，53（2）：210-219.

［5］欧阳效强，饶炼，雷敏，等. 基于网络药理学探讨加味二至丸治疗动脉粥样硬化的作用机制[J]. 中国实验方剂学杂志，2020，26（3）：175-182.

［6］张莉华，崔明超，陈少军. 基于网络药理学的葛根抗肿瘤潜在机制探讨[J]. 天然产物研究与开发，2018，30（4）：547-553.

［7］孙志，左莉华，师莹莹，等. 冠心舒通胶囊治疗冠心病的"成分-靶点-通路"研究[J]. 中国药学杂志，2019，54（3）：41-48.

［8］DAINA A, MICHIELIN O, ZOETE V. SwissTargetPrediction: updated data and new features for efficient prediction of protein targets of small molecules[J]. Nucleic Acids Research, 2019, 47(1-02): 357-364.

［9］TEICH N, MÖSSNER J, KEIM V. Mutations of the cationic trypsinogen in hereditary pancreatitis[J]. Human Mutation, 1998, 12(1): 39-43.

［10］陈慧，庞学丰，李玉玲，等. 基于网络药理学探讨四妙丸治疗类风湿关节炎的作用机制[J]. 风湿病与关节炎，2019，8（8）：30-35.

［11］郑丽，莫娟芬，吴加元，等. 基于网络药理学的虎杖抗高血脂作用及信号通路研究[J]. 中国临床药理学与治疗学，2019，24（10）：1107-1119.

［12］张晶，李冰冰，黄敏仪，等. 基于网络药理学的参芪降糖颗粒治疗 2 型糖尿病机制探讨[J]. 中草药，2020，51（19）：4873-4883.

[13] 周文霞，程肖蕊，张永祥. 网络药理学：认识药物及发现药物的新理念[J]. 中国药理学与毒理学杂志，2012（1）：6-11.

[14] 沈红波，周一农，郑杰，等. 基于网络药理学葵花护肝片"多成分-多靶点-多通路"的作用机制研究[J]. 中国中药杂志，2019（7）：1464-1474.

[15] GAO L, WANG X D, NIU Y Y, et al. Molecular targets of Chinese herbs: a clinical study of hepatoma based on network pharmacology[J]. Scientific Reports, 2016, 6: 24944.

[16] GAO L, WANG K X, ZHOU Y Z, et al. Uncovering the anticancer mechanism of compound kushen injection against HCC by integrating quantitative analysis, network analysis and experimental validation[J]. Scientific Reports, 2018, 8(1): 624.

[17] 高耀，高丽，高晓霞，等. 基于网络药理学的逍遥散抗抑郁活性成分作用靶点研究[J]. 药学学报，2015，50（12）：81-87.

[18] 李敏瑶，温晓雯，黄海阳 等. 黄芩汤治疗溃疡性结肠炎分子作用机制的网络药理学研究[J]. 中药新药与临床药理，2020，2（31）：199-203.

[19] 李娜，柳越冬，李桂君，等. 基于网络药理学的优化溃结方治疗溃疡性结肠炎的分子通路机理研究[J]. 中国临床药理学杂志，2020（04）：444-446+452.

[20] 卜雕雕，苏卓，张丹，等. 基于网络药理学左金丸治疗胃溃疡的机制[J]. 中成药，2019，41（6）：1264-1271.

[21] 任莹璐，曾紫凡，王腾宇，等. 芪参颗粒治疗心血管疾病的"成分-靶点调控网络"研究[J]. 中药材，2017（12）：2963-2966.

[22] 郭丽君，马晓昌. 基于网络药理学探讨参附养心汤治疗心力衰竭的作用机制[J]. 中西医结合心脑血管病杂志，2020（5）：716-723.

[23] 钟子劭，张望，叶振昊，等. 基于网络药理学探讨益气化瘀解毒方治疗慢性萎缩性胃炎的作用机制[J]. 中药药理与临床，2019，35（3）：141-144.

[24] 吴丹，高耀，向欢，等. 基于网络药理学的栀子豉汤抗抑郁作用机制研究[J]. 中草药，2018（7）：1594-1602.

[25] 程肖蕊，周文霞，张永祥. 网络药理学实验研究相关技术[J]. 中国药理学与毒理学杂志，2012，026（002）：131-137.

[26] 左莉华，张晓坚，周霖，等. 基于网络药理学的血必净注射液治疗急性肺损伤作用机制研究[J]. 中草药，2018，49（15）：3541-3549.

[27] QURESHIA W A, ZHAO R F, WANG H, et al. Co-delivery of doxorubicin and quercetin via mPEG-PLGA copolymer assembly for synergistic anti-tumor efficacy and reducing cardio-toxicity[J]. Science Bulletin, 2016, 61(21): 1-10.

[28] 杨扬，郭举. 具有抗肿瘤活性的槲皮素衍生物研究进展[J]. 中草药，2018，49（6）：1468-1475.

[29] 王刚，杜士明，杨光义，等. 槲皮素抗肿瘤的分子机制研究进展[J]. 中国医院药学杂志，2011（4）：67-69.

[30] 魏金文，范钰，张尤历，等. 槲皮素对胃癌细胞增殖的影响及机制探讨[J]. 山东医药，2007，47（35）：14-16.

[31]　徐海荣，马瑶，李晶，等.22 种中药单体的Ⅱ相代谢酶诱导活性筛选[J]. 时珍国医国药，2018，29（12）：2918-2920.

[32]　庄汉亭. 槲皮素对大鼠 C6 胶质瘤细胞作用的体外实验研究[D]. 吉林大学，2006.

[33]　彭丽雲，刘森，朱名毅. 生物碱抗肿瘤转移机制的研究进展[J]. 现代医药卫生，2015，000（5）：690-693.

[34]　罗千古. 天然抗肿瘤药物有效成分及其作用机理的探讨[J]. 中国实用医药，2011（28）：169-170.

[35]　李振涛，朱奇，纪宇，等. 植物生物碱抗肿瘤作用机制的研究进展[J]. 药学进展，2005（05）：4-8.

[36]　LU J, GETZ G, MISKA E A, et al. MicroRNA expression profiles classify human cancers[J]. Nature, 2005, 435(7043): 834-8.

[37]　LIU P, CHENG H, SANTIAGO S, et al. Oncogenic PIK3CA-driven mammary tumors frequently recur via PI3K pathway-dependent and PI3K pathway-independent mechanisms[J]. Nature Medicine, 2011, 17(9): 1116-1120.

[38]　刘广伟，张再兴，戴建军.RAS 基因在肿瘤发生、发展及诊断中的作用研究进展[J]. 山东医药，2014，000（27）：93-95，98.

[39]　MCCONNELL B B, BIALKOWSKA A B, NANDAN M O, et al. Haploinsufficiency of Kruppel-Like factor 5 rescues the tumor-initiating effect of the apcmin mutation in the intestine[J]. Cancer Research, 2009, 69(10): 4125-4133.

[40]　KOOCHEKPOUR S, SARTOR O, LEE T J, et al. Prosaposin is a novel AR-target gene and upregulates AR/PSA expression in prostate stromal and cancer cells[J]. The Journal of Urology, 2004, 171(4s): 154-154.

[41]　TUNCAY S, BANERJEE S. MAPK3(mitogen-activated protein kinase 3)[J]. Atlas of Genetics and Cytogenetics in Oncology and Haematology[J]. 2010, 14(11): 1011-1016.

7 网络药理学预测民族药四数九里香抗炎作用机制

四数九里香（*Murraya tetramera* Huang）系芸香科（Rutaceae）九里香属（*Murraya*）植物，《全国中草药汇编》中记载，"芸香科九里香属植物千只眼（*Murraya tetramera* Huang），以叶和根入药；夏季采叶，秋季采根，洗净切段，均可鲜用或阴干备用"。性味：辛、微苦，微温。具有祛风解表，行气止痛，活血散瘀[1]的主治功能。郑国统等[2]、毛长智等[3,4]、黄蓓等[5]先后研究了四数九里香挥发油、醇提物、水提物的抗炎作用，结果表明四数九里香的挥发油、醇提物、水提物具有抗炎的作用；吕海宁等[6]从四数九里香干燥叶中分离和鉴定 17个咔唑生物碱化合物，以 LPS 诱导 BV-2 小胶质细胞活化建立炎症模型，研究 17 个化合物对细胞的抑制作用，结果表明四数九里香咔唑生物碱具有抗炎作用。然而，其作用有哪些关键靶点及信号通路并未清楚，需要进一步预测和研究其作用机制。

"Network pharmacology"一经提出[7]，就引起广泛关注。它是基于系统生物学和多向药理学而提出的一种药物设计新方法和新策略[8]，这种新药设计方法和策略突破传统新药开发"一个药物、一个靶点、一种疾病"的研究理念[9]，转化为"多成分、多靶点、多通路"的整体观[10]。Gao 等[11]以网络药理学为基础，研究延长肝细胞癌（hcc）晚期患者生存期的中药分子靶点，结果表明 8 种中药与肝癌细胞功能密切相关，通过调控肝癌多种相关基因来延长肝癌患者的存亡期限，并确定这些相关基因包括增殖基因（*kras*、*akt*2、*mapk*）、转移基因（*src*、*mmp*）、血管生成基因（*ptgs*2）和凋亡基因（*casp*3）等；Gao 等[12]通过网络药理学方法预测了 CKI 抗肝癌作用的潜在靶点和途径，并通过 western blotting 和 metaboliomics 方法验证其中的一些关键蛋白质和途径，结果表明 CKI 通过作用 MMP2、MYC、CASP3 和 REGLA 等关键靶点，调控糖代谢和氨基酸代谢关键途径发挥抗肝癌作用。

本章基于四数九里香抗炎作用研究结果，采用网络药理学分析技术，构建"四数九里香成分-炎症"靶点网络和蛋白作用网络，预测四数九里香抗炎作用机制。具体方法为利用TCMSP 数据库[13,14]对提供的四数九里香成分进行类药性 DL[15]分析，Swiss Target Prediction数据库[16]（http://www.swisstargetprediction.ch/）查找成分的作用靶点，数据库[17]（GeneCards、OMIM、Disgenet 数据库）查找疾病的靶点，在相关[18]的在线软件作图工具平台上做药物-疾病共同靶点的筛选，使用 Cytoscape 3.7.1 软件[19]构建"药物-成分-疾病-靶点"相互作用网络图，使用 Network Analyzer 功能[20]对活性成分进行分析。利用软件构建靶点-靶点相关作用图，分析基因/蛋白靶点在疾病发生与发展过程中的细胞成分、生物学过程、细胞功能等，利用可视化软件构建"四数九里香-成分-疾病-蛋白"网络图，从而揭示四数九里香抗炎作用机制。

7.1 实验材料

Pubchem 数据库（https://pubchem.ncbi.nlm.nih.gov/），Swiss Target Prediction 数据库（http://www.swisstargetprediction.ch/），Gene Cards 数据库（https://www.genecards.org/），OMIM 数据库（https://omim.org/），STRING 数据库（https://string-db.org/），Venny2.1 在线软件作图工具平台（https://bioinfogp.cnb.csic.es/ tools/ venny/），Cytoscape3.7.1 软件，R3.6.0 软件等。

7.2 实验方法

7.2.1 化合物获取

四数九里香咔唑类化合物以文献[6,21,22,23]报道的为准，利用 TCMSP 数据库在线搜索和评估 30 个咔唑类化合物的 DL 值。化合物结构如下所示。

Murradine G

Murradine F

Murradine E

Murradine C

Murradine D

Murradine B

Murradine A

3,3'-[oxybis(methylene)]bis(9-methoxy-9H-carbazole)

Murratrine A

Murratrine B

Murradiate

1-carboxymethylester-3-ethylcar-bazole

1-Methylether-9-methoxycarbazole

1-methoxy-3-formylcarbazole

1-carboxymethylester-3-methylcarbazole

mahembine

Chrestifoline D

1-methoxy-3-methylcarbazole

1-Hydroxy-3-Propanyl-4-methylcarbazole

1-methoxy-3-ethylcarbazole

1-methyl-3-propionylcarbazole

Bismurrayafolinol

Chrestifoline A

Murradiol

Murradine K

Murradine I

Murradine J

Murradine H

7.2.2 成分作用靶点获取

将 30 个咔唑类成分结构导入 Swiss Target Prediction 数据库[24]（http://www.swisstargetprediction.ch/），以"人类"为研究物种[25]，得到化合物潜在作用靶点。

7.2.3 炎症相关靶点筛选

使用 GeneCards[26]、OMIM 数据库[27]、Disgenet 数据库以"Inflammation"作为关键词进行检索，获得疾病靶点。

7.2.4 成分-炎症靶点网络构建

将四数九里香活性成分-炎症疾病共同靶点导入 Venny2.1 在线软件[28]（https://bioinfogp.cnb.csic.es/ tools/ venny/）中，分别录入四数九里香活性成分潜在靶点与炎症作用靶点网络，绘制韦恩图，得到药物与疾病的共同靶点。

7.2.5 网络模型构建

使用 Cytoscape 3.7.1 软件[29]，构建"药物-成分-疾病-靶点"相互作用网络图，使用 Network Analyzer 功能[30]对四数九里香的主要活性成分进行分析，得网络图。

7.2.6 蛋白相关作用关系网络图构建

将上述药物-疾病共同靶点输入 STRING 数据库[31]中，设置蛋白种类为"Homo sapiens"，最低相互作用阈值[32]为 0.4，构建蛋白相互作用的 PPI 网络，并根据蛋白之间的关联度进行排序。

7.2.7 GO 功能与 KEGG 代谢通路

在 R 软件安装 Bioconductor 软件包"org.Hs.eg.db"并运行，将药物-疾病共同靶点转换成 entrez ID。然后在 R 软件安装"clusterProfiler"包，根据已转换的 entrez ID，以 $P<0.05$，$Q<0.05$[33]进行关键靶基因 GO 与 KEGG 功能富集分析，并将结果以条形图和气泡图形式输出。

7.3 结果与讨论

7.3.1 咔唑生物碱成分作用靶点

四数九里香 30 个咔唑生物碱成分在 Swiss 数据库中共得到潜在靶点 657 个。

7.3.2 疾病作用靶点

OMIM 数据库检索出疾病相关靶点 8 个，GeneCards 数据库结合 relevance 值的中位数筛选得到 1174 个疾病相关靶点，Disgenet 数据库检索出 467 个靶点，合并去重后，得到疾病靶点共 1346 个。

7.3.3 药物-疾病共同靶点

在 Venny2.1 在线软件作图工具平台上输入 657 个药物靶点、1346 个疾病靶点，绘制韦恩图，两者取交集后获得药物-疾病共同靶点 221 个，见图 7-1。

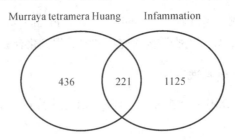

图 7-1　四数九里香与炎症靶点韦恩图

7.3.4　作用靶点类型归属

将共同基因靶点依次导入数据库，获取靶点类型，结果表明四数九里香咔唑生物碱抗炎过程中有酶、蛋白、受体、信号分子、Voltage-gated ion channel、离子通道等物质参与。

7.3.5　网络模型分析

将四数九里香中 30 个成分与 221 个药物-疾病共同靶点导入 Cytoscape 软件，绘制"药物-成分-靶点-疾病"相互作用的网络图，见图 7-2。图中紫色代表药物，蓝色代表四数九里香中的 30 种活性成分，绿色代表 221 个共同靶点，红色代表疾病。Degree 值表示预测出该成分与作用靶点的关联个数，Degree 值越大说明该成分越重要。使用 Network Analyzer 对网络图进行分析显示：化合物 1-methyl-3-propionylcarbazole、murrastifoline B、chrestifoline A、murradiol、1-methoxy-3-formylcarbazole、murradine H、bismurrayafolinol、chrestifoline D、1-methoxy-3-ethylcarbazole、murradiate、murradine B、1-hydroxy-3-propanyl-4-methylcarbazole、murradine C、murradine E、murradine D 在相互作用中非常重要；靶点 HSD11B1、NPY5R、TSPO、TRPV1、GSK3B、PLA2G7、CTSB、ERBB2、ADORA1、ADORA2B、JAK2、MTOR、MAPK8、MAPK14、MMP2、MMP1、JAK3 与 30 个化合物的关联个数为 10 个以上；分析显示四数九里香咔唑化合物抗炎作用体现了多靶点、多成分协同作用的特点。

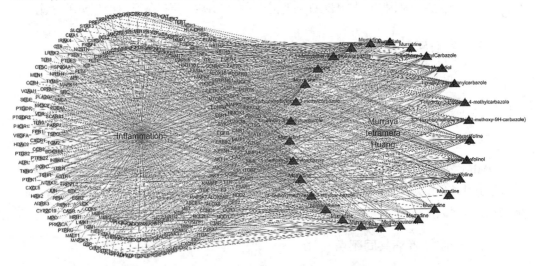

图 7-2　药物-成分-靶点-疾病相互作用的网络图

7.3.6 构建与分析蛋白相关作用关系网络

将上述 221 个共同靶点输入 STRING 数据库中,设置蛋白种类为"Homo sapiens",最低相互作用阈值为 0.4,获取蛋白相互作用关系数据,将其导入 Cytoscape 软件,绘制 PPI 网络图(图 7-3),其中节点的大小、颜色及其深浅变化代表 Degree 值的大小,并根据节点的 Degree 值筛选出核心靶点。

经过分析显示,靶点 TNF、AKT1、VEGFA、CXCL8、TP53、MAPK3、SRC、EGFR、STAT3、MAPK1、MAPK8、JUN、CASP3、MMP9、PTGS2、APP、HSP90AA1、PTPRC、KNG1、ICAM1、MAPK14、CCND1、MTOR、ESR1、PIK3CA、PIK3R1、NOS3、MMP2、VCAM1、BCL2L1 在咔唑类化合物抗炎作用过程中是核心靶点。

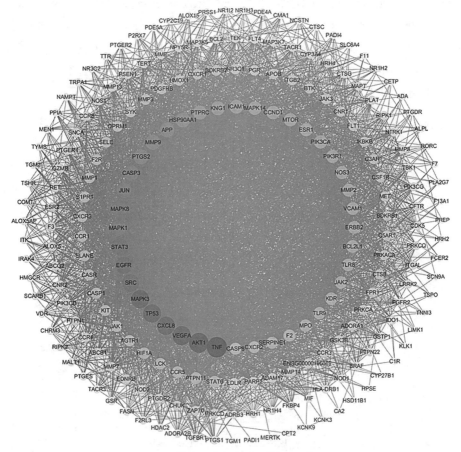

图 7-3　构建蛋白相关作用关系网络图

7.3.7 GO 功能与 KEGG 代谢通路

将 221 个共同靶点经 R 语言运行后 GO 分析选取生物学过程、细胞组分及分子功能 3 部分(图 7-4 至图 7-7)。交集基因集合,共富集到 2694 条生物学过程通路、112 条细胞组分表达过程和 147 个与分子功能相关的过程。

GO 结果显示,在 2694 条生物学过程通路中,排名靠前的主要包括 response to molecule of bacterial origin(58 个靶点)、response to lipopolysaccharide(57 个靶点)、leukocyte migration

（ 54 个靶点 ）、calcium ion homeostasis（ 49 个靶点 ）、cellular divalent inorganic cation homeostasis（ 48 个靶点 ）、cellular calcium ion homeostasis（ 48 个靶点 ）、positive regulation of response to external stimulus（ 47 个靶点 ）、positive regulation of cytokine production（ 47 个靶点 ）、positive regulation of protein serine/threonine kinase activity（ 43 个靶点 ）、regulation of inflammatory response（ 43 个靶点 ）、second-messenger-mediated signaling（ 43 个靶点 ）、regulation of cytosolic calcium ion concentration（ 42 个靶点 ）、regulation of MAP kinase activity（ 42 个靶点 ）、peptidyl-tyrosine modification（ 42 个靶点 ）、peptidyl-tyrosine phosphorylation（ 42 个靶点 ）、response to oxidative stress（ 41 个靶点 ）、positive regulation of establishment of protein localization（ 40 个靶点 ）、response to nutrient levels（ 40 个靶点 ）、positive regulation of cytosolic calcium ion concentration（ 40 个靶点 ）、ERK1 and ERK2 cascade（ 39 个靶点 ）、T cell activation（ 38 个靶点 ）、positive regulation of MAP kinase activity（ 38 个靶点 ）、regulation of ERK1 and ERK2 cascade（ 37 个靶点 ）、cell chemotaxis（ 37 个靶点 ）、epithelial cell proliferation（ 37 个靶点 ）。

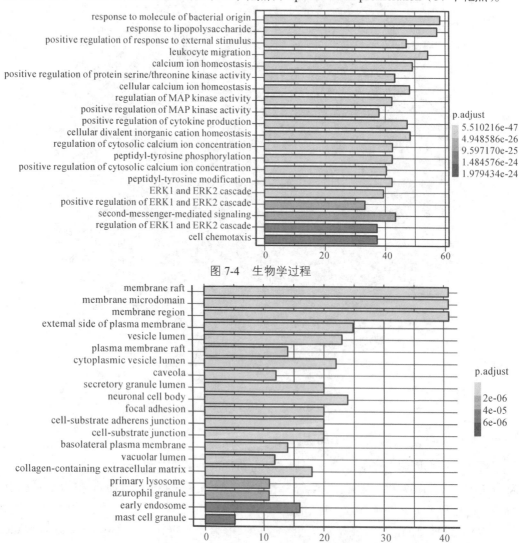

图 7-4　生物学过程

图 7-5　细胞组分

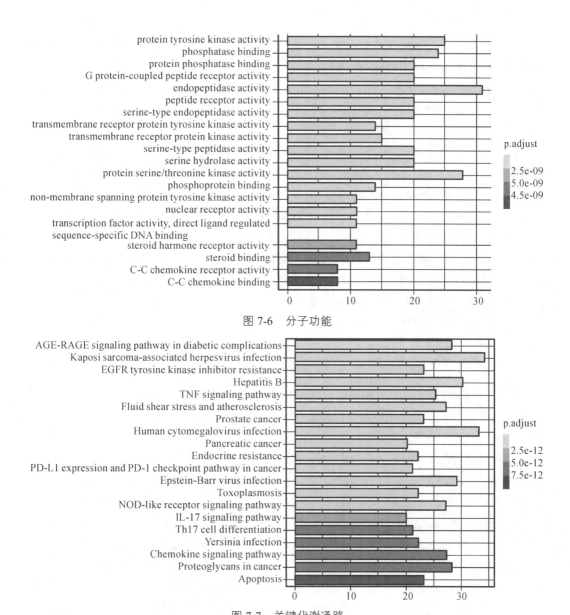

图 7-6 分子功能

图 7-7 关键代谢通路

在 112 条细胞组分表达过程中，主要涉及 membrane microdomain（41 个靶点）、membrane region（41 个靶点）、membrane raft（41 个靶点）、external side of plasma membrane（25 个靶点）、neuronal cell body（24 个靶点）、vesicle lumen（23 个靶点）、cytoplasmic vesicle lumen（22 个靶点）、secretory granule lumen（20 个靶点）、cell-substrate junction（20 个靶点）、focal adhesion（20 个靶点）、cell-substrate adherens junction（20 个靶点）、collagen-containing extracellular（18 个靶点）、matrix、presynapse（17 个靶点）、endosome membrane（17 个靶点）、apical part of cell（16 个靶点）、early endosome（16 个靶点）、plasma membrane raft（14 个靶点）、axon part（14 个靶点）、basolateral plasma membrane（14 个靶点）、nuclear envelope（14 个靶点）。

在 147 个与分子功能相关的过程中，主要有 protein tyrosine kinase activity（25/221）、 phosphatase binding、protein phosphatase binding（24/221）、G protein-coupled peptide receptor activity（20/221）、endopeptidase activity（20/221）、peptide receptor activity（31/221）、serine-type endopeptidase activity（20/221）、transmembrane receptor protein tyrosine kinase activity（20/221）、transmembrane receptor protein kinase activity（14/221）、serine-type peptidase activity（15/221）、serine hydrolase activity（20/221）、protein serine/threonine kinase activity（20/221）、phosphoprotein binding（28/221）、non-membrane spanning protein tyrosine kinase activity（14/221）、nuclear receptor activity（11/221）、transcription factor activity（11/221），direct ligand regulated sequence-specific DNA binding（11/221）、steroid hormone receptor activity（13/221）、steroid binding（8/221）、C-C chemokine receptor activity（8/221）。

将 221 个共同靶点经 R 语言运行后共得到 153 条 KEGG 通路，前 20 的结果形成 KEGG 功能富集的条形图。富集分析显示，四数九里香可以通过 TNF 信号通路（25 个靶点）、IL-17 信号通路（20 个靶点）、趋化因子信号通路（27 个靶点）、PI3K-Akt 信号通路（36 个靶点）、NF-κB 信号通路（19 个靶点）、HIF-1 信号通路（19 个靶点）、雌激素信号通路（21 个靶点）、Ras 信号通路（27 个靶点）等治疗多种炎症相关疾病。

7.4　结　论

药理研究证实四数九里香的精油、醇提物、水提物具有抗炎的作用，同时，吕海宁等[6]从醇提物中分离鉴定的咔唑生物碱化合物是抗炎活性的主要成分，因此研究和揭示四数九里香抗炎机制具有重要意义。

从化学结构角度上分析，化合物 Murradiate、Murradiol、1-methyl-3-propionylcarbazole、1-methoxy-3-ethylcarbazole、1-hydroxy-3-Propanyl-4-methylcarbazole、1-9-methoxycarbazole、mahembine、1-carboxymethylester-3-methylcarbazole、1-methoxy-3-methylcarbazole、1-methoxy-3-formylcarbazole、1-carboxymethylester-3-ethylcar-bazole 为简单咔唑类生物碱；Murradine A、Murradine B、Murradine C、Murradine D、Murradine E、Murradine F、Murradine G、Murradine H、Murradine I、Murradine J、Murradine K、3,3'-[oxybis(methylene)] bis(9-methoxy-9H-carbazole、chrestifoline A、bismurrayafolinol、chrestifoline D、Murrayaquinone A、Murrastifoline B 为咔唑生物碱二聚体；化合物 Murratrine A、Murratrine B 为咔唑生物碱三聚体；药理研究已经表明咔唑生物碱二聚体和三聚体在四数九里香抗炎作用中发挥作用；经过网络药理学分析显示化合物三聚体 Murratrine A，二聚体 Murradine A、Murradine C、Murradine H、Murradine K、chrestifoline A、bismurrayafolinol、chrestifoline D、3,3'-[oxybis(methylene)] bis(9-methoxy-9H-carbazole) 的潜在作用靶点数目分别为 100 个，而且与关键靶点的 degree 均大于 7，提示这些化合物可能与靶点结合，上调或者下调节蛋白表达，从而达到抗炎症的作用。

成分-炎症网络显示了四数九里香多成分、多靶点的抗炎症作用特点。蛋白相互作用网络图显示四数九里香基因蛋白之间是一个复杂交互的，并非"单独活动"，存在着相互关系。

将共同靶点经 GO 功能分析，共富集到 2694 条生物学过程通路、112 条细胞组分表达过程、147 个与分子功能相关的过程。GO 结果显示，在治疗炎症中涉及的生物学过程对细菌起源的分子应激反应、对脂多糖的应激、白细胞迁移、离子内稳态、细胞内二价无机阳离子稳态、对外部刺激反应的调节等；涉及的细胞组分有细胞膜区、膜微区、细胞质、细胞器、蛋白、酶、受体、离子；这些细胞组分在生物学过程中表现的分子功能相关归属为参与蛋白酪氨酸激酶活性、磷酸酶结合、G 蛋白偶联肽受体活性（20/221）、内肽酶活性（20/221）、肽受体活性，显示，四数九里香治疗炎症是一个复杂的过程。KEGG 通路显示，四数九里香可以通过 TNF 信号通路（25 个靶点）、IL-17 信号通路（20 个靶点）、趋化因子信号通路（27 个靶点）、PI3K-Akt 信号通路（36 个靶点）、NF-κB 信号通路（19 个靶点）、HIF-1 信号通路（19 个靶点）、雌激素信号通路（21 个靶点）、Ras 信号通路（27 个靶点）等治疗多种炎症相关疾病。

趋化因子广泛存在于炎症反应组织当中，起诱导炎症细胞趋向炎症组织参与免疫应答的作用[34]。研究表明，趋化因子在炎症细胞趋向炎症组织的过程中起了重要作用。通路图中显示，四数九里香咔唑生物碱可能是通过趋化因子信号通路中的 JAK-STAT 和 MAPK 信号通路，化合物作用靶点，上调 JAK2、JAK3、AKT1、PIK3CA、PIK3R1、MAPK1、SRC、IKBKB、PIK3CD、PIK3CG、GSK3B、MAPK3、ITK、STAT3 等基因发挥治疗作用，上调过程中涉及激活、抑制、解离、磷酸化等化学反应；除此之外，还发现 CXCR1、CXCR2、CXCR3、CCR1、CCR3、CCR4、CCR5、CCR8、BRAF、PRKCD、CXCL8、PRKACA、CHUK 新的基因参与到趋化因子代谢通路中。

炎症因子 TNF 在炎症反应中起核心作用已经被证实[35,36]。通路图中显示，四数九里香咔唑生物碱可能是通过 TNF 信号通路中经典通路 PI3K-Akt、MAPK、NF-KappaB 三条代谢通路来协调发挥治疗作用，化合物作用靶点，上调 AKT1、PIK3CA、MAPK1、MAPK3、TNF、MAPK3、CASP3、CASP8 等基因发挥治疗作用，上调过程中涉及激活、抑制、解离、磷酸化等化学反应；除此之外，还发现 MAP3K7、MAPK1、MAPK8、MMP9、MAPK14、IKBKB、MMP3、PIK3CDJUN、RIPK1、NOD2、ICAM1、MMP14、VCAM1、SELE、PIK3R1、PTGS2、MAP3K5、CHUK 新的基因参与到炎症因子代谢通路中。

PI3K-Akt 信号通路是介导多种生长因子促存活的重要通路[37]。通路图显示，四数九里香咔唑生物碱可能是通过 PI3K-Akt 信号通路中经典通路 mTOR、VEGF、MAPK、FoxO 代谢通路来协调发挥治疗作用，化合物作用靶点，上调 SYK、JAK1、JAK2、JAK3、HSP90AA1 VEGFA、PIK3R1 等基因发挥治疗作用，上调过程中涉及磷酸化等化学反应；除此之外，还发现 KDR、MET、TEK、AKT1、ERBB2、EGFR、MTOR、PIK3CA、MAPK1、CSF1R、FLT1、KIT、FLT4、IKBKB、PIK3CD、PIK3CG、GSK3B、MAPK3、F2R、BCL2、NTRK1、BCL2L1、CCND1、PRKCA、PDGFRB、FGFR2、TP53、NOS3、CHUK 新的基因参与到炎症因子代谢通路中。

综上所述，网络药理结果显示，四数九里香的 30 个咔唑生物碱化合物作用 221 个与炎症相关的基因靶点，治疗过程中涉及多种细胞组分、多种生物学过程和多种细胞功能，体现了四数九里香多成分-多靶点-多途径的作用特点，上述的预测结果进一步佐证了四数九里香抗炎症作用的结果；本书还对四数九里香咔唑生物碱抗炎症的基因类型、参与的生物化学反应类型进行归属，为后续验证研究奠定基础，同时，相关通路对四数九里香抗炎症机制的进一步研究提供了方向。相关化合物 Murratrine A、chrestifoline A、bismurrayafolinol、chrestifoline D、Murrayaquinone A、Murrastifoline B 的动物验证试验正在进行中。

参考文献

[1] DAI Y, LIANG X, LI X, et al. Comparative study on the chemical constituents of essential oil from *Murraya Tetramera* of various locality[J]. Acta Botanica Yunnanica, 1986, 8(4): 477-481.

[2] ZHENG G T, CHEN X Y, JIANG H A. Studies on the pharmacological action of *Murraya Tetramera*[J]. J Modern Applied Pharmacy in China, 1987, 12(5): 1-3.

[3] 毛长智, 黄蓓, 庾志斌. 四数九里香醇提物抗炎及镇痛作用研究[J]. 中国民族民间医药, 2011, 20（15）: 43-44.

[4] 毛长智, 庾志斌. 四数九里香水提物抗炎及镇痛作用研究[J]. 中国民族民间医药, 2011, 20（14）: 32-33.

[5] 黄蓓, 庾志斌. 四数九里香挥发油抗炎及镇痛作用研究[J]. 云南中医中药杂志, 2011, 32（8）: 74-75.

[6] LV H N, WEN R, ZHOU Y, et al. Nitrogen oxide inhibitory trimeric and dimeric carbazole alkaloids from *Murraya tetramera*[J]. Journal of Natural Products, 2015, 78(10): 2432-2439.

[7] HOPKINS A L. Network pharmacology: the next paradigm in drug discovery[J]. Nature Chemical Biology, 2008, 4(11): 682-690.

[8] LIU A L, DU G H. Network pharmacology: new guidelines for drug discovery[J]. Acta Pharmaceutica sinica, 2010, 45(12): 1472-1477.

[9] 周文霞, 程肖蕊, 张永祥. 网络药理学: 认识药物及发现药物的新理念[J]. 中国药理学与毒理学杂志, 2012, 26（1）: 6-11.

[10] 沈红波, 周一农, 郑杰, 等. 基于网络药理学葵花护肝片"多成分-多靶点-多通路"的作用机制研究[J]. 中国中药杂志, 2019, 44（7）: 1464-1474.

[11] GAO L, WANG X D, NIU Y Y, et al. Molecular targets of Chinese herbs: a clinical study of hepatoma based on network pharmacology[J]. Scientific Reports, 2016, 12(6): 24944-24949.

[12] GAO L, WANG K X, ZHOU Y Z, et al. Uncovering the anticancer mechanism of compound kushen injection against HCC by integrating quantitative analysis, network analysis and experimental validation[J]. Scientific Reports, 2018, 8(1): 624-629.

[13] RU J, LI P, WANG J, et al. TCMSP: a database of systems pharmacology for drug discovery from herbal medicines[J]. Journal of Cheminformatics, 2014, 6(1): 1-6.

[14] WU D, GAO Y, XIANG H, et al. Exploration into mechanism of antidepressant of Bupleuri radix based on network pharmacology[J]. Acta Pharmaceutica Sinica, 2018, 53(2): 210-219.

[15] SUN Z, ZUO L H, SHI Y Y, et al. Study on "component-target-pathway" of Guanxinshutong capsule in the treatment of coronary heart disease[J]. Journal of Chinese Pharmaceutical Sciences, 2019, 54(3): 41-48.

[16] ANTOINE D, OLIVIER M, VINCENT Z. Swiss Target Prediction: updated data and new

features for efficient prediction of protein targets of small molecules[J]. Nucleic Acids Research, 2019, 47(1-2): 357-364.

[17] TEICH N, MÖSSNER J, KEIM V, et al. Mutations of the cationic trypsinogen in hereditary pancreatitis[J]. Human Mutation, 1998, 12(1): 39-43.

[18] CHEN H, PENG X F, LI Y L, et al. Study on the mechanism of Simiao pill in treating rheumatoid arthritis based on network pharmacology[J]. Rheumatism and Arthritis, 2019, 008(008): 30-35.

[19] ZHEN L, MO J F, WU J Y, et al. Study on the anti-hyperlipidemia mechanisms and signaling pathways of traditional Chinese medicine *Polygonum cuspidatum* based on network pharmacology [J]. Chinese Journal of Clinical Pharmacology and Therapeutics, 2019, 24(10): 1107-1119.

[20] ZHANG J, LI B B, HUANG M Y, et al. Potential targets research of Shenqi Jiangtang Granules on Type 2 Diabetes based on network pharmacology[J]. Chinese Traditional and Herbal Drugs, 2019, 21(3): 267-276.

[21] 周永福, 陈鸿平, 陈林, 等. 四数九里香中的咔唑类生物碱成分及其细胞毒活性研究[J]. 天然产物研究与开发, 2019, 31（2）: 269-272.

[22] ELMASRI W A, HEGAZY M E F, MECHREF Y, et al. Pare structure-antioxidant and anti-tumor activity of *Teucrium polium* phytochemicals[J]. Phytochemistry Letters, 2016, 15: 81-87.

[23] LV H N, ZHOU Y, WEN R, et al. Murradiate and murradiol, two structurally unique heterodimers of carbazole-monoterpene and carbazole-phenylethanol from *Murraya tetramera*[J]. Phytochemistry Letters, 2016, 15: 113-115.

[24] 高耀, 高丽, 高晓霞, 等. 基于网络药理学的逍遥散抗抑郁活性成分作用靶点研究[J]. 药学学报, 2015, 50（12）: 81-87.

[25] 李敏瑶, 温晓雯, 黄海阳, 等. 黄芩汤治疗溃疡性结肠炎分子作用机制的网络药理学研究[J]. 中药新药与临床药理, 2020, 2（31）: 199-203.

[26] 卜雕雕, 苏卓, 张丹, 等. 基于网络药理学左金丸治疗胃溃疡的机制[J]. 中成药, 2019, 41（6）: 1264-1271.

[27] 李娜, 柳越冬, 李桂君, 等. 基于网络药理学的优化溃结方治疗溃疡性结肠炎的分子通路机理研究[J]. 中国临床药理学杂志, 2020, 36（4）: 231-235.

[28] 任莹璐, 曾紫凡, 王腾宇, 等. 芪参颗粒治疗心血管疾病的"成分-靶点调控网络"研究[J]. 中药材, 2017, 40（12）: 2960-2963.

[29] 郭丽君, 马晓昌. 基于网络药理学探讨参附养心汤治疗心力衰竭的作用机制[J]. 中西医结合心脑血管病杂志, 2020, 18（5）: 716-723.

[30] 钟子劭, 张望, 叶振昊, 等. 基于网络药理学探讨益气化瘀解毒方治疗慢性萎缩性胃炎的作用机制[J]. 中药药理与临床, 2019, 35（3）: 141-144.

[31] 吴丹, 高耀, 向欢, 等. 基于网络药理学的栀子豉汤抗抑郁作用机制研究[J]. 中草药, 2018, 49（7）: 1594-1602.

[32] 程肖蕊,周文霞,张永祥. 网络药理学实验研究相关技术[J]. 中国药理学与毒理学杂志，2012，26（2）：131-137.

[33] 左莉华，张晓坚，周霖，等. 基于网络药理学的血必净注射液治疗急性肺损伤作用机制研究[J]. 中草药，2018，49（15）：3541-3549.

[34] 张荣凯，叶志强，陈琰，等. 早期骨关节炎软骨下骨趋化因子信号通路的表达[J]. 中国组织工程研究，2013，17（11）：1925-1930.

[35] 高炳豪. TNF 在炎症中的作用[J]. 医师进修杂志，1999，22（11）：55-56.

[36] 田中秋，邓立普. TNF-α、IL-6 在全身炎症反应综合征表达的研究进展[J]. 蛇志，2008，20（4）：275-278.

[37] YU Z H, CAI M, XIANG J, et al. PI3K/Akt pathway contributes to neuroprotective effect of Tongxinluo against focal cerebral ischemia and reperfusion injury in rats[J]. J Ethnopharmacol, 2016, 181(1): 8-19.

8 转录组学揭示民族药四数九里香 抑制肿瘤细胞增殖作用机制

肿瘤疾病已成为影响居民健康水平和社会经济发展的重大疾病，其中肺癌是我国居民标化死亡率最高的癌症代表。由于肺癌所致的人体病理变化错综复杂，并且早期诊断不足，致使多数患者预后较差，加之西医放化疗、手术等治疗方法副作用明显，并且适应证有一定局限性。近年来，我国中医按"理、法、方、药"提出治则、治法和药物，有效解决这些难题。目前，中医药已经成为治疗肺癌的手段之一，并发挥着重要作用，从中药或民族药中寻找具有高效低毒抗肿瘤药物已成为研究的一个热点。项目通过阐明中药科学内涵和科技创新支撑民族药现代化发展，不断提高中医药对我国经济和社会发展的贡献率，巩固和加强我国在传统医药领域的优势地位，重点突破中医药传承和医学及生命科学创新发展的关键问题，弘扬中华民族优秀文化，为人类卫生保健事业做出新贡献。

四数九里香（*Murraya tetramera* Huang）是芸香科（Rutaceae）九里香属（*Murraya*）植物的一个种[1]，具有祛风解表，行气止痛，活血散瘀的功效[2,3]。现代药物化学研究表明，其主要含有咔唑生物碱、黄酮、香豆素等[4,5]化学成分。药理学研究表明，其具有镇痛[6,7]、抗炎[6,7]、抗肿瘤[8]等作用。

云南中医学院（现云南中医药大学的前身）制药厂将四数九里香叶的醇提取物和挥发油制成注射剂"肾得宁"[9,10]，用于治疗急慢性肾盂肾炎、急性肾小球肾炎、慢性肾炎等，并试用于治疗肺癌[11-13]。然而，关于四数九里香抑制肿瘤细胞增殖的药效物质基础不清、作用机制不明。为此，课题组采用冷浸渍法，以95%乙醇为提取溶剂，对采自云南省华宁县青龙镇的四数九里香进行提取、过滤、浓缩，制得浸膏；得到的浸膏再用温水溶解，采用不同极性溶剂依次进行萃取，制得不同极性部位；利用传统柱层析法对氯仿萃取部位进行分离和纯化；采用现代波谱技术及文献数据比对鉴定化合物的结构；并以 5 株肿瘤细胞为模型，采用 MTS 法研究了各化学成分的抑制增殖作用；采用网络药理学策略分析了化合物的作用肺癌细胞的可能靶点及机制。本章选取对肿瘤细胞抑制效果最好的化合物，进一步采用转录组学技术检测和分析这些化合物的作用靶点和机制，进一步揭示民族药四数九里香发挥药效作用分子机制。

8.1 实验材料

核磁共振仪（TMS 为内标、瑞士 Bruker 公司、400 MHz 型）；柱色谱用硅胶 GF254（200~300 目、青岛海洋化工公司）；葡聚糖凝胶 Sephadex LH-20，ODS2A（50 μm，日本

YMC/维美希公司）；二氧化碳培养箱（济南鑫贝西生物技术有限公司）；Illumina 因美纳 DNA 测序仪/基因测序仪[型号：NextSeq 550Dx，Illumina 因美纳（中国）科学器材有限公司]。实验用四数九里香于 2016 年 2 月采自云南省华宁县，经成都中医药大学陈新教授鉴定为芸香科九里香属四数九里香（*Murraya tetramera* Huang）的叶，植物标本（标本编号：20160122001）保存于重庆工业职业技术学院中医药物研究所；人肺癌细胞株 A549 购自中国科学院昆明植物所细胞库；Illumina Hiseq 2000 测序仪（美国，HiSeq2000）、Agilent 2200（OD260/280：1.8~2.2，RNA 28S：18S≥1.0；RIN≥7）。

8.2　实验方法

8.2.1　转录组学方法

本实验采用 illumina Hiseq 测序平台的双端测序模式对多个样本进行高通量测序，去除单细胞 SMARTER 建库接头，利用 FastQC 软件对预处理数据进行质量控制分析以及统计 Q20、Q30 的碱基比例。利用 STAR 软件将预处理序列与测序物种的参考基因组序列进行序列比对，比对参数要求设置为 -twopassMode Basic|-out SAM strand Field intronMotif|-alignSJstitch MismatchNmax 5 -1 5 5，其余为默认，采用 RSEQC 对比对情况进行统计。基于已知转录本在基因组上位置信息文件作为指导组装样本中的转录本，针对样本的 Reads 比对结果，利用 StringTie 软件过滤表达量等于 0 的转录本，再次将样本组装好的转录本进行组装。采用 gffcompare 与已知基因参考基因组位置信息的比较结果可以对 StringTie 组装转录本进行分类。针对 StringTie 组装的基因间隔预测的新转录本正链和反向互补链，利用 Transdecoder 程序基于马尔科夫模型原理预测转录本潜在蛋白编码区域（CDS），根据标准密码子表将编码区序列翻译成氨基酸序列，得到转录本中潜在编码的蛋白质序列，针对转录本潜在多个蛋白质序列，采取最长序列为新转录本的预测蛋白质序列。利用 Blastp 程序与 Uniprot-Swissprot 蛋白质序列数据库分别进行比对，Evalue 设置为 1E-3。比对结果中 Uniprot-Swissprot 蛋白质靶标序列的 GO 注释信息对新转录本的编码蛋白质序列进行 GO 功能分类注释。采用 KEGG 数据库对新转录本的编码蛋白质序列进行 KEGG Pathway 注释。采用 Interpro 数据库对新转录本的编码蛋白质序列进行蛋白质结构功能域预测。

针对所有样本采用 StringTie 软件统计已知基因的原始序列计数，已知基因的表达量计算采用 FPKM 计算度量指标（FPKM- Fragments Per Kilobase of transcript per Million fragments mapped）。采用 StringTie 计算样本 FPKM 表达量取 $\log_2(\text{FPKM}+1)$，基因的外显子长度定义为基因内部已知转录本的外显子非冗余区域的长度和，Mapped reads 定义为比对到参考基因组序列的序列对总数，进一步分析样本整体基因表达水平。利用 DESeq2 软件（满足 $|\log_2\text{FC}|\geq 1$ 和 P 值≤0.05）对不同样本组之间筛选差异表达基因。针对差异（目的）基因集（一般指差异表达基因、miRNA 或者 lncRNA 靶标基因、差异可变剪切基因、差异环状 RNA 来源基因等），采用 TopGO 软件进行 GO 功能分析，对全基因和目的基因集进行功能注释和归类，将全部基因作为背景列表，目的基因列表作为从背景列表中筛选出来的

候选列表，利用 Fisher 精确检验计算代表 GO 功能集在目的基因列表中是否显著富集的 *P* 值，再对 *P* 值经 Benjamini & Hoch berg 多重检验纠正后得到 FDR。目的基因集 KEGG 代谢途径分析方法与 GO 功能富集分析类似，针对这些基因进行 KEGG 数据库中 Pathway 的功能注释和归类[17]。

　　信使 RNA（mRNA）是一类由 DNA 的一条链作为模板转录而来的，携带遗传信息，能指导蛋白质合成的一类单链核糖核酸，通过对 PolyA 特征序列进行 mRNA 序列捕获和二代测序成为 mRNA 定量的常规手段，通过 mRNA 转录组测序，能够全面获得物种特定组织或器官的转录本信息，从而进行转录本结构研究、变异研究、基因表达水平研究以及全新转录本发现等研究。本实验采用 illumina Hiseq 测序平台的双端测序模式对多个样本进行高通量测序，如果是 SMARTER 建库则去除单细胞 SMARTER 建库接头，根据 illumina 测序数据的低质量分数集中于末端的分布特点，利用 Skewer 软件对测序数据从 3' 端动态去除接头序列片段和低质量片段，利用 FastQC 软件对预处理数据进行质量控制分析以及统计 Q20、Q30 的碱基比例。

　　转录组学研究实验、技术、数据分析流程见图 8-1 至图 8-3。

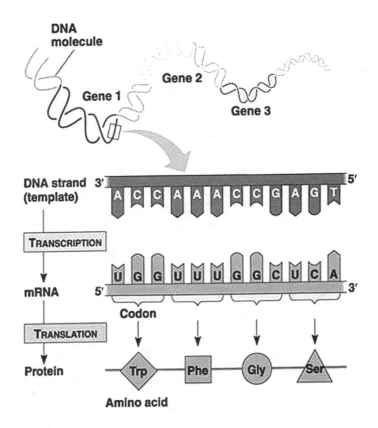

图 8-1　转录组学研究实验流程

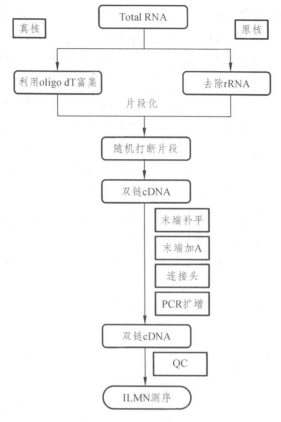

图 8-2　转录组学研究技术流程

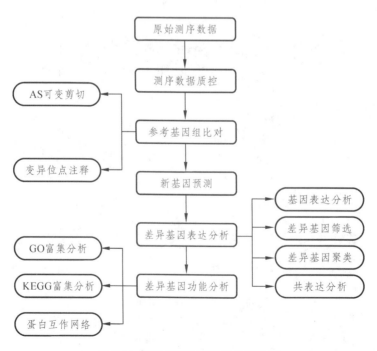

图 8-3　转录组学研究数据分析流程

转录本组装流程：针对每个样本，从 Reads 比对到参考基因组的结果利用 StringTie 软件基于已知转录本在基因组上位置信息文件作为指导组装样本中的转录本，过滤表达量等于 0 的转录本，分别将所有样本的 StringTie 组装好的转录本进行再次组装。StringTie 组装原理如下：首先从 BAM 比对结果识别 Spliced reads，这些序列可能是由于不同形式的 mRNA 剪切异构体（spliced isoforms）形成的，它们相互之间连通成 Splice Graph，每个节点（Node）表示 Exon，根据 Exon 区域和 Exon 之间连接区域序列覆盖深度信息构建最有可能的 mRNA 结构形式，用于评估其基因的表达量（count 值和 FPKM 值）情况。

针对 StringTie 组装转录本，采用 gffcompare 与已知基因参考基因组位置信息的比较结果可以对组装转录本进行分类。将已知基因间隔区域的新转录本（u）、新可变性剪切的转录本（j）、与已知多个外显子复杂重叠的转录本（o）、与已知内含子链特异完全匹配的转录本（i）、与已知外显子重叠的反义转录本（x）、与已内含子重叠的反义转录本（s），满足长度大于等于 200 bp 归类为候选新转录本。统计新转录本的外显子个数、转录本的开始位置与结束位置、转录本长度、对应的已知基因。根据 StringTie 组装转录本与已知基因对应关系，与已知基因转录本在参考基因组位置信息进行比较对基因结构的开始位置与结束位置进行优化（图 8-4）。

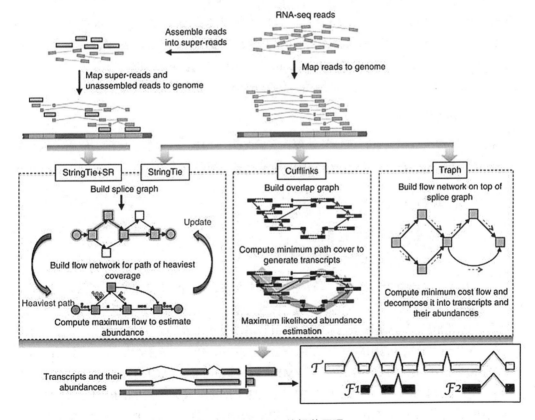

图 8-4 StringTie 的组装原理

整体基因表达水平比较分析：针对所有样本采用 StringTie 软件统计已知基因的原始序列计数，已知基因的表达量计算采用 FPKM 计算度量指标（FPKM- Fragments Per kilobase of transcript per Million fragments mapped）。FPKM 含义是以每百万比配成对序列每 1 kbp 长度做转录本表达量指标，其中转录本长度和总比配成对 read 数目用于归一化表达量数值。FPKM 计算公式为 FPKM=total fragments / mapped reads(millions) * exon length(kB)。采用 StringTie 计算各个样本 FPKM 表达量取 $\log_2(\text{FPKM}+1)$，基因的外显子长度定义为基因内部已知转录本的外显子非冗余区域的长度和，Mapped reads 定义为比对到参考基因组序列的序列对总数。根据各个基因 FPKM 表达量分别在[0-1]，[1-5]，[5-10]，[10-20]，[20-30]，[30-40]，[40-50]，[≥50]区间范围内统计每个样本中转录本个数并计算占有表达转录本总数比例，一般来说 FPKM≥0.1 表示转录本有表达。根据表达量画 Boxplot，PCA，Boxplot 图是利用数据中的五个统计量：最小值，第一四分位数（25%），中位数（50%），第三四分位数（75%）和最大值来描述数据的一种方法，它也可以粗略地看出数据是否具有对称性，分布的分散程度等信息。PCA 图是通过降维度的方式来看样本间的相似程度，样本用不同标号显示，样本距离越近，表示样本基因的表达趋势越接近。样本相关系数聚类图是通过计算样本间相关系数构建的层级聚类图。

8.2.2　细胞培养方法

取对数生长期的细胞，等量接种于培养液中，当细胞长至 60%时，根据 IC_{50} 值，于 3 株肿瘤细胞液（SMMC-7721、MCF-7、A-549）中加入含化合物 28、30、48 的培养液，分别孵育，同时设空白组（不加药物，其他的与实验组相同），每一份样品平行制备 3 份。静止培养 48 h 后，液氮淬灭，加入预冷 PBS 1 mL 后，用细胞刮板刮取细胞于 4.0 ℃，1500 r/min 离心 5.0 min，弃去上清液、获得细胞团，作为分析用样品[16]。

8.2.3　统计学方法

采用软件对所有数据进行统计学处理，实验结果用均数 ± 标准差表示，使用单因素方差分析组间均数差异性，$P<0.05$ 或 $P<0.01$ 为差异具有统计学意义。

8.3　结果与讨论

8.3.1　化合物 28 干预肝癌细胞

8.3.1.1　差异基因筛查结果

肝癌细胞经化合物 **28** 干预后，与空白组对比发现，实验组有 31203 个基因表达上调，48413 个基因表达下调，有近 20000 个基因存在差异，差异基因及其功能见表 8-1，差异基因火山图见图 8-5，差异基因蛋白质相互作用网络图见图 8-6。因差异基因数目较多，D 值排前的 50 个基因分别为 TRIM8、HACE1、EPHB2、PKMYT1、RBM42、TNNT1、SCYL1、TTC26、SNX2、DDX54、CHRNA7、CARMIL3、LINC01206、CACNB3、TAF1D、TRERF1、CDADC1、AC044860.1、PDE4C、ATP8B1、AKT2、GUK1、AMPD2、MORF4L2、CTNND1、BID、APOA2、SNHG8、PARP8、XYLT2、CACNA1D、PITRM1、TSPAN32、SLC35A5、RPH3A、RNF111、AMOTL2、GALNTL5、PACRG-AS3、L3MBTL1、REPS2、U2AF1L4、ECI2、NUP88、ZNF185、MAPK8IP3、AURKB、MINK1、NEK5、RAP1GAP、POLE。表明化合物 28 干预肝癌细胞后，抑制相关瘤的发生是一个多基因参与的过程。

表 8-1　化合物 28 干预肝癌细胞后得到的差异基因及其功能

GeneID	Symbol	description	chr	strand	longExonStart_0base
ENSG00000171206	TRIM8	tripartite motif containing 8	10	+	1.03E+08
ENSG00000085382	HACE1	HECT domain and ankyrin repeat containing E3 ubiquitin protein ligase 1	6	−	1.05E+08
ENSG00000133216	EPHB2	EPH receptor B2	1	+	22892880
ENSG00000127564	PKMYT1	protein kinase, membrane associated tyrosine/threonine 1	16	−	2973137
ENSG00000287550	—	—	6	−	1.65E+08
ENSG00000126254	RBM42	RNA binding motif protein 42	19	+	35633076
ENSG00000105048	TNNT1	troponin T1, slow skeletal type	19	−	55141856
ENSG00000142186	SCYL1	SCY1 like pseudokinase 1	11	+	65538269
ENSG00000105948	TTC26	tetratricopeptide repeat domain 26	7	+	1.39E+08
ENSG00000205302	SNX2	sorting nexin 2	5	+	1.23E+08
ENSG00000123064	DDX54	DEAD-box helicase 54	12	−	1.13E+08
ENSG00000175344	CHRNA7	cholinergic receptor nicotinic alpha 7 subunit	15	+	32111799
ENSG00000186648	CARMIL3	capping protein regulator and myosin 1 linker 3	14	+	24057945
ENSG00000242512	LINC01206	long intergenic non-protein coding RNA 1206	3	+	1.82E+08
ENSG00000167535	CACNB3	calcium voltage-gated channel auxiliary subunit beta 3	12	+	48826244
ENSG00000166012	TAF1D	TATA-box binding protein associated factor, RNA polymerase I subunit D	11	−	93733349
ENSG00000124496	TRERF1	transcriptional regulating factor 1	6	−	42232680
ENSG00000285269	—	—	9	−	96244328
ENSG00000102543	CDADC1	cytidine and dCMP deaminase domain containing 1	13	+	49259345
ENSG00000229212	AC044860.1	—	15	−	85207467
ENSG00000105650	PDE4C	phosphodiesterase 4C	19	−	18220402
ENSG00000081923	ATP8B1	ATPase phospholipid transporting 8B1	18	−	57674833
ENSG00000105221	AKT2	AKT serine/threonine kinase 2	19	−	40240044
ENSG00000143774	GUK1	guanylate kinase 1	1	+	2.28E+08
ENSG00000116337	AMPD2	adenosine monophosphate deaminase 2	1	+	1.1E+08

续表

GeneID	Symbol	description	chr	strand	longExonStart_0base
ENSG00000123562	MORF4L2	mortality factor 4 like 2	X	−	1.04E+08
ENSG00000198561	CTNND1	catenin delta 1	11	+	57791384
ENSG00000015475	BID	BH3 interacting domain death agonist	22	−	17739348
ENSG00000158874	APOA2	apolipoprotein A2	1	−	1.61E+08
ENSG00000269893	SNHG8	small nucleolar RNA host gene 8	4	+	1.18E+08
ENSG00000151883	PARP8	poly(ADP-ribose) polymerase family member 8	5	+	50834841
ENSG00000015532	XYLT2	xylosyltransferase 2	17	+	50357056
ENSG00000157388	CACNA1D	calcium voltage-gated channel subunit alpha1 D	3	+	53732814
ENSG00000107959	PITRM1	pitrilysin metallopeptidase 1	10	−	3143388
ENSG00000064201	TSPAN32	tetraspanin 32	11	+	2316575
ENSG00000138459	SLC35A5	solute carrier family 35 member A5	3	+	1.13E+08
ENSG00000089169	RPH3A	rabphilin 3A	12	+	1.13E+08
ENSG00000157450	RNF111	ring finger protein 111	15	+	59092512
ENSG00000114019	AMOTL2	angiomotin like 2	3	−	1.34E+08
ENSG00000106010	GALNTL5	polypeptide N-acetylgalactosaminyltransferase like 5	7	+	1.52E+08
ENSG00000225683	PACRG-AS3	PACRG antisense RNA 3	6	−	1.63E+08
ENSG00000185513	L3MBTL1	L3MBTL1, histone methyl-lysine binding protein	20	+	43536081
ENSG00000169891	REPS2	RALBP1 associated Eps domain containing 2	X	+	17025058
ENSG00000161265	U2AF1L4	U2 small nuclear RNA auxiliary factor 1 like 4	19	−	35744322
ENSG00000198721	ECI2	enoyl-CoA delta isomerase 2	6	−	4133548
ENSG00000108559	NUP88	nucleoporin 88	17	−	5387778
ENSG00000147394	ZNF185	zinc finger protein 185 with LIM domain	X	+	1.53E+08
ENSG00000138834	MAPK8IP3	mitogen-activated protein kinase 8 interacting protein 3	16	+	1743331
ENSG00000178999	AURKB	aurora kinase B	17	−	8207737

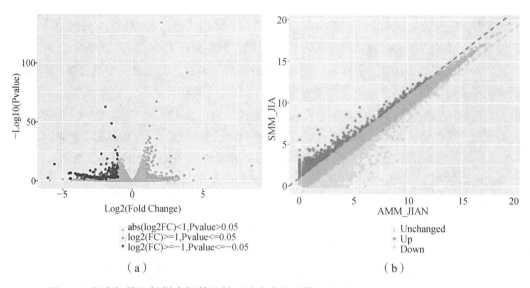

图 8-5　肝癌细胞两组样本间差异基因的火山图和散点图（Volcano_and_Scatter_Plot）

注：针对实验设计利用 DESeq2 软件对不同样本组之间筛选差异表达基因，满足|$\log_2$FC|≥1 和 P 值≤0.05 差异表达范围筛选两组之间的差异基因。

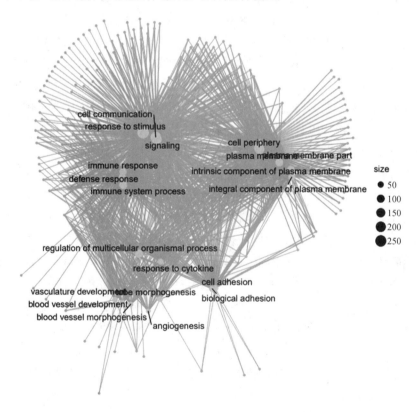

图 8-6　肝癌细胞差异基因之间蛋白质相互作用网络图

其中，基因靶点 AC044860.1、SNX2、LINC01206、ACO25171.2 的相关功能未搜索到。张慧玲[14]等采用 RT-PCR 检测细胞 TRIM8 表达水平，采用 CCK-8 法检测肝癌细胞的增殖能力，观察细胞克隆形成能力和侵袭能力。结果表明三结构域蛋白8（TRIM8）基因对肝癌细胞增殖，侵袭能力的影响及其机制可能是通过恢复 P53 抑癌活性，协同发挥抑癌作用。高增法[15]等研究表明 HACE1 不仅是一种重要的肿瘤抑制基因，通过介导细胞自噬，Rac1 的泛素化等多种作用机制发挥重要的肿瘤抑制作用，而且还涉及众多的生物学功能，在心脏保护，抗氧化应激和细胞学动力学等方面发挥着关键作用。HACE1 基因表达下调或突变在人类多种恶性肿瘤的发生、侵袭、转移等过程中扮演重要角色，且与预后密切相关。因此，HACE1 可能成为肿瘤治疗的一个新靶标，为恶性肿瘤的治疗提供新的方向和机遇。EphB2 是最大的酪氨酸蛋白激酶受体家族 Eph（erythropoietin-producing hepatoma cell line）中的一员。高云姝[16]等研究表明酪氨酸蛋白激酶受体（receptor of tyrosine kinase RTK）与肿瘤的发生及演变有着密切的关系，其与细胞内信号传导异常、在信号传导中的作用尤为重要。PKMYT1 是一个重要的癌基因，在多种实体肿瘤，如胃癌，卵巢癌和食管癌中，能促进肿瘤细胞的增殖，迁移和浸润，调控肿瘤细胞的周期分布并抑制其凋亡。张文博[17]等研究表明 PKMYT1 在 CRPC 组织中高表达，并与前列腺癌患者生存预后，肿瘤生化复发及恶性程度相关，是通过激活 AR 信号通路促进前列腺癌细胞的增殖，迁移和浸润，抗凋亡等。RBM42 是 RNA 结合模体蛋白家族成员之一，管小雪[18]等研究表明，RBM 蛋白家族的异常表达及功能失调与肝癌的发生发展密切相关，RBM19、RBM23、RBM34 和 RBM47 可能作为肾透明细胞癌分级、分期和预后的分子标志物[19]。相较于癌周正常组织，RBM19、RBM34 在肾透明细胞癌组织中上调，而 RBM23、RBM47 在肾透明细胞癌组织中下调。敲减 RBM19、RBM34 或过表达 RBM23、RBM47 抑制细胞的增殖、侵袭和迁移能力。而 RBM42 的分子机制及下游靶基因有待进一步的探究。邓浩[20]等采用免疫组织化学染色方法（IHC）检测患者病理样本及正常肺组织中 TNNT1 蛋白的表达，探讨肌钙蛋白 T1（TNNT1）在晚期非小细胞肺癌中的表达情况及其临床价值，结果表明 TNNT1 蛋白在晚期非小细胞肺癌中呈异常高表达，并与患者不良预后相关，是影响患者预后的独立危险因素。Stephanc[21]等研究表明 SCYL1 是一种感染动物细胞后可以同时表达 Cas9、目的基因 sgRNA 和 puromycin 抗性基因的慢病毒。Lenz D[22]等研究 SCYL1 基因双等位基因突变引起拥有属性周围神经病综合征、小脑萎缩、共济失调和反复发作的肝衰竭，结果表明 SCYL1 缺陷可引起复发性低 GGT 胆汁淤积性肝功能障碍，并伴有不同的神经表型，是新出现的导致肝病的先天性细胞内运输障碍中的一员。冯迪[23]研究了 TTC26 突变在小鼠中系统基因功能。结果表明 TTC26 突变小鼠出生后出现严重的脑积水，分析显示 TTC26 定位于纤毛上且在脑室管膜细胞高表达，分子机制研究发现 TTC26 蛋白与 IFT 蛋白和 RSPH 蛋白均有直接相互作用，提示我们 TTC26 在纤毛运输和纤毛运动中扮演着重要角色，TTC26 可能参与 Hedgehog 信号通路。Dardenne E[24]研究了 DDX5 和 DDX17 在肿瘤发展中的作用，研究发现 Ddx17 和 Ddx5 通过控制转录和剪接程序来促进肿瘤细胞的侵袭性，Ddx5 和 Ddx17 通过调节宏 H2A1 组蛋白的剪接来促进癌细胞侵袭性，而宏 H2A1 组蛋白又影响涉及肿瘤细胞侵袭性的基因的表达。张志文[25]在研究胰腺癌的分子遗传学、有效的临床治疗相关的潜在靶点时，发现基因差异最明显的 CARMIL3 和 MED12L，采用 qRT-PCR 技术证实 CARMIL3 和 MED12L 参与细胞外基质的形成及分泌、细胞间相互作用等生物学功能，这两个靶点可以通过参与多条信号通路

（IL2/STAT5 信号通路、TP53 信号通路）调控胰腺癌细胞（PCCs）的上皮间质转化（EMT）过程进而促进 PCCs 的增殖的迁移能力。伏玺[26]研究发现钙离子电压门控 3 亚基（Calcium Voltage-Gated Channel Auxiliary Subunit Beta 3，Cacnb3）参与骨骼的形成、钙离子调控相关；CACNB3 基因在成骨分化中表达上调，表明 Cacnb3 基因在细胞的成骨分化中可能具有促进作用，在脂肪分化中表达下调，且受去乙酰化酶抑制剂的严格调控。功能分析发现基因 Cacnb3 与钙离子调控相关，敲低 Cacnb3 会影响细胞内钙离子水平，Cacnb3 可能是通过钙离子通路调控细胞的成骨分化。基因 ANGPTL4，为血管生成索样蛋白 4（Angiopoietin-ike4,ANGPTI4），文献研究表明其主要参与了人体脂类和葡萄糖代谢的调控，对肿瘤血管的生成、生长、远处转移、抗失巢凋亡、调控氧化还原反应等方面发挥着重要作用[27]。

针对样本组间筛选的差异表达基因，采用对基因和样本进行双向层级聚类并且用热图（图 8-7）显示，聚类参数（Distance metric: pearson correlation; Linkage rule: Average Linkage）。针对样本量大于等于 6 个，差异基因并集采用 Mfuzz 聚类方法将表达模式分为 10 类。差异基因及其功能表省略。

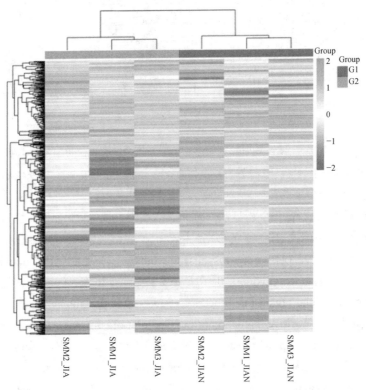

图 8-7　药物处理肝癌细胞基因和样本双向层级聚类热图

8.3.1.2　差异基因 GO 功能结果

按照 GO 功能富集分析的方法，利用 Fisher 精确检验计算代表 GO 功能集在目的基因列表中是否显著富集的 P 值，再对 P 值经 Benjamini & Hochberg 多重检验纠正后得到 FDR。采用 TopGO 软件对差异表达基因进行 GO 功能分析，差异基因列表进行 GO 功能富集分析结果图（图 8-8）。

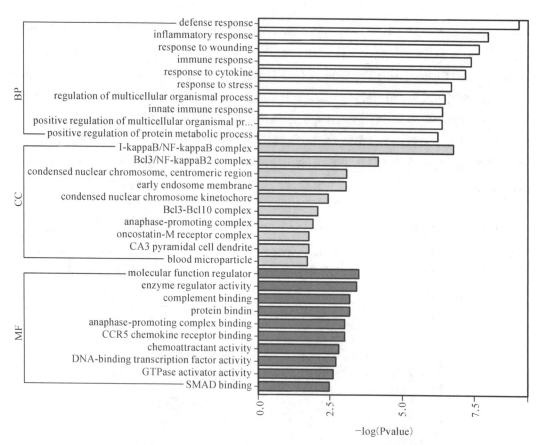

图 8-8　化合物 28 干预肝癌细胞后，差异基因 GO 功能分析结果（上调）

注：显著富集 GO 柱状图，根据 P 值小于等于 0.05 筛选显著富集 GO，每个 GO 分类下至多显示 10 个 GO，横坐标代表-$\log_{10}P$，纵坐标代表显著富集的 GO 名称。

　　经对差异基因集进行富集分析显示，差异表达基因上调 8521 个生物学过程（BP），显著富集在 499 个；P 小于等于 0.05 的 20 条主要为防御反应（defense response）、炎症反应（inflammatory response）、损伤应答（response to wounding）、免疫应答（immune response）、细胞因子反应（response to cytokine）、应激反应（response to stress）、多细胞生物过程调节（regulation of multicellular organismal process）、先天免疫反应（innate immune response）、多细胞生物过程正调节（positive regulation of multicellular organismal process）、蛋白质代谢正调节（positive regulation of protein metabolic process）、干扰素 γ 反应（response to interferon-gamma）、大分子代谢正调节（positive regulation of macromolecule metabolic process）、免疫系统反应（immune system process）、代谢正调节（positive regulation of metabolic process）、急性炎症反应（acute inflammatory response）、多细胞生物发育正调节（regulation of multicellular organismal development）、氮化合物代谢正调节（positive regulation of nitrogen compound metabolic process）、细胞代谢正调节（positive regulation of cellular metabolic process）、细胞蛋白质代谢正调节（positive regulation of cellular protein metabolic process）、细胞凋亡负调节（negative regulation of apoptotic process）、刺激反应正调节（positive regulation of response to stimulus）。

其中，生物学过程防御反应广泛存在于肝细胞癌变过程，是典型的癌细胞化生物学过程[28]，炎症反应（inflammatory response）是机体组织细胞通过 PRR 识别 PAMP/DAMP 后启动的由多个细胞、多种介质参与的免疫应答过程[29]。作为机体组织和细胞对损伤性因子的防御反应，炎症发挥三方面作用：① 把效应分子和效应细胞输送到感染部位，增强防御第一线免疫细胞对入侵病原体的杀伤；② 提供一个生理屏障，防止感染扩散；③ 加快损伤组织的修复。DNA 损伤应答（response to wounding）过程可通过影响肿瘤细胞周期，凋亡和 DNA 修复等重要生命活动，结果会导致肿瘤基因组的高度不稳定，与肿瘤的发生，发展密切相关，已有人[30]证实 DNA 损伤应答基因 XPC 表达缺陷在多种肿瘤的发生，发展中发挥重要的作用，进一步研究其表达缺陷的分子机制具有重要意义。在分析差异基因生物学过程时显著富集到。免疫应答（immune response）是机体免疫系统对抗原刺激所产生的以排除抗原为目的的生理过程，分为抗原识别、淋巴细胞活化、抗原清除三个阶段[31]。细胞因子应答（response to cytokine）是一类具有多种生物活性的蛋白质和糖蛋白，在体内受到内外环境的刺激而成为机体免疫应答的效应分子，又可作为与其他细胞间进行信息传递的网络因子而发挥多种生物效应，在治疗肿瘤中取得了很好的疗效[32]。多细胞生物过程调节（regulation of multicellular organismal process）与侵袭性癌细胞向周围组织扩张性生长的特性是一致的，荆志伟[33]等研究表明多细胞生物过程调节能通过分泌一些特殊物质或降解正常组织的防御屏障使得侵袭性乳腺癌细胞与周围细胞黏附，破坏正常的组织。

经过对差异基因集富集，差异基因集共富集到 385 条细胞组分（CC）表达过程中（上调），其中显著细胞组分有 281 条。P 值小于等于 0.05 的主要涉及 I-kappa B/nf-kappa B 复合体（I-kappa B/NF-kappa B complex）、Bcl3/nf-kappa b2 复合体（Bcl3/NF-kappaB2 complex）、浓缩核染色体（condensed nuclear chromosome）、着丝粒区（centromeric region）、早期内体膜（early endosome membrane）、浓缩核染色体动粒（condensed nuclear chromosome kinetochore）、Bcl3-Bcl10 复合体（Bcl3-Bcl10 complex）、后期促进复合体（anaphase-promoting complex）、抑制素-M 受体复合体（oncostatin-M receptor complex）、CA3 锥体细胞树突（CA3 pyramidal cell dendrite）、血微粒（blood microparticle）、肌球蛋白复合体（muscle myosin complex）、高密度脂蛋白（high-density lipoprotein paticle）、细胞外区（extracellular region）、浓缩染色体内动粒（condensed chromosome inner kinetochore）、PAM 复合体（PAM complex）、Tim23 相关输入运动（Tim23 associated import motor）、白细胞介素 6 受体复合体（interleukin-6 receptor complex）、激活素反应因子复合体（activin responsive factor complex）、细胞质（cytoplasm）、纺锤体中带（spindle midzone）。

NF-KB 是联结肝损伤、肝纤维化和肝细胞癌的重要桥梁[34]。孙丹妮[35]等研究发现 I-kappa B/nf-kappa B 复合体（I-kappa B/NF-kappa B complex）作为一种广泛存在的核转录因子，能参与机体的炎性反应、免疫应答、细胞凋亡及其他应激反应。NF-KB 激活是机体生理需要和防御反应的表现，但过度激活则促进肝损伤重症化及各种并发症发生，进一步可诱导肝纤维化以及肝细胞癌的发生[36]。靶向 NF-KB 信号途径对肝癌治疗和预防肝癌形成具有重要意义。另外、王瑞杰[37]等研究 NF-κB 作为机体炎症的重要信号通路时，还发现 nf-kappa B 复合体能参与风湿关节炎（RA）的发生与调控过程，诸多研究表明 NF-κB 等炎症信号通路在 RA 的发生，发展中起着重要的作用。

经对差异基因集富集，差异基因集共富集上调分子功能（MF）836 个，显著富集有 110 条，P 值小于等于 0.05 的 20 条为分子功能调节（molecular function regulator）、酶调节剂活性（enzyme regulator activity）、补体结合（complement binding）、蛋白质结合（protein binding）、后期促进复合物结合（anaphase-promoting complex binding）、CCR5 趋化因子受体结合（CCR5 chemokine receptor binding）、化学引诱物活性（chemoattractant activity）、DNA 结合转录因子活性（DNA-binding transcription factor activity）、GTP 酶激活剂活性（GTPase activator activity）、SMAD 结合（SMAD binding）、co-SMAD 结合（co-SMAD binding）、cAMP 应答元件结合（cAMP response element binding）、G 蛋白耦联受体结合（G protein-coupled receptor binding）、GTP 酶活性（GTPase activity）、核苷三磷酸酶调节剂活性（nucleoside-triphosphatase regulator activity）、内肽酶活性（endopeptidase activity）、吡哆胺磷酸氧化酶活性（pyridoxamine-phosphate oxidase activity）、C5a 受体结合（C5a anaphylatoxin chemotactic receptor binding）、C5L2 过敏毒素趋化受体结合（C5L2 anaphylatoxin chemotactic receptor binding）、食欲神经肽 QRFP 受体结合（orexigenic neuropeptide QRFP receptor binding），见图 8-9。

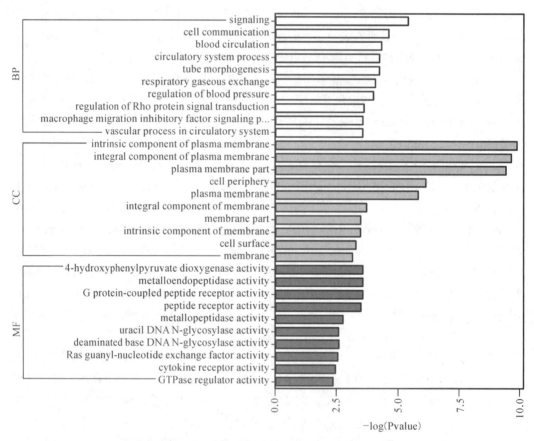

图 8-9　化合物 28 干预肝癌细胞后，差异基因 GO 功能分析结果（下调）

注：显著富集 GO 柱状图，根据 P 值小于等于 0.05 筛选显著富集 GO，每个 GO 分类下至多显示 10 个 GO，横坐标代表 $-\log_{10}P$，纵坐标代表显著富集的 GO 名称。

经对差异基因集进行富集分析，显示差异表达基因下调生物学过程（BP）3839 条，显著富集在 99 条，P 值小于等于 0.05 的 20 条，这些基因与肝癌细胞信号传导（signaling）、细胞间歇连接（cell communication）、血液循环（blood circulation）、循环系统过程（circulatory system process）、管道形态发生（tube morphogenesis）、呼吸气体交换（respiratory gaseous exchange）、血压调节（regulation of blood pressure）、Rho 蛋白信号转导调节（regulation of Rho protein signal transduction）、巨噬细胞移动抑制因子信号通路（macrophage migration inhibitory factor signaling pathway）、循环系统中的血管过程（vascular process in circulatory system）、神经递质转运调节（regulation of neurotransmitter transport）、血管发育调节（vasculature development）、血管生成调节白细胞稳态（leukocyte homeostasis）、神经递质转运正调节（positive regulation of neurotransmitter transport）、血管形态发生（blood vessel morphogenesis）、分泌调节（regulation of secretion）、全身动脉血压调节（regulation of systemic arterial blood pressure）、血管发育（blood vessel development）、Rho 蛋白信号转导（Rho protein signal transduction）、血压负调节（negative regulation of blood pressure）等生物学过程相关。

陈婷[38]等研究表明细胞信号传导（signaling），在肿瘤进展、侵袭、转移、化疗耐药等不良生物学行为中发挥作用，许多信号传导通路和生物信号分子参与了胃癌的生物学调控。细胞间歇连接（cell communication）是相邻细胞间进行物质和信息交换的跨膜蛋白通道结构，是细胞间隙连接通信的结构基础。王娟[39]等研究发现间隙连接在多种肿瘤中常发生异常改变，与肿瘤的发生、转移等密切相关。将间隙连接作为靶点设计抗癌新药物，将为肿瘤治疗提供新方向。隋延仿[40]等在探讨肝癌细胞间隙连接通信（GJIC）功能及其信号转导机制时，发现肝癌 SMMC-7721 细胞 GJIC 功能明显降低或消失，其发生原因可能有以下几点：① Cx32 蛋白表达缺失，细胞不能装配成功能性间隙连接通道；② 虽有 Cx43 蛋白表达，但 Cx43 蛋白被修饰，在酪氨酸位点上发生磷酸化，信号传导异常，显示其对细胞 GJIC 功能的抑制。得出肝癌细胞间隙连接通道缺陷、通信传输障碍以及细胞内信号传导异常可能是肝癌发生多步骤癌变过程中的重要分子机制之一。于兆进[41]等研究发现恶性上皮肿瘤在病程进展过程中，不断有新生血管形成，从而满足肿瘤细胞生长的养分需求，致使瘤体不断增大，并有肿瘤细胞脱离原发灶，随血液循环（blood circulation）转移至远隔组织，发生肿瘤转移，这是恶性上皮肿瘤的重要生物学行为特征。

经对差异基因进行富集分析，显示差异表达基因下调细胞组分（CC）581 条，这些基因与肝癌细胞的原生质膜固有成分（intrinsic component of plasma membrane）、质膜整体成分（integral component of plasma membrane）、质膜部分（plasma membrane part）、细胞外围（cell periphery）、血浆隔膜（plasma membrane）、膜整体（integral component of membrane）、膜成分（membrane part）、细胞面（cell surface）、膜（membrane）、MHC Ⅱ类蛋白复合物（MHC class Ⅱ protein complex）、披网格蛋白小泡（clathrin-coated vesicle）、前沿膜（leading edge membrane）、神经元投射膜（neuron projection membrane）、披网格蛋白内吞作用小泡（clathrin-coated endocytic vesicle）、披网格蛋白小泡囊泡膜（clathrin-coated vesicle membrane）、MHC 蛋白复合物（MHC protein complex）等细胞组分密切相关。

分析显示差异基因集共富集到下调分子功能（MF）861 个，显著富集有 107 条，这些基因与肝癌细胞的 4-羟苯丙酮酸双加氧酶活性（4-hydroxyphenylpyruvate dioxygenase activity）、金属内肽酶活性（metalloendopeptidase activity）、G 蛋白偶联肽受体活性（G protein-coupled peptide receptor activity）、肽受体活性（peptide receptor activity）、金属蛋白酶活性（metallopeptidase activity）、尿嘧啶 DNA *N*-糖基化酶活性（uracil DNA *N*-glycosylase activity）、脱氨碱 DNA *N*-糖基化酶活性（deaminated base DNA *N*-glycosylase activity）、Ras 鸟苷酸交换因子活性（Ras guanyl-nucleotide exchange factor activity）、细胞因子受体活性（cytokine receptor activity）、GTP 酶调节活性葡萄糖跨膜转运蛋白活性（GTPase regulator activity）、碳水化合物跨膜转运蛋白活性（Carbohydrate transmembrane transporter activity）、己糖跨膜转运蛋白活性（hexose transmembrane transporter activity）、GDP 结合（GDP binding）、细胞因子结合（cytokine binding）、单糖跨膜转运蛋白活性（monosaccharide transmembrane transporter activity）、鸟苷酸交换因子活性（guanyl-nucleotide exchange factor activity）、血红素转运蛋白活性（heme transporter activity）、蛋白酪氨酸激酶活性（protein tyrosine kinase activity）、核苷三磷酸酶调节剂活性（nucleoside-triphosphatase regulator activity）等分子功能密切相关，见图 8-10。

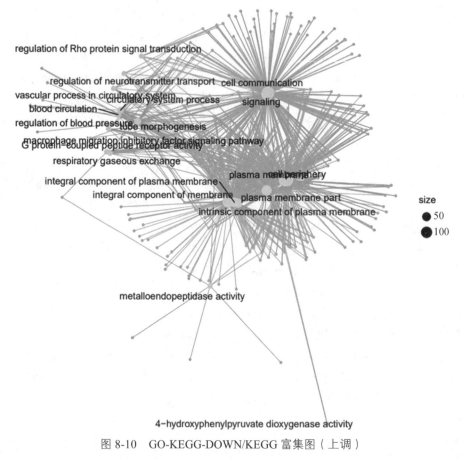

图 8-10　GO-KEGG-DOWN/KEGG 富集图（上调）

对 DEG 进行 GO 富集分析表明，在化合物 28 处理组的众多个差异基因中，参与化学刺激应答、蛋白代谢过程（特别是糖异生过程、蛋白水解）的基因显著富集，且该组中编码配体特异性转录因子的基因大量表达，这表明化合物 28 可以在转录水平上影响肝癌细胞，也解释了为什么用米安色林处理的差异基因数目是三组中最多的。

8.3.1.3 差异基因 KEGG 代谢通路

经 KEGG 分析，提示差异表达基因显著于神经活性配体-受体相互作用（Neuroactive ligand-receptor interaction）、红斑性狼疮（Systemic lupus erythematosus）、炎症性肠病（Inflammatiory bowel disease, IBD）、精氨酸和脯氨酸代谢（Arginine and proline metabolism）、碳水化合物的消化和吸收（Carbohydrate digestion and absorption）、ECM-受体相互作用（ECM-receptor interaction）、酗酒（Alcoholism）、花生四烯酸代谢（Arachidonic acid metabolism）等上调代谢通路。见图 8-11、图 8-12。

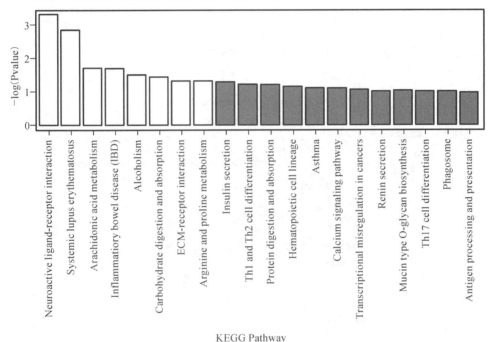

图 8-11 化合物 **28** 干预肝癌细胞后，差异基因 KEGG 通路分析结果

显著富集胰岛素分泌（Insulin secretion）、Th1 和 Th2 细胞分化（Th1 and Th2 cell differentiation）、蛋白质消化吸收（Protein digestion and absorption）、造血细胞谱系（Hematopoietic cell lineage）、哮喘（Asthma）、钙信号（Calcium signaling pathway）、癌症转录失调（Transcriptional misregulation in cancers）、肾素分泌（Renin secretion）、黏蛋白型 O-聚糖的生物合成（Mucin type O-glycan biosynthesis）、Th17 细胞分化（Th17 cell differentiation）、Phagosome、抗原加工和传递（Antigen processing and presentation）等下调代谢通路。

原发性肝细胞癌（HCC）是当今全球危及人类生命的恶性肿瘤之一，其发生、发展机制颇为复杂。抑癌基因治疗是众多基因疗法策略中的一种，它主要是利用能够抑制细胞生长并具有潜在抑癌功能基因群，来阻断癌基因表达或恢复抑癌基因功能，达到抑制肿瘤发展或恢复正常表型的一种基因治疗方法。但到目前为止，尚没有一种基因成为大多数 HCC 的主要抑制基因。因此，有必要研究新的抑癌基因来阐明肝癌的发病机制，并寻求行之有效的新靶点进行肝癌基因治疗。民族药作为我们中医药的重要组成部分，为人类健康不断地贡献着力量，本书采用民族药的单体化合物成分干预肝癌细胞之后，采用转录组学技术分析两组样本之间的差异表达基因集，该基因集将有望作为研究肝癌新的抑癌基因，用来阐明肝癌的发生、发展机制以及如何抑制其增殖的分子抑制，成为行之有效进行肝癌基因治疗的新靶点。

随着生物信息学技术（基因组学、表观基因组学、蛋白质组学、代谢组学、转录组学、微生物组学）的不断发展，为人类探索药（对）-成分-发挥疗效作用提供了技术支持，为人类在探索"药-病"对应、"药理-病理"统一方面架起一座桥梁。

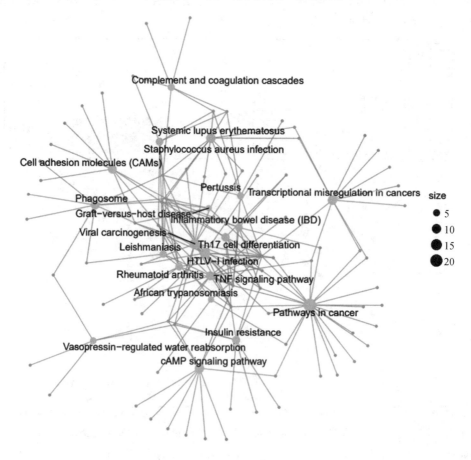

图 8-12　显著富集 KEGG 作用网络

8.3.2　化合物 30 干预乳腺癌细胞

8.3.2.1　差异基因筛查结果

经化合物 **30** 干预乳腺癌细胞后，实验组有 30095 个基因表达上调，45482 个基因表达下调。与空白组对比发现，实验组有近 3580 个基因存在差异，差异基因及其功能表省略，差异基因火山图见图 8-13。D 值排序前 50 个基因分别为 PTCRA、SEMA3B、FAM81B、CLINT1、TCF12、CDHR5、CAPNS1、AARSD1、TRIM28、DNAJC21、JAKMIP3、RANBP3、USP7、EPOR、CELF4、EP400、CARMIL3、FRY、TMEM57、CCDC138、LRRC75A-AS1、CATSPER2、RAD54B、LINC00575、TEP1、NNT、CCDC138、IL32、CPSF4、SPG7、SMPD4、

AKT2、NEO1、NR6A1、MYRIP、VNN3、SNHG8、CC2D2A、PARP8、AARSD1、FUK、GSS、C6orf48、SLC35A5、PMPCB、UBXN1、WDR45、RPH3A、MIB2、CBX7。乳腺癌细胞基因和样本双向层级聚类热图见图 8-14。表明化合物 30 干预乳腺癌细胞后，抑制相关瘤的发生是一个多基因参与的过程。

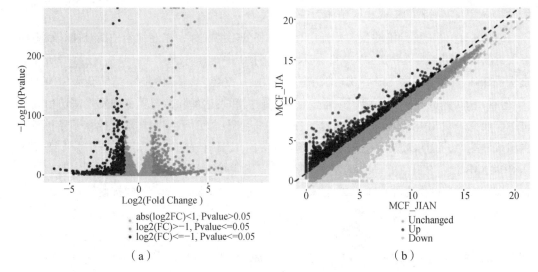

（a） （b）

图 8-13 两组样本间差异基因的火山图和散点图（Volcano_and_Scatter_Plot）

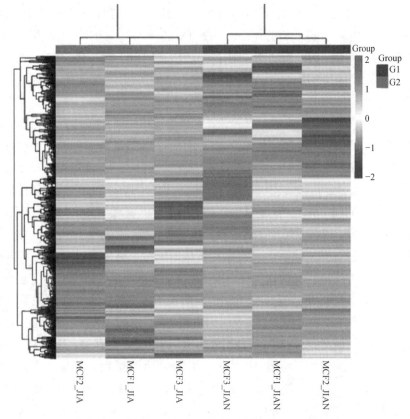

图 8-14 乳腺癌细胞基因和样本双向层级聚类热图

徐月梅[42]等在探讨滑膜素（synoviolin）在乳腺癌组织中的表达情况及其对乳腺癌细胞MCF-7 增殖和迁移能力的影响时，发现基因靶点 PTCRA 在乳腺癌组织中的表达水平明显低于相应癌旁组织；过表达能抑制乳腺癌细胞 MCF-7 的增殖和迁移能力；过表达滑膜素能抑制乳腺癌细胞 MCF-7 发生上皮-间质转化。表明靶点 PTCRA 在乳腺癌组织中低表达，可能与抑制乳腺癌细胞的迁移和增殖能力密切相关。

SEMA3B 是一种分泌性蛋白，蛋白有前体和分泌型两种，在癌细胞中能对神经细胞轴突发育发挥作用，能诱导胰腺癌[43]、乳腺癌[44]、肺癌[45]、食管癌[46]的凋亡。汤虹[46]研究了食管癌 3p 区域候选基因 SEMA3B 抑制癌细胞发生、侵袭、转移机制时，结果显示 SEMA3B（信号素 3B）基因在乳腺癌组织中常发生等位缺失和表达下调，与乳腺癌发生密切相关，进一步研究表明 SEMA3B 基因具有诱导食管癌细胞凋亡，导致细胞集落形成率下降和降低裸鼠成瘤能力，说明 SEMA3B 对恶性肿瘤细胞的生长具有强烈抑制作用。李广振[47]研究证实 SEMA3B 蛋白在肝细胞癌组织表达水平降低，与肿瘤发展、血管形成及预后密切相关，提示 SEMA3B 可作为评价预后的指标，同时可能是肝细胞癌患者新的抗血管治疗靶点。CLINT1 是一种与双向高尔基体到内体运输有关的货物特异性适配器，Schor S[48]等在研究 Numb 相关激酶调控的信号通路和细胞功能，揭示了在登革病毒（DENV）感染的早期和晚期对 BIKE 的需求时。发现 CLINT1 显著表达，研究表明 BIKE 在体外和细胞培养中都能催化苏氨酸 294 CLINT1 残基的磷酸化，CLINT1 磷酸化介导其与 DENV 非结构蛋白 3 的结合，并随后促进 DENV 的装配和出口。活细胞成像发现 CLINT1 与 DENV 颗粒共同作用，并参与介导 BIKE 在 DENV 感染中的作用，揭示了由未充分研究的 Numb 相关激酶 BIKE（CLINT1 调节机制）调节的细胞底物和途径，以及通过 BIKE 信号传导控制 DENV 感染，对宿主靶向抗病毒设计具有潜在的意义。转录因子 12（TCF12）为螺旋-环-螺旋（HLH）蛋白家族的一员，也称为 HEB 或 HTF4，具有 DNA 结合能力（E-box）。TCF12 蛋白被发现在许多组织中广泛表达，可以形成同源或异源二聚体。在功能上，TCF12 负责细胞的发育和分化，可以调节淋巴细胞、神经细胞的分化或间充质的发育，在多种人类肿瘤可能是癌基因或抑癌基因。陈清标[49]采用免疫组化法鉴定 TCF12 蛋白表达，通过体外和体内实验确定它在肿瘤细胞的增殖、迁移、侵袭和肿瘤生长的作用，对 TCF12 的表达与各种临床病理特征和预后的关系进行评估分析，探讨 TCF12 与前列腺癌的临床相关性。结果表明 TCF12 在前列腺癌发生、侵袭、转移中是一个重要的抑癌基因，抑制前列腺癌进展，并作为独立预测指标预测前列腺根治性切除后生化复发和转移的风险，有望通过检测前列腺癌组织中 TCF12 的表达水平，协助传统的临床病理指标更准确地区分低度恶性和高度恶性的前列腺癌，优化治疗方案。范新奇[50]等探究 CDHR5 的表达水平和肝癌之间的关系，研究表明 CDHR5 在 HCC 癌旁组织表达更多，在癌组织中表达较少，CDHR5 高表达组生存时间明显长于低表达组，提示肝癌的发生发展可能与 CDHR5 的缺失表达有关。王长庭[51]等探讨钙蛋白酶小亚基-1（CAPNS1）在胃癌组织中的表达相关性，研究表明 CAPNS1 在胃癌组织中表达上调，参与胃癌的发生和进展。Madeeha[52]等研究人类免疫缺陷病毒（HIV）的 Nef 蛋白促进病毒复制和进展为艾滋病，研究表明 Nef 蛋白具有对细胞内信号传导的作用，通过在外泌体中的分泌起作用，Nef 的表达增强了外泌体的分泌，这些外泌体可进入未感染的

CD4T 细胞, 导致凋亡死亡。他们鉴定了 Nef 表达细胞中的 AARSD1, 提示对于染色质修饰和基因表达是重要的, 在细胞凋亡和脂肪酸转运中起重要作用。章文[53]等研究 TRIM28 在乳腺癌中的表达及其预后价值, 结果表明分子分型 TRIM28 表达是影响乳腺癌总生存期的独立危险因子, TRIM28 在乳腺癌中高表达, 是预测乳腺癌不良预后的潜在生物标志物, 有望作为乳腺癌治疗的新靶点。Aslan D[54]等研究发现 DNAJC21 与遗传性骨髓衰竭综合征(IBMFS) 的一个亚型骨髓衰竭 3 型(BMFS3)(MIM: 617052) 致病变异体高度相关, 有一个新的移码变体, 表现为低血小板计数、畸形和卵巢发育不全, 研究儿童和成人患有持续性非进行性低血小板计数的 dNAJC21 变异体将有助于拓宽与基因相关的表型和基因型谱, 并阐明病理生理学。JAKMIP1 是最近表征的 JAKMIP1 蛋白家族的成员之一, 可能在细胞骨架重排、细胞极化、细胞内转运甚至细胞信号传导活动等多种程序中发挥作用, Okai I[55]研究了 JAKMIP1 在肿瘤中的蛋白质表达, 捕获它对一些肿瘤相关信号通路活动的影响, 表明 JAKMIP1 在肿瘤样本中高表达高于正常组织, 该蛋白的高表达可激活 Wnt 信号活性, 增强 β-连环蛋白的积累, 增强肿瘤细胞的增殖。RanBP3 是 Ran-结合蛋白 1 家族的核心成员, Englmeier[56]等研究了 RanBP3 在高等真核生物 CRM1 介导的蛋白输出中的作用, 研究表明 RanBP3 与 CRM1 直接相互作用, 与 CRM1 和 RanGTP 形成三聚体复合物, 可以稳定 CRM1 输出基质的相互作用。核 RanBP3 刺激透化细胞中 CRM1 依赖性蛋白的输出, 表明 RanBP3 通过一种新的机制作为辅因子在某些 CRM1 底物的识别和输出中起作用。遗传性骨髓衰竭综合征(IBMFS) 是由基因突变引起的。D'Amours G[57]等研究基因突变与遗传性骨髓衰竭综合征的临床特征关联, 发现参与核糖体生物合成的 DNAJC21 最近被认为与骨髓衰竭有关, 认为与 dNAJC21 相关的疾病构成了一个独特的 IBMFS, 具有特定于 dNAJC21 突变的额外特征。LINC02582 是乳腺癌放射治疗预后不良的标志物, 王栢耀[58]研究发现 USP7 可以与 LINC02582 蛋白结合, 促进 CHK1 蛋白的去泛素化, 提高 CHK1 的蛋白水平, 从而促进乳腺癌细胞的辐射抵抗, 过表达 USP7 可以增加 CHK1 的蛋白水平, 而抑制 USP7 则可以降低 CHK1 的水平, 促进乳腺癌细胞的辐射抵抗, 同时, USP7 还可以阻断 miR-200c 的辐射增敏作用。抗体 FAM81B、Clint1 的抑制作用及其机制未见报道, 其他基因不一一讨论。

对差异基因进行双向层级聚类, 针对筛选的差异表达基因用热图显示, 聚类参数(Distance metric: pearson correlation; Linkage rule: average linkage)。针对样本量大于等于 6 个, 差异基因并集采用 Mfuzz 聚类方法将表达模式分为 10 类。

针对目的基因集(差异表达基因), 采用 TopGO 软件进行 GO 功能分析, 对全基因和目的基因集进行功能注释和归类, 结果见图 8-15。

8.3.2.2 差异基因 GO 功能结果

按照 GO 功能富集方法, 利用 Fisher 精确检验计算代表 GO 功能集在目的基因列表中是否显著富集的 P 值, 再对 P 值经 Benjamini & Hochberg 多重检验纠正后得到 FDR。采用 TopGO 软件对差异表达基因进行 GO 功能分析, 差异基因列表进行 GO 功能富集分析结果见图 8-16。

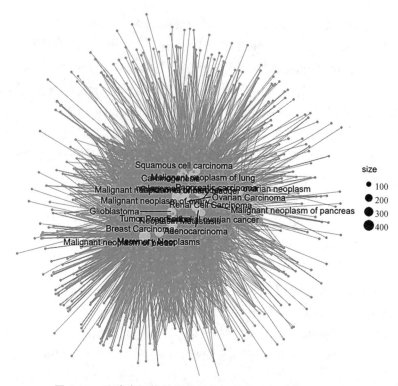

图 8-15   乳腺癌细胞差异基因之间蛋白质相互作用网络图

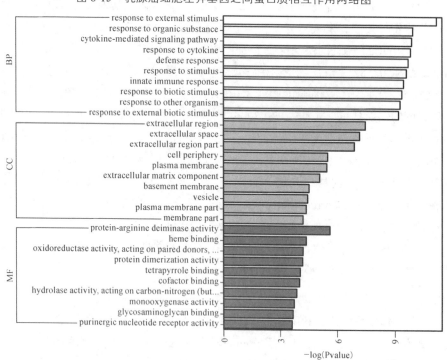

图 8-16   化合物 30 干预乳腺癌细胞后，差异基因 GO 功能分析结果（上调）

注：显著富集 GO 柱状图，根据 P 值小于等于 0.05 筛选显著富集 GO，每个 GO 分类下至
多显示 10 个 GO，横坐标代表 $-\log_{10}P$，纵坐标代表显著富集的 GO 名称。

经对差异基因集进行富集分析显示，差异表达基因上调24463个生物学过程（BP），显著富集在1263个；P值小于等于0.05的生物学过程有对外界刺激的反应（response to external stimulus）、对有机物的反应（response to organic substance）、细胞因子介导的信号通路（cytokine-mediated signaling pathway）、对细胞因子的反应（response to cytokine）、防御反应（defense response）、对刺激的反应（response to stimulus）、先天免疫反应（innate immune response）、对生物刺激的反应（response to biotic stimulus）、对外界生物刺激的反应（response to external biotic stimulus）、对其他生物的反应（response to other organism）、对化学刺激的细胞反应（cellular response to chemical stimulus）、免疫系统过程（immune system process）、对细胞因子刺激的细胞反应（cellular response to cytokine stimulus）、对化学（response to chemical）、免疫反应（immune response）、信号转导（signal transduction）、Ⅰ型干扰素信号通路（type Ⅰ interferon signaling pathway）、对Ⅰ型干扰素的细胞反应（cellular response to type Ⅰ interferon、signaling）、信号传导（signaling）、对先天免疫反应的调节（regulation of innate immune response）等。

经对差异基因集进行富集分析显示，差异表达基因上调3478条细胞组分（CC），显著富集在73个；P值小于等于0.05的细胞组分（CC）有细胞外区（extracellular region）、细胞外液（extracellular space）、胞外区（extracellular region part）、细胞周边（cell periphery）、质膜（plasma membrane）、细胞外间质成分（extracellular matrix component）、基底膜（basement membrane）、囊泡（vesicle）、质膜部分（plasma membrane part）、膜部分（membrane part）、含胶原的细胞外间质（collagen-containing extracellular matrix）、细胞外间质（extracellular matrix）、内膜系统（endomembrane system）、电压门控钙通道复合物（voltage-gated calcium channel complex）、质膜外侧（external side of plasma membrane）、胶原三聚体（collagen trimer）、膜（membrane）、核芳香烃受体复合物（nuclear aryl hydrocarbon receptor complex）、鸟苷酸环化酶复合物（guanylate cyclase complex）、可溶性（soluble）、胞外外泌体（extracellular exosome）。

差异基因集共富集到2154个与分子功能（MF）相关的过程中（上调），显著富集有181条，P值小于等于0.05为蛋白质-精氨酸脱亚胺酶活性（protein-arginine deiminase activity）、血红素结合活性（heme binding）、氧化还原酶活性（oxidoreductase activity），作用于配对供体（acting on paired donors）、以分子氧的掺入或还原（with incorporation or reduction of molecular oxygen）、还原黄素或黄素蛋白作为一个供体（reduced flavin or flavoprotein as one donor）、蛋白质二聚化活性（protein dimerization activity）、四吡咯结合活性（tetrapyrrole binding）、辅因子结合活性（cofactor binding）、水解酶活性（hydrolase activity），作用于碳氮（而非肽）键（acting on carbon-nitrogen (but not peptide) bonds）、单加氧酶活性（monooxygenase activity）、糖胺聚糖结合（glycosaminoglycan binding）、嘌呤能核苷酸受体活性（purinergic nucleotide receptor activity）、核苷酸受体活性（nucleotide receptor activity）、芳香化酶活性（aromatase activity）、β-半乳糖苷 α-2,3-唾液酸转移酶活性[beta-galactoside (CMP) alpha-2,3-sialyltransferase activity]、G蛋白偶联核苷酸受体活性（G protein-coupled nucleotide receptor activity）、G蛋白偶联嘌呤能核苷酸受体活性（G protein-coupled purinergic nucleotide receptor activity）、阿尔托酮还原酶（naDP）活性[aldo-keto reductase (NADP) activity]、嘌呤受体活性（purinergic receptor activity）、半胱氨酸型内肽酶活性（cysteine-type endopeptidase activity）、醇脱氢酶（NADP＋）活性[alcohol dehydrogenase (NADP+) activity]、缓激肽受体活性（bradykinin receptor activity）。见图 8-17、图 8-18。

　　差异基因集共富集生物学过程（BP）33407 条（下调），显著富集在 1224 个生物学过程中，P 值小于等于 0.05 的生物学过程主要涉及发育过程（developmental process）、细胞周期过程（cell cycle process）、细胞周期阶段（cell cycle phase）、DNA 复制（DNA replication）、生物学阶段（biological phase）、解剖结构发育（anatomical structure development）、细胞周期（cell cycle）、多细胞生物发育（multicellular organism development）、DNA 依赖性 DNA 复制（DNA-dependent DNA replication）、细胞分裂（cell division）、解剖结构形态发生（anatomical structure morphogenesis）、DNA 复制起始（DNA replication initiation）、细胞组成（cellular component organization）、系统发育（system development）、核分裂（nuclear division）、有丝分裂细胞周期阶段（mitotic cell cycle phase）、DNA 代谢（DNA metabolic process）、神经系统发育（nervous system development）、多细胞生物过程（multicellular organismal process）等。

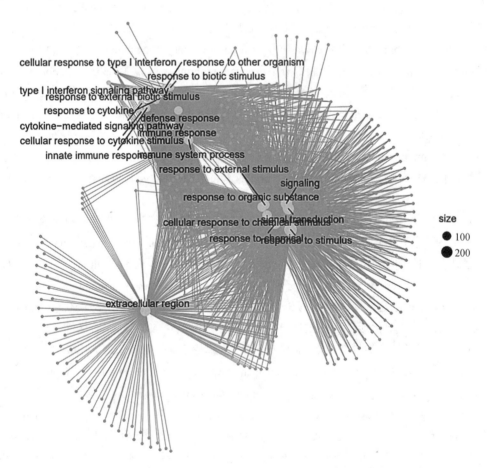

图 8-17　化合物 30 干预乳腺癌细胞后，差异基因 GO 功能显著富集相互作用网络图（上调）

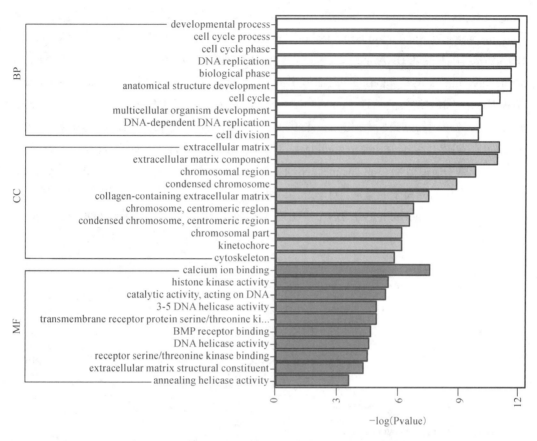

图 8-18　化合物 30 干预乳腺癌细胞后，差异基因 GO 功能分析结果（下调）

注：显著富集 GO 柱状图，根据 P 值小于等于 0.05 筛选显著富集 GO，每个 GO 分类下至多显示 10 个 GO，横坐标代表 $-\log_{10}P$，纵坐标代表显著富集的 GO 名称。

　　差异基因集共富集至 6261 条细胞组分（CC）表达过程中（下调），显著富集的细胞组分有 180 个，P 值小于等于 0.05 的条涉及细胞外间质（extracellular matrix）、细胞外间质（extracellular matrix component）、染色体区域（chromosomal region）、浓缩染色体（condensed chromosome）、含胶原蛋白的细胞外间质（collagen-containing extracellular matrix）、染色体（chromosome）、着丝粒区域（centromeric region）、浓缩染色体（condensed chromosome）、着丝粒区域（centromeric region）、染色体部分（chromosomal part）、着丝粒（kinetochore）、细胞骨架（cytoskeleton）、质膜部分（plasma membrane part）、细胞连接（cell junction）、浓缩染色体着丝粒（condensed chromosome kinetochore）、细胞周边（cell periphery）、超分子聚合物（supramolecular polymer）、超分子复合体（supramolecular complex）、细胞骨架部分（cytoskeletal part）、胶原蛋白三聚体（collagen trimer）、质膜（plasma membrane）。

　　差异基因集共富集至 5941 个与分子功能（MF）相关的过程中（下调），显著富集有 240 条，P 值小于等于 0.05 的为钙离子结合（Calcium ion binding）、组蛋白激酶活性（histone kinase activity）、催化活性（catalytic activity），作用于 DNA（acting on DNA）、3-5 DNA 解旋酶活

性（3-5 DNA helicase activity）、细胞表面受体蛋白丝氨酸/苏氨酸激酶结合（transmembrane receptor protein serine/threonine kinase binding）、BMP 受体结合（BMP receptor binding）、DNA 解旋酶活性（DNA helicase activity）、受体丝氨酸/苏氨酸激酶结合（receptor serine/threonine kinase binding）、细胞外间质结构成分（extracellular matrix structural constituent）、退火解旋酶活性（annealing helicase activity）、门控通道活性（gated channel activity）、离子门控通道活性（ion gated channel activity）、生长因子结合（growth factor binding）、阴离子结合（anion binding）、DNA 二级结构结合（DNA secondary structure binding）、离子通道活性（ion channel activity）、神经递质受体活性（neurotransmitter receptor activity）、电压门控离子通道活性（voltage-gated ion channel activity）、电压门控通道活性（voltage-gated channel activity）、DNA 依赖性 ATP 酶活性（DNA-dependent ATPase activity）。见图 8-19。

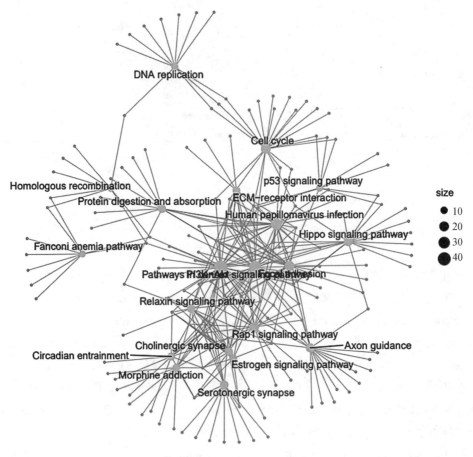

图 8-19 GO-KEGG-DOWN/KEGG 富集图（下调）

8.3.2.3 差异基因 KEGG 代谢通路结果

化合物 **30** 干预后，乳腺癌细胞差异基因的信号通路结果见图 8-20、图 8-21。

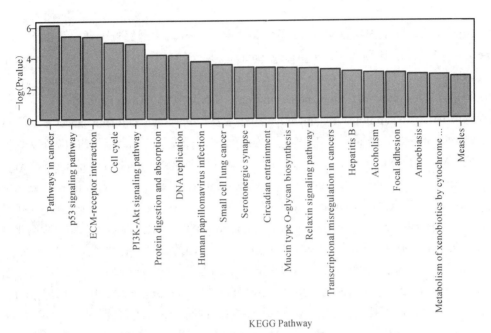

图 8-20　显著富集 KEGG 柱状

注：显著富集 KEGG pathway 柱状图，横坐标代表显著富集的 KEGG pathway 名称，纵坐标代表 $-\log_{10}P$。纵坐标越显著表示该 Pathway 越富集显著，红色柱表示显著的 Pathway 通路（P 值<=0.05），蓝色柱表示不显著的 pathway 通路。

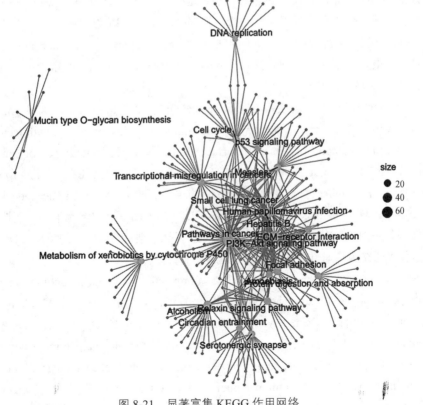

图 8-21　显著富集 KEGG 作用网络

经分析，差异基因集富集到 78 条代谢通路，显著富集通路癌变通路（Pathways in cancer）、p53 信号通路（p53 signaling pathway）、ECM 受体相互作用（ECM-receptor interaction）、细胞周期（Cell cycle）、PI3K-Akt 信号通路（PI3K-Akt signaling pathway）、蛋白质消化吸收（Protein digestion and absorption）、DNA 复制（DNA replication）、人类乳突病毒感染（Human papillomavirus infection）、小细胞肺癌（Small cell lung cancer）、5-羟色胺能突触（Serotonergic synapse）、昼夜节律夹带（Circadian entrainment）、黏蛋白型 O-聚糖生物合成（Mucin type O-glycan biosynthesis）、松弛素信号通路（Relaxin signaling pathway）、癌症转录失调（Transcriptional misregulation in cancers）、乙型肝炎（Hepatitis B）、酒精中毒（Alcoholism）、焦点黏附（Focal adhesion）、变态反应（Amoebiasis）、细胞色素 p450 对异生素代谢（Metabolism of xenobiotics by cytochrome P450）等代谢通路上。结果表明化合物 30 干预乳腺癌细胞后，抑制相关瘤的发生是一个多代谢通路参与的过程。

Pathways in cancer 代谢通路为细胞纤维连接蛋白-1、成纤维细胞生长因子蛋白-2、肌醇三磷酸受体蛋白-2、基质金属蛋白酶-2、小窝蛋白-2、Wnt 家族成员 2B、小窝蛋白-1、卷曲类受体-8、MYC 原癌基因、血小板反应蛋白-1、透明质酸、胶原蛋白 XXI-1 链、Fas 受体、Wnt 家族成员 5B、Wnt 家族成员 5A、Wnt 家族成员 16、TIMP 金属蛋白酶抑制剂-3、肝素结合 EGF 样生长因子造血细胞特异性 Lyn 底物-1、整合素亚基-β3、基底膜聚糖、AKT-丝氨酸/苏氨酸激酶-3、肿瘤坏死因子-α 蛋白、细胞周期蛋白依赖性激酶抑制剂-1A、蛋白激酶-Cγ、Wnt 家族成员 4、lumican、glypican 3 等蛋白调控。兰明[59]等在探讨蜘蛛香总黄酮对肝癌 H22 小鼠抗肿瘤作用及对 pathways in cancer 的影响时，发现 pathways in cancer 的信号转导可能与调节蜘蛛香总黄酮抗肝癌活性作用机理相关。褚飞[60]等通过对乳腺癌数据进行综合分析，寻找在乳腺癌中差异表达的基因，结果表明 pathways in cancer 代谢通路在乳腺癌中发挥着重要的作用，多种差异表达基因与乳腺癌预后相关，可能成为潜在的乳腺癌诊断标志物和治疗信号通路。

p53 signaling pathway 代谢通路由 tumor protein p73、checkpoint kinase 1、serpin family E member 1、cyclin E2、sestrin 2、cyclin dependent kinase 2、insulin like growth factor binding protein 3、thrombospondin 1、Fas cell surface death receptor、zinc finger matrin-type 3、checkpoint kinase 2、ribonucleotide reductase regulatory subunit M2、BCL2 binding component 3、serpin family B member 5、cyclin dependent kinase inhibitor 1A、cyclin dependent kinase 1、growth arrest and DNA damage inducible alpha、CD82 molecule 等细胞因子进行调控。邝中淑[61]研究发现，基因 SASH1 表达与 p53 正相关，基因对乳腺癌细胞增殖的抑制作用是通过调节 p53 信号通路大道对乳腺癌细胞增殖起调节作用。

ECM-receptor interaction 代谢通路由因子 fibronectin 1、integrin binding sialoprotein、collagen type Ⅳ alpha 4 chain、laminin subunit gamma 2、collagen type Ⅵ alpha 2 chain、collagen type Ⅵ alpha 1 chain、synaptic vesicle glycoprotein 2B、collagen type Ⅳ alpha 2 chain、collagen type Ⅱ alpha 1 chain、thrombospondin 1、vitronectin、laminin subunit alpha 3、glycoprotein Ⅰ b platelet alpha subunit、collagen type Ⅸ alpha 2 chain、integrin subunit beta 3、heparan sulfate proteoglycan 2、laminin subunit beta 1、collagen type Ⅸ alpha 3 chain、collagen type Ⅳ alpha 3 chain、collagen type Ⅳ alpha 1 chain 调节。葛沙沙[62]等研究乳腺癌相关基

因表达谱分析及其临床预后研究，结果表明细胞外基质受体相互作用（ECM-receptor interaction）是乳腺癌细胞 ZBTB16 高表达通路，ZBTB16 高表达是乳腺癌病人远期生存预后的危险因素。该蛋白与通路可作为乳腺癌指导诊断，预测预后及评估治疗方案的有效指标。

Cell cycle 代谢通路由 cyclin A1、protein kinase, membrane associated tyrosine/threonine 1、TTK protein kinase、minichromosome maintenance complex component 6、origin recognition complex subunit 1、cyclin A2、checkpoint kinase 1、minichromosome maintenance complex component 2、cyclin E2、E2F transcription factor 2、tyrosine 3-monooxygenase/tryptophan 5-monooxygenase activation protein beta、minichromosome maintenance complex component 5、cyclin dependent kinase 2、cell division cycle 25C、MYC proto-oncogene, bHLH transcription factor、cell division cycle 7、cyclin dependent kinase inhibitor 2C、cyclin dependent kinase inhibitor 1C、RB transcriptional corepressor like 1、checkpoint kinase 2、cell division cycle 6、cyclin dependent kinase inhibitor 1A、cyclin dependent kinase 1、growth arrest and DNA damage inducible alpha、cell division cycle 45 等因子调控。

PI3K-Akt signaling pathway 代谢通路由 fibronectin 1、integrin binding sialoprotein、protein kinase N3、G protein subunit gamma 7、collagen type Ⅳ alpha 4 chain、laminin subunit gamma 2、angiopoietin 1、fibroblast growth factor 2、interleukin 6、colony stimulating factor 3 receptor、neurotrophic receptor tyrosine kinase 2、serum/glucocorticoid regulated kinase 1、lysophosphatidic acid receptor 5、fibroblast growth factor receptor 4、Janus kinase 2、collagen type Ⅵ alpha 2 chain、G protein subunit beta 4、ephrin A2、collagen type Ⅵ alpha 1 chain、cyclin E2、interferon beta 1、tyrosine 3-monooxygenase/tryptophan 5-monooxygenase activation protein beta、cyclin dependent kinase 2、protein phosphatase 2 regulatory subunit Bbeta、fms related tyrosine kinase 4、MYC proto-oncogene, bHLH transcription factor、collagen type Ⅳ alpha 2 chain、collagen type Ⅱ alpha 1 chain、thrombospondin 1、DNA damage inducible transcript 4、vitronectin、laminin subunit alpha 3、interleukin 6 receptor、MYB proto-oncogene, transcription factor、BCL2, apoptosis regulator、cAMP responsive element binding protein 3 like 1、collagen type Ⅸ alpha 2 chain、integrin subunit beta 3、protein phosphatase 2 regulatory subunit Bbeta、fibroblast growth factor 5、G protein subunit gamma 4、AKT serine/threonine kinase 3、laminin subunit beta 1、platelet derived growth factor C、erythropoietin receptor、cyclin dependent kinase inhibitor 1A、collagen type Ⅸ alpha 3 chain、collagen type Ⅳ alpha 3 chain、collagen type Ⅳ alpha 1 chain、protein kinase AMP-activated catalytic subunit alpha 2、Janus kinase 3 等因子调控。刘娟妮[63]等研究表明，PI3K/AKT 信号转导通路中 PTEN、PI3K、AKT 蛋白在乳腺癌中的表达及其与疾病发生发展极度相关，PI3K/AKT 信号通路可能参与了乳腺癌的发生与发展，TEN 蛋白表达缺失导致 AKT、PI3K 蛋白的过度表达。PI3K、PTEN、AKT 蛋白表达的检测可能有助于预测乳腺癌的预后。

多个反应体参与通路过程，即 ECM proteoglycans、NCAM1 interactions、Signaling by PDGF、Non-integrin membrane-ECM interactions、Activation of the pre-replicative complex、G1/S-Specific Transcription、Assembly of collagen fibrils and other multimeric structures、Integrin cell surface interactions、Collagen chain trimerization、Extracellular matrix organization、

Homologous DNA Pairing and Strand Exchange、Collagen biosynthesis and modifying enzymes、Unwinding of DNA、Activation of ATR in response to replication stress、Resolution of D-loop Structures through Synthesis-Dependent Strand Annealing (SDSA)、Collagen degradation、Resolution of D-loop Structures through Holliday Junction Intermediates、Meiotic recombination、Interleukin-4 and Interleukin-13 signaling、HDR through Homologous Recombination (HRR)、p53-Dependent G1 DNA Damage Response、Laminin interactions、Anchoring fibril formation、Senescence-Associated Secretory Phenotype (SASP)、DNA Damage/Telomere Stress Induced Senescence、TP53 Regulates Transcription of Death Receptors and Ligands、Transcriptional regulation of granulopoiesis、Processing of DNA double-strand break ends、G1-TP53 Regulates Transcription of Genes Involved in G1 Cell Cycle Arrest、Phosphorylation of proteins involved in the G2/M transition by Cyclin A:Cdc2 complexes、Interferon alpha/beta signaling、Presynaptic phase of homologous DNA pairing and strand exchange、NGF-stimulated transcription、Assembly of the pre-replicative complex、Condensation of Prometaphase Chromosomes、DNA methylation、Deposition of new CENPA-containing nucleosomes at the centromere、RAF/MAP kinase cascade、Condensation of Prophase Chromosomes、Resolution of Sister Chromatid Cohesion、Regulation of TP53 Activity through Phosphorylation、G2/M DNA damage checkpoint、Crosslinking of collagen fibrils、Molecules associated with elastic fibres、Smooth Muscle Contraction、Amplification of signal from unattached kinetochores via a MAD2 inhibitory signal、Chk1/Chk2(Cds1) mediated inactivation of Cyclin B:Cdk1 complex、Mitotic Prometaphase、RNA Polymerase I Promoter Opening。反应体之间的相互作用网络见图 8-22 至图 8-24。

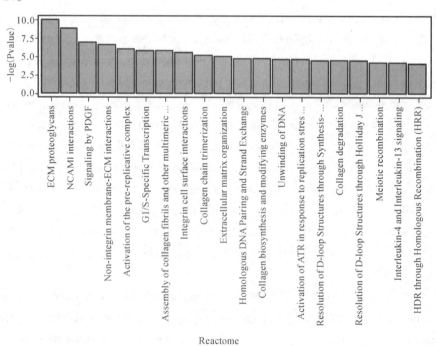

图 8-22   反应体 GO_KEGG/Reactome_enrichment_Pvalue_Barplot

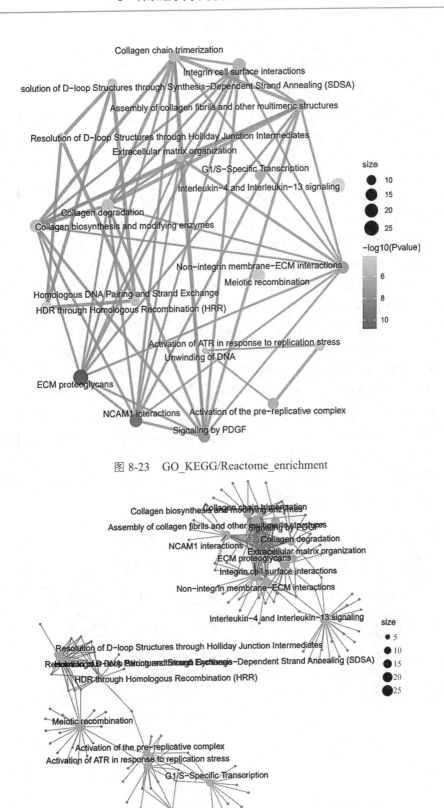

图 8-23　GO_KEGG/Reactome_enrichment

图 8-24　GO_KEGG/Reactome_enrichment_Reactome2Symbol_网络图

8.3.3 化合物 48 干预肺癌细胞

8.3.3.1 差异基因筛查结果

经化合物 **48** 干预肺癌细胞后，与空白组对比发现实验组有 30 095 个基因表达上调，45 482 个基因表达下调，实验组有近 20 000 个基因存在差异，差异基因及其功能表省略，差异基因火山图见图 8-25，差异基因蛋白质相互作用网络图见图 8-26。但 D 值靠前的 50 个基因靶点有所不同。由于差异基因数目较多，故选取 D 值排序前 50 个基因分别为 EPHB2、PKMYT1、LINC00511、ACSL4、FAM81B、TCF12、CBARP、RBBP8、WDR45、SOX2-OT、PTPN7、SIGLEC10、GRIN1、DNAJC21、LINC00635、TNNT1、NCOR2、POU2F2、SCYL1、USF2、TTC26、ZNF618、OR8J3、ESRRA、UBA52、RABGAP1、ADGRG1、ORC3、TAF1D、THRB、ZNF195、RIOK3、ANKRD20A7P、MROH8、RASA4、ZC3H13、C19orf44、THY1、STRA6、LINC00575、DNASE1、ZBTB7C、TIA1、ATP10A、HDLBP、RBM26-AS1、SEC62、HAUS4。表明化合物 48 干预肺癌细胞后，抑制相关瘤的发生是一个多基因参与的过程。

其中，靶点 EPHA2 基因能编码人体蛋白质 EPH 受体 A2（肝配蛋白 A 型受体 2），属于蛋白质-酪氨酸激酶家族的肝配蛋白受体亚家族，EPH 和 EPH 相关受体与介导发育事件有关，特别是在神经系统中。EPH 亚家族中的受体通常具有单个激酶结构域和含有富含 Cys 的结构域和 2 个纤连蛋白Ⅲ型重复的细胞外区域。基于其细胞外结构域序列的相似性和它们对结合肝配蛋白-A 和肝配蛋白-B 配体的亲和力，将肝配蛋白受体分成两组。该基因编码结合肝配蛋白-A 配体的蛋白质。刘辉[64]等研究 EphA2 基因在胃癌组织中表达的生物学意义及与细胞凋亡、增殖的关系，结果表明 EphA2 在胃癌组织中表达明显上调，可抑制细胞凋亡，促进细胞增殖，在胃癌的发生发展中发挥重要作用，其机制与 EphA2 mRNA 的转录异常无关，而可能是其翻译水平上调或蛋白质稳定性增高所致。

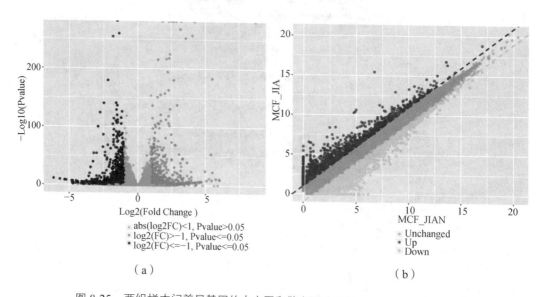

（a） （b）

图 8-25 两组样本间差异基因的火山图和散点图（Volcano_and_Scatter_Plot）

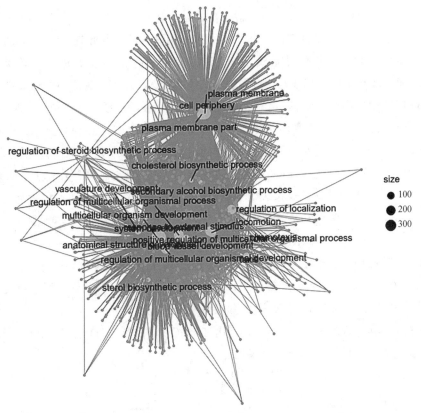

图 8-26　乳腺癌细胞差异基因之间蛋白质相互作用网络图

　　EPHA2 与脑星形胶质细胞瘤[65]、胃癌 SGC-7901 细胞[66]、头颈部鳞状细胞癌[67]侵袭、转移及血管生成的密切相关。龙焕屏[68]研究表明降低 PKMYT1 的表达能够提高肿瘤细胞的放射敏感性，并且其潜在机制可能是消除辐射诱导的 G_2-M 阻滞。Wang S[69]研究表明 PKMYT1 通过抑制 AKT1 活性抑制肺腺癌发生、侵袭、转移等。Liu[70]等研究表明 PKMYT1 活性蛋白通过激活 β-连环蛋白/TCF 信号促进肝细胞性肝癌细胞的生长和运动。

　　吴洁[71]等探讨长链非编码 RNA LINC00511 在上皮性卵巢癌中的表达及对卵巢癌细胞株增殖和耐药性的影响及作用机制。结果发现在卵巢癌组织中 LINC00511 的表达量是正常组织的 5.24 倍，在化疗耐药复发样本中，LINC00511 表达水平较原发灶升高；将 LINC00511 低表达的 SKOV3 细胞进行过表达，高表达的 A2780 细胞进行敲低；LINC00511 过表达后 SKOV3 细胞增殖能力提高，干扰表达后细胞增殖能力减弱，结果表明 LINC00511 在卵巢癌中的表达升高，在复发耐药病灶表达高于原发灶，LINC00511 能够促进卵巢癌细胞增殖和耐药性，其机制可能是通过促进 Bcl-2 和 MRP1 表达而发挥效应。霍艳[72]研究 Linc00511 在肺癌患者血清中的表达水平，结果表明对照组和肺癌组血清 Linc00511 的相对表达量存在差异，表明 Linc00511 在肺癌血清中高表达，是肺癌临床筛查的潜在血清学标志物。

　　徐硕[73]等在探讨 ACSL4（酰基辅酶 A 合成酶长链家族成员 4）的敲除和过表达对乳腺癌细胞 MBA-MD-231 细胞发生铁死亡的影响时。结果表明 ACSL4 的敲除和过表达会改变 MDA-MB-231 细胞对铁死亡诱导剂的敏感性，ACSL4 可能作为乳腺癌细胞铁死亡的关键因

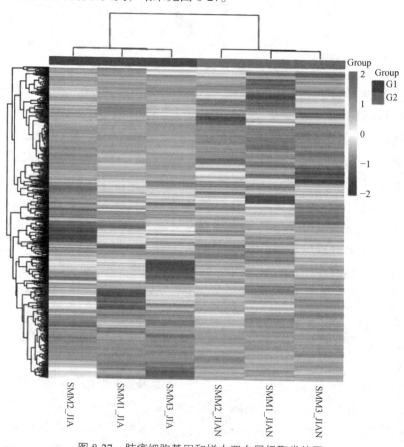

子。陆晓[74]探讨 TCF21 在非小细胞肺癌（NSCLC）发生，发展中的作用，研究结果表明 TCF21 基因过表达能有效抑制 NSCLC 裸鼠成瘤和移植瘤生长，表明 TCF21 在 NSCLC 发生，发展中起到重要作用，并有可能成为 NSCLC 靶向治疗的潜在新靶点。转录因子 21（transcription factor 21, TCF21）是新近发现的抑癌基因，其在多种肿瘤中具有抑癌功能。胡松[75]等探讨 TCF21 基因对人肺癌 A549 细胞增殖，迁移和凋亡的影响，结果表明 TCF21 基因成功在肺癌细胞株 A549 中高表达 TCF21，且高表达 TCF21 后 A549 的细胞生长和迁移能力受抑制，凋亡率增高，抑癌基因 TCF21 可抑制 A549 细胞的增殖和迁移，诱导凋亡。唐兆前[76]等研究卡铂耐药细胞系 SKOV3-CB 较其亲本 SKOV3 细胞系差异表达下调的肿瘤抑制基因，并验证其差异表达。结果表明 RBBP8 基因差异表达下调，下调倍数为 23.98。结果表明 RBBP8 基因下调细胞系 SKOV3-CB 表达，多肿瘤抑制基因参与卵巢癌卡铂耐药的机制。其中、FAM81B、CBARP 的相关机制未见报道。其他基因不再一一讨论。

　　对差异基因进行双向层级聚类，针对筛选的差异表达基因用热图显示，聚类参数（Distance metric: pearson correlation; Linkage rule: Average Linkage）。针对样本量大于等于 6 个，差异基因并集采用 Mfuzz 聚类方法将表达模式分为 10 类。

　　针对目的基因集（差异表达基因），采用 TopGO 软件进行 GO 功能分析，对全基因和目的基因集进行功能注释和归类，结果见图 8-27。

图 8-27　肺癌细胞基因和样本双向层级聚类热图

8.3.3.2　差异基因 GO 功能结果

经过分析，差异基因集共富集生物学过程（BP）10 043 条（上调），显著富集在 771 个生物学过程中，P 值小于等于 0.05 筛的生物学过程主要涉及铁协调实体运输（iron coordination entity transport）、核小体组装（nucleosome assembly）、调节细胞迁移（regulation of cell migration）、羧酸转运（carboxylic acid transport）、肌肉增生（muscle hyperplasia）、细胞对生物刺激的反应（cellular response to biotic stimulus）、调节细胞运动（regulation of cell motility）、有机酸转运（organic acid transport）、染色质组装（chromatin assembly）、运动调节（regulation of locomotion）、细胞对脂多糖的反应（cellular response to lipopolysaccharide）、中性粒细胞迁移的正调节（positive regulation of neutrophil migration）、阴离子转运（anion transport）、核小体组织（nucleosome organization）、细胞对细菌来源分子的反应（cellular response to molecule of bacterial origin）、信号受体活性的调节（regulation of signaling receptor activity）、氯离子转运（chloride transport）、平滑肌细胞增殖（smooth muscle cell proliferation）等。见图 8-28。

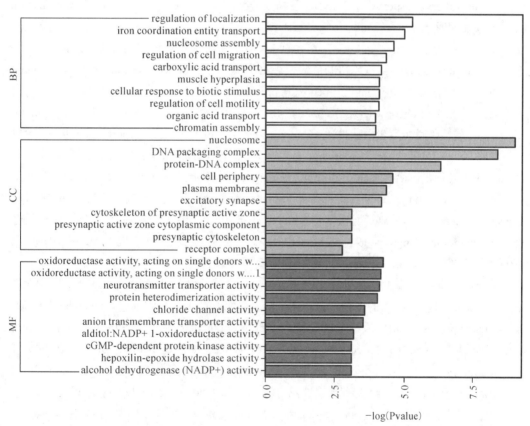

图 8-28　化合物 48 干预肺癌细胞后，差异基因 GO 功能分析结果（上调）

注：显著富集 GO 柱状图，根据 P 值小于等于 0.05 筛选显著富集 GO，每个 GO 分类下至多显示 10 个 GO，横坐标代表 $-\log_{10}P$，纵坐标代表显著富集的 GO 名称。

差异基因集共富集到 1463 条细胞组分（CC）（上调），显著富集的细胞组分有 50 个，

P 值小于等于 0.05 筛的细胞组分（CC）涉及核小体（nucleosome）、DNA 包装复合体（DNA packaging complex）、蛋白质-DNA 复合物（protein-DNA complex）、细胞外围（cell periphery）、原生质膜（plasma membrane）、兴奋性突触（excitatory synapse）、突触前活动区细胞骨架（cytoskeleton of presynaptic active zone）、突触前活动区细胞质成分（presynaptic active zone cytoplasmic component）、突触前细胞骨架（presynaptic cytoskeleton）、受体复合体（receptor complex）、质膜部件（plasma membrane part）、雪旺细胞微绒毛（Schwann cell microvillus）、质膜整体成分（integral component of plasma membrane）、质膜固有成分（intrinsic component of plasma membrane）、密实的核心颗粒（dense core granule）、顶端树突（apical dendrite）、膜的固定部件（anchored component of membrane）、神经胶质细胞投射（glial cell projection）、突触前活动区（presynaptic active zone）、轴突（axon）。

差异基因集共富集至 1320 个与分子功能（MF）相关的过程中（上调），显著富集有 158 条，P 值小于等于 0.05 筛的分子功能（MF）为氧化还原酶活性（oxidoreductase activity）、作用于单个分子供体（acting on single donors with incorporation of molecular）、转运体活性（neurotransmitter transporter activity）、蛋白质异源二聚化活性（protein heterodimerization activity）、氯通道活性（chloride channel activity）、阴离子跨膜转运蛋白活性（anion transmembrane transporter activity）、醛糖醇: NADP + 1-氧化还原酶活性（alditol: NADP+ 1-oxidoreductase activity）、CGMP 依赖性蛋白激酶活性（cGMP-dependent protein kinase activity）、环氧化合物水解酶活性（hepoxilin-epoxide hydrolase activity）、醇脱氢酶（NADP+）活性[alcohol dehydrogenase (NADP+) activity]、氯通道调节器活性（chloride channel regulator activity）、羧酸跨膜转运蛋白活性（carboxylic acid transmembrane transporter activity）、无机分子实体跨膜转运蛋白活性（inorganic molecular entity transmembrane transporter activity）、氯离子跨膜转运蛋白活性（chloride transmembrane transporter activity）、氨基酸跨膜转运蛋白活性（amino acid transmembrane transporter activity）、跨膜转运蛋白活性（transmembrane transporter activity）、阴离子通道活动（anion channel activity）、有机酸跨膜转运蛋白活性（organic acid transmembrane transporter activity）、生长因子活性（growth factor activity）、离子通道活性（ion channel activity）。见图 8-29 至图 8-31。

差异基因集共富集生物学过程（BP）22 470 条（下调），显著富集在 1070 个生物学过程中，P 值小于等于 0.05 的生物学过程主要涉及次级酒精生物合成过程（secondary alcohol biosynthetic process）、甾醇生物合成过程（sterol biosynthetic process）、胆固醇生物合成过程（cholesterol biosynthetic process）、系统发育（system development）、解剖结构的发展（anatomical structure development）、多细胞生物的调节过程（regulation of multicellular organismal process）、类固醇生物合成过程的调控（regulation of steroid biosynthetic process）、多细胞生物发展（multicellular organism development）、胆固醇生物合成过程的调节（regulation of cholesterol biosynthetic process）、甾醇生物合成过程的调节（regulation of sterol biosynthetic process）、甾醇生物代谢过程的调节（regulation of steroid metabolic process）、发育过程（developmental process）、二次酒精代谢过程（secondary alcohol metabolic process）、甾醇代谢过程（sterol metabolic process）、调节胆固醇代谢（regulation of cholesterol metabolic process）、类固醇生物合成过程（steroid biosynthetic process）、胆固醇代谢（cholesterol metabolic process）、心血管系统发育（cardiovascular system development）、循环系统发展（circulatory system development）等。

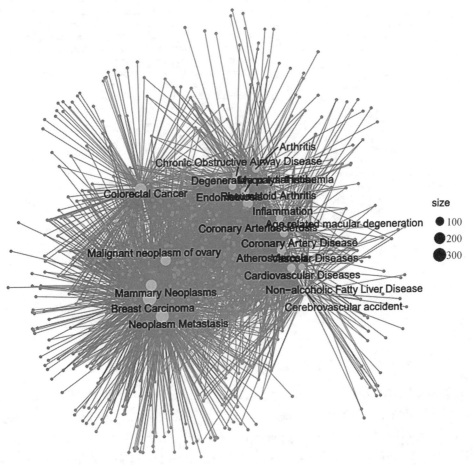

图 8-29　肺癌细胞差异基因之间蛋白质相互作用网络图（上调）

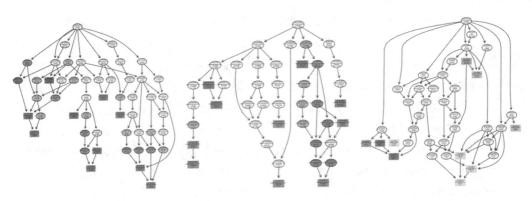

图 8-30　BP-CC-MF-GO 功能分析树（上调）

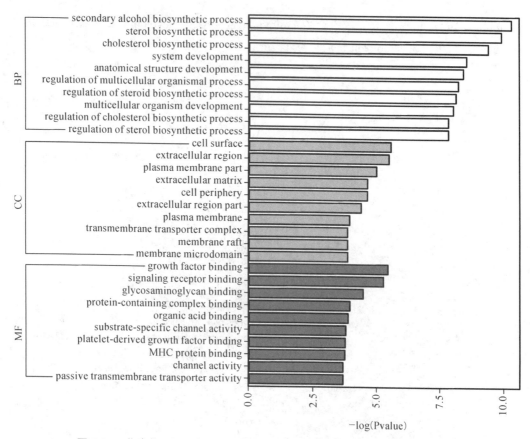

图 8-31 化合物 48 干预肺癌细胞后，差异基因 GO 功能分析结果（下调）

差异基因集共富集至 4278 条细胞组分（CC）表达过程中（下调），显著富集的细胞组分有 112 个，P 值小于等于 0.05 的细胞组分（CC）涉及细胞表面（cell surface）、细胞外区（extracellular region）、质膜部件（plasma membrane part）、细胞外间质（extracellular matrix）、细胞外围（cell periphery）、外质区域（extracellular region part）、质膜区域（plasma membrane）、跨膜转运蛋白复合物（transmembrane transporter complex）、隔膜筏（membrane raft）、膜微区（membrane microdomain）。

差异基因集共富集至 2827 个与分子功能（MF）相关的过程中（下调），显著富集有 189 条，P 值小于等于 0.05 的分子功能（MF）为生长因子结合（growth factor binding）、信号受体结合（signaling receptor binding）、糖胺聚糖结合（glycosaminoglycan binding）、蛋白复合物结合（protein-containing complex binding）、有机酸结合（organic acid binding）、底物特异性通道活性（substrate-specific channel activity）、血小板衍生生长因子结合（platelet-derived growth factor binding）、MHC 蛋白结合（MHC protein binding）、通道活性（channel activity）、被动跨膜转运蛋白活性（passive transmembrane transporter activity）、神经营养因子受体结合（neurotrophin receptor binding）、受体调节剂活性（receptor regulator activity）、羧酸结合（carboxylic acid binding）、3-5 脱氧核糖核酸解旋酶活性（3-5 DNA helicase activity）、MHC Ⅱ类蛋白结合（MHC class Ⅱ protein binding）、低密度脂蛋白粒子受体活性（low-density lipoprotein particle receptor activity）、受体配体活性（receptor ligand activity）、离子通道活性

（ion channel activity）、神经营养因子 TRKB 受体结合（neurotrophin TRKB receptor binding）、细胞骨架结构成分（structural constituent of cytoskeleton）。见图 8-32、图 8-33。

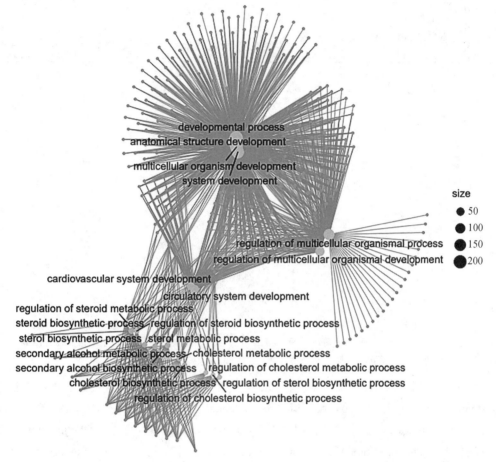

图 8-32　化合物 48 干预肺癌细胞后，差异基因 GO 功能显著富集相互作用网络图

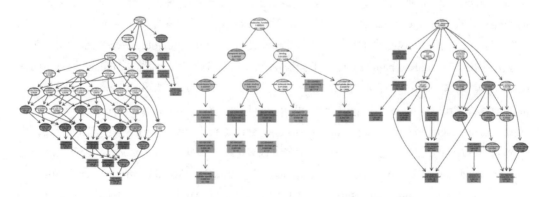

图 8-33　BP-CC-MF-GO 功能分析树

8.3.3.3　差异基因 KEGG 代谢通路

化合物 48 干预肺癌细胞后，经分析差异基因富集的信号通路，结果见图 8-34。

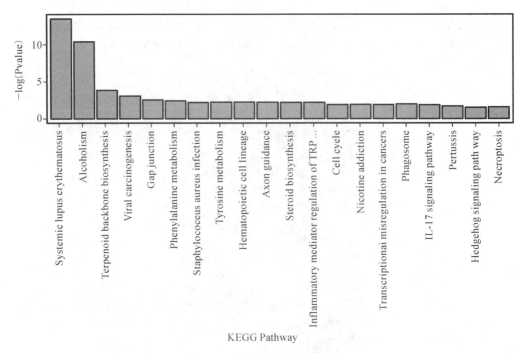

图 8-34　显著富集 KEGG 柱状

注：显著富集 KEGG pathway 柱状图，横坐标代表显著富集的 KEGG pathway 名称，纵坐标代表-$\log_{10}P$。纵坐标越显著表示该 Pathway 越富集显著，红色柱表示显著的 Pathway 通路（P 值<= 0.05），蓝色柱表示不显著的 pathway 通路。

经 KEGG 分析，提示差异表达基因显著富集到 25 条代谢通路：系统性红斑狼疮（Systemic lupus erythematosus）、酒精中毒（Alcoholism）、萜类骨架生物合成（Terpenoid backbone biosynthesis）、病毒致癌作用（Viral carcinogenesis）、缝隙连接（Gap junction）、苯丙氨酸代谢（Phenylalanine metabolism）、TRP 的炎症介质调节（Inflammatory mediator regulation of TRP）、类固醇生物合成（Steroid biosynthesis）、金黄色葡萄球菌感染（Staphylococcus aureus infection）、造血细胞谱系（Hematopoietic cell lineage）、轴突指导（Axon guidance）、酪氨酸代谢（Tyrosine metabolism）、细胞周期（Cell cycle）、吞噬体（Phagosome）、吸烟（Nicotine addiction）、癌症中的转录失调（Transcriptional misregulation in cancers）、IL-17 信号通路（IL-17 signaling pathway）、百日咳（Pertussis）、刺猬信号通路（Hedgehog signaling pathway）。具体下调的通路为 PI3K-Akt、Focal adhesion、DNA replication、ECM-receptor interaction、Protein digestion and absorption、Cell cycle、Serotonergic synapse、Circadian entrainment、Relaxin signaling pathway、Alcoholism、Focal adhesion 代谢通路上的靶点，以达到抑制肺癌细胞增殖的作用。具体上调的通路为 Pathways in cancer、p53 signaling pathway、Measles、ECM-receptor interaction、Hepatitis B、Metabolism of xenobiotics by cytochrome P450、Transcriptional misregulation in cancers、Amoebiasis、Mucin type O-glycan biosynthesis、Small cell lung cancer、Human papillomavirus infection。这些结果说明化合物 48 可能通过消除炎症和抗癌等作用进而抑制肺癌细胞增殖。

系统性红斑狼疮（Systemic lupus erythematosus）代谢通路由 histone cluster 1 H4 family member f、histone cluster 1 H2A family member e、complement C4A (Rodgers blood group)、histone cluster 2 H2A family member a3、histone cluster 1 H4 family member e、histone cluster 1 H2B family member o、histone cluster 2 H2A family member c、histone cluster 1 H3 family member j、histone cluster 1 H2A family member m、histone cluster 1 H2B family member n、histone cluster 2 H2B family member e、histone cluster 1 H2B family member e、histone cluster 1 H4 family member h、tumor necrosis factor、histone cluster 1 H2B family member l、histone cluster 1 H2B family member c、Fc fragment of IgG receptor Ia、histone cluster 3 H2B family member b、histone cluster 2 H2A family member a4、histone cluster 2 H2B family member f 等因子调控，其详细调控肺癌机制未见报道，有待进一步挖掘。

Viral carcinogenesis 信号通路由 histone cluster 1 H4 family member f、histone cluster 1 H4 family member e、histone cluster 1 H2B family member o、histone deacetylase 9、cyclin dependent kinase 1、histone cluster 1 H2B family member n、histone cluster 2 H2B family member e、histone cluster 1 H2B family member e、RB transcriptional corepressor like 1、histone cluster 1 H4 family member h、cyclin dependent kinase inhibitor 2B、histone cluster 1 H2B family member l、histone cluster 1 H2B family member c、cyclin E2、histone cluster 3 H2B family member b、histone cluster 2 H2B family member f、histone cluster 1 H2B family member h 等因子调控。于淼[77]等研究表明信号通路 viral carcinogenesis 可能对前列腺癌、非小细胞癌、胰腺癌、膀胱癌、乳腺癌等具有一定的调控作用，是文殊兰成分诱导肿瘤细胞凋亡、发挥抗肿瘤作用一个重要机制。

细胞间隙连接（gap junction）是由跨细胞膜的连接蛋白（Connexin Cx）构成的相邻细胞之间一种能开放和关闭的膜通道结构，代谢通路 Gap junction 由 tubulin alpha 1b、tubulin beta class Ⅰ、protein kinase、cGMP-dependent、type Ⅱ、cyclin dependent kinase 1、tubulin beta 2B class Ⅱb、tubulin beta 4B class Ⅳb、platelet derived growth factor subunit A、tubulin alpha 1a、platelet derived growth factor subunit B、dopamine receptor D2、adenylate cyclase 5、protein kinase、cGMP-dependent, type Ⅰ、tubulin alpha 1c 因子调控，细胞与细胞通过间隙连接作用、相互沟通信息、平均代谢产物、使细胞与细胞形成稳定的整体组织结构，功能比单一细胞增强，称为细胞间隙连接通信（gap junction intercellular communication，GJIC），对细胞的增殖和分化起着重要的调控作用。已知的间隙连接功能包括参与多个信号传导通路中信号的传导功能；胚胎发育、细胞分化和生长控制；参与细胞的黏附和运动；参与局部的代谢功能；缓冲毒性物质的毒害作用；通过周围细胞滋养受损细胞；通过与细胞骨架元素如微管蛋白、肌动蛋白丝结合；稳定细胞外基质的内环境；直接或间接引起的连接蛋白表达下降，将引起细胞间隙连接通信能力下降，导致细胞恶化；间隙连接中的蛋白成分称为连接蛋白，不同的连接蛋白由位于不同染色体上的 Cx 基因编码。张永兴[78]研究 Connexin43 和 E-cadherin 在肺癌中表达及相关性时，发现细胞间隙连接通信（gap junction intercellular communication，GJIC）代谢通路调控基因转染前后 Cx43 和 E-cadherin 蛋白表达，进一步探讨 Cx43 和 E-cadherin 之间在肺癌发生、发展过程中基因水平的机制。

苯丙氨酸代谢 Phenylalanine metabolism 由 amine oxidase, copper containing 2、interleukin 4 induced 1、glycine-N-acyltransferase、amine oxidase, copper containing 3、4-hydroxyphenylpyruvate dioxygenase 因子调控。其调控机制还需进一步挖掘。

代谢通路 IL-17 signaling pathway 通过 TNF alpha induced protein 3、C-X-C motif chemokine ligand 3、matrix metallopeptidase 1、C-X-C motif chemokine ligand 8、C-X-C motif chemokine ligand 2、tumor necrosis factor、JunD proto-oncogene, AP-1 transcription factor subunit、lipocalin 2、matrix metallopeptidase 3、FOS like 1, AP-1 transcription factor subunit、colony stimulating factor 3、FosB proto-oncogene, AP-1 transcription factor subunit 因子调控。Wang L[79]等进一步探索细胞因子白细胞介素-17A（IL-17）在癌症中的作用时，发现肿瘤内 IL-17 升高，表明 IL-17 在促进肿瘤生长中的作用，IL-17 对肿瘤生长的促进作用直接作用于肿瘤细胞和肿瘤相关基质细胞，这些细胞具有 IL-17 受体。

Hedgehog signaling pathway 由 hedgehog interacting protein、indian hedgehog、smoothened, frizzled class receptor、G protein-coupled receptor 161、patched 1、LDL receptor related protein 2、sonic hedgehog 等因子调控，参与脊椎动物的胚胎发育、组织分化、器官形成，并且在稳定机体内环境、维持干细胞功能、调节上皮-间质转化中起重要作用。Hedgehog-Gli 信号通路的激活与多种肿瘤的发生发展、侵袭、凋亡及耐药密切相关。本书旨在阐明 Hedgehog-Gli 信号通路的组成、作用机制、在肺癌发生发展过程中的作用以及在 EGFR-TKI 治疗 EGFR 突变 NSCLC 耐药后的作用[80]。见图 8-35、图 8-36。

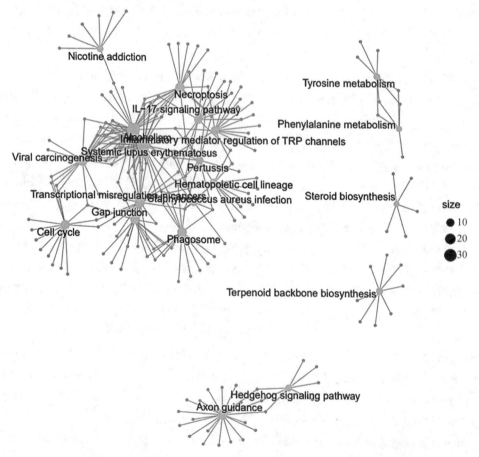

图 8-35　细胞 GO_KEGG/KEGG_enrichment_KEGG 富集图

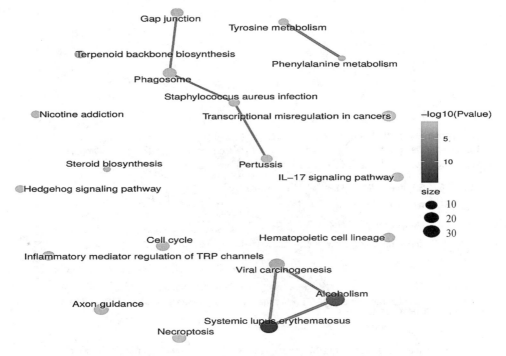

图 8-36　代谢通路与代谢通路之间相互作用图

多个反应体参与通路过程，即 DNA methylation、RNA Polymerase I Promoter Opening、Activated PKN1 stimulates transcription of AR (androgen receptor) regulated genes KLK2 and KLK3、SIRT1 negatively regulates rRNA expression、Condensation of Prophase Chromosomes、Meiotic recombination、HDACs deacetylate histones、PRC2 methylates histones and DNA、ERCC6 (CSB) and EHMT2 (G9a) positively regulate rRNA expression、HCMV Early Events、Transcriptional regulation of granulopoiesis、Senescence-Associated Secretory Phenotype (SASP)、HCMV Late Events、Amyloid fiber formation、Formation of the beta-catenin:TCF transactivating complex、Pre-NOTCH Transcription and Translation、pyrimidine-Recognition and association of DNA glycosylase with site containing an affected pyrimidine、Cleavage of the damaged pyrimidine、Packaging Of Telomere Ends、RUNX1 regulates genes involved in megakaryocyte differentiation and platelet function。反应体之间的相互作用网络图见图 8-37。

8.4　结　论

8.4.1　化合物 28 抑制肝癌细胞作用机制

肝癌细胞经化合物 28 干预后，转录组学技术研究发现，化合物 28 抑制肝癌细胞增殖的作用是一个多基因参与，化合物潜在基因与肝癌细胞基因相互作用的过程。推测 RBM42、TNNT1、PDE4C、AKT2、BID、L3MBTL1、U2AF1L4、HMG20B、U2AF1L4、SHKBP1、RANBP1、GPR108、KLK2、ERCC2、DPF1、NCLN、ZNF446、KLK8、CD22、LILRB1、PIH1D1、TRMU、ZNF180、POLD1、RBM39、TIMM44、ZNF226、HMG20B、AC004997.1、

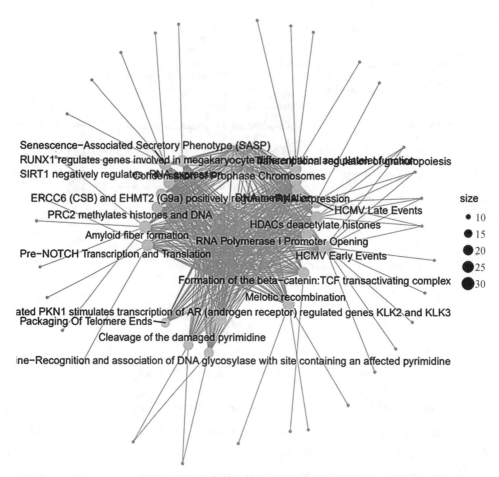

图 8-37 反应体之间的相互作用网络图

ZNF160、CNOT3、AL021396.1、SBF1、MIR663AHG、STAP2、CNOT3、ELMO2、YIF1B、TMEM91、SYS1、SPO11、ARMC6、NECAB3、CIC、BIRC7、WDR62、PPM1N、HSD17B14、ZNF419、DPY19L3、CDC45、GSS、LINC01273、LCA5L、STRN4、TECR、COX6B2、SNX5、FLT3LG、PNPLA6、ARHGAP33、GMIP、CBR3-AS1、PRKCSH、OR7C1、LINC01723、NR1H2、PI4KAP2、DUXAP8、IGFL4、HDAC10、ATP5O、LRRC75B、FP565260.3、SNX21、LINC00494、LINC01727、LINC01638、NECAB3、PLEKHG2、GGT1、ECSIT、HIF3A、MIR663AHG、FUT3、ILF3、MIOX、MPND、CRNKL1、MAP1S、TCEA2、TNPO2、MIR663AHG 可能是导致肝癌细胞相关肿瘤发生的关键分子。转录组学研究发现，化合物 28 抑制肝癌细胞增殖的作用是通过上调或下调通路 Neuroactive ligand-receptor interaction、Systemic lupus erythematosus、Inflammatiory bowel disease (IBD)、Arginine and proline metabolism、Carbohydrate digestion and absorption、ECM-receptor interaction、Alcoholism、Arachidonic acid metabolism、Insulin secretion、Th1 and Th2 cell differentiation、Protein digestion and absorption、Hematopoietic cell lineage、Asthma、Calcium signaling pathway、Transcriptional misregulation in cancers、Renin secretion、Mucin type O-glycan biosynthesis、Th17 cell differentiation、Phagosome、Antigen processing and presentation 等下调代谢通路。本研究结果为探究民族药

四数九里香抑制肝癌细胞增殖的分子机制研究提供参考。

8.4.2　化合物 30 抑制乳癌细胞作用机制

乳腺癌已成为全球女性发病率和死亡率最高的恶性肿瘤，我国的乳腺癌患者在全球所占的比例亦在增加，乳腺癌的诊治预防形势严峻。信使 RNA（mRNA）是一类由 DNA 的一条链作为模板转录而来的，携带和传递样本的遗传信息，能指导基因表达、蛋白质合成的一类单链核糖核酸。故通过对乳腺癌样本的 PolyA 特征序列进行 mRNA 序列捕获和二代测序成为定量 mRNA 的常规手段。通过 mRNA 转录组测序，能够全面获得物种特定组织或器官的转录本信息，从而进行转录本结构研究、变异研究、基因表达水平研究以及全新转录本发现等研究。

本研究采用转录组学方法分析化合物 30 抑制乳腺癌细胞增殖作用靶点及机制。经研究，化合物 30 干预肺癌细胞后，实验组有 30 095 个基因表达上调，45 482 个基因表达下调。与空白组对比发现，实验组有近 3580 个基因存在差异，基因 PTCRA、SEMA3B、FAM81B、CLINT1、TCF12、CDHR5、CAPNS1、AARSD1、TRIM28、DNAJC21、JAKMIP3、RANBP3、USP7、EPOR、CELF4、EP400、CARMIL3、FRY、TMEM57、CCDC138、LRRC75A-AS1、CATSPER2、RAD54B、LINC00575、TEP1、NNT、CCDC138、IL32、CPSF4、SPG7、SMPD4、AKT2、NEO1、NR6A1、MYRIP、VNN3、SNHG8、CC2D2A、PARP8、AARSD1、FUK、GSS、C6orf48、SLC35A5、PMPCB、UBXN1、WDR45、RPH3A、MIB2、CBX7 在乳腺癌中发挥着重要的作用，多种差异表达基因与乳腺癌预后相关，可能成为潜在的肿瘤诊断标志物和治疗靶点。

转录组学分析研究发现，化合物 30 抑制乳腺癌细胞增殖的作用是通过上调或下调通路 Pathways in cancer、p53 signaling pathway 、ECM-receptor interaction、Cell cycle、PI3K-Akt signaling pathway、Protein digestion and absorption、DNA replication、Human papillomavirus infection、Small cell lung cancer、Serotonergic synapse 上的基因靶点，从而达到抑制细胞增殖的作用。

8.4.3　化合物 48 抑制肺癌细胞作用机制

20 世纪 70 年代，就有民族药四数九里香的醇提物用于尝试治疗肺癌的报道，但是，其治疗肺癌的药效物质基础不清，作用机制不明。课题组从 2016 年开始，一直致力于研究四数九里香的化学成分，并以肺癌细胞为评价模型，评价所分离化合物的细胞毒活性，寻找民族药四数九里香的药效物质。本实验从四数九里香醇提物的乙酸乙酯萃取部位分离鉴定 1 个生物碱化合物，采用 MTS 法研究了该化合物的体外抑制肺癌细胞增殖作用，结果表明化合物 48 对 A-549 肿瘤细胞株增殖作用抑制效果较好，其中抑制率达 $(94.17\pm1.21)\%$、IC_{50} 为 (11.79 ± 1.56) μmol/L；采用转录组学方法分析化合物 48 抑制肺癌细胞增殖作用靶点及机制。经研究，经化合物 48 干预肺癌细胞后，实验组有 30 095 个基因表达上调，45 482 个基因表达下调，与对照组对比发现，实验组有近 20 000 个基因存在表达差异，表明化合物 48 可能是通过作用 FN1、VIM、PRKG1、FLT4、FMOD、FGFR4、FGF2、IL6、RET、PPARG、TNF、RHOJ、RND3、MYCN、FOS、EGR1、UBC、ACTA2、LUM、IRAK2、MYC、BCI2、

NOTCH4、CXCR4、MYB、RAC2、JAK2、CCNA2、RIPK4、MELK、CDK1、CDK2、BARD1、DNAH8、HDAC9、CDKA1A、HCK、LYN、TOP2A、NDC80、CCNA1、OAS1、CDK14、RAD51、POLD1、JAK3、CCNF、CDK3 等靶点，达到抑制肺癌细胞进一步发生、侵袭、转移的目的。

转录组学研究发现，化合物抑制肺癌细胞增殖的 KEGG 代谢通路显著富集在 PI3K-Akt（磷脂酰肌醇 3-激酶/蛋白激酶 B）、局部粘连（Focal adhesion）、DNA 复制（DNA replication）、细胞外基质受体相互作用（ECM-receptor interaction）、蛋白质消化与吸收（Protein digestion and absorption）、Cell cycle、Serotonergic synapse、Circadian entrainment、Relaxin signaling pathway、Alcoholism、Focal adhesion、Pathways in cancer、p53 signaling pathway、Measles、ECM-receptor interaction、Hepatitis B、Metabolism of xenobiotics by cytochrome P450、Transcriptional misregulation in cancers、Amoebiasis、Mucin type O-glycan biosynthesis、Small cell lung cancer、Human papillomavirus infection 等 signaling pathway 上。

具体下调的通路为 PI3K-Akt、Focal adhesion、DNA replication、ECM-receptor interaction、Protein digestion and absorption、Cell cycle、Serotonergic synapse、Circadian entrainment、Relaxin signaling pathway、Alcoholism、Focal adhesion 代谢通路上的靶点，以达到抑制肺癌细胞增殖的作用。具体上调的通路为 Pathways in cancer、p53 signaling pathway、Measles、ECM-receptor interaction、Hepatitis B、Metabolism of xenobiotics by cytochrome P450、Transcriptional misregulation in cancers、Amoebiasis、Mucin type O-glycan biosynthesis、Small cell lung cancer、Human papillomavirus infection。这些结果说明化合物 48 可能通过消除炎症和抗癌等作用进而抑制肺癌细胞增殖。PI3K-Akt 作为经典信号通路，已被公认为是药物治疗肺癌的重要通道，其主要是通过参与肺癌细胞的生长、发育等过程控制癌症发生与进展，可介导肺癌细胞的发生与发展，活化的 NF-kB 可以提高促炎性因子的转移水平，扩大反应。

药物 3 干预肺癌细胞后，经转录组学分析可知，药物可能通过抑制 PI3K-Akt 信号通路中 FN1、PKN3、GNG7、ANGPT1、FGF2、NTRK2、SGK1、LPAR5、FGFR4、JAK2、COL6A2、GNB4、EFNA2、COL6A1、CCNE2、YWHAB、CDK2、FLT4、COL4A2、THBS1、VTN、MYB、BCL2、CREB3L1、COL9A2、ITGB3、PPP2R2B、FGF5、GNG4、AKT3、LAMB1、PDGFC、EPOR、COL9A3、COL4A1、PRKAA2、JAK3 蛋白的表达，来达到抑制肺癌细胞增殖，促进癌细胞凋亡的目的。具体如何影响这些基因，阻断或抑制哪一些通道还需进一步研究。

药物干预肺癌细胞后，抑制肺癌细胞增殖的通路还筛选到 Hepatitis B 通路，研究结果显示是上调该通路上的 IL6、IFNB1、STAT4、DDX58、MYC、FAS、TNF、CDKN1A、PRKCG 靶点。然而已有研究表明 IL6 受体家族能帮助调节 B 细胞的分化，浆细胞生产和急性期反应；异常的 IL6 信号或导致细胞自身免疫性疾病、炎症、癌症和多发性骨髓瘤的发生。药物干预肺癌细胞后，抑制肺癌细胞增殖的通路也筛选到 Focal adhesion 通路，该通路是 Cellular community-eukaryotes。可能下调靶点 FN1、COL6A2、PARVB、COL6A1、CAV2、MYL7、CAV1、SHC4、FLT4、COL4A2、THBS1、VTN、BCL2、COL9A2、ITGB3、AKT3、LAMB1、PDGFC、RAC2、COL9A3、COL4A1 等差异基因，从而发挥治疗肺癌的作用。

参考文献

[1] The Chinese Academy of Sciences Flora of the People's Republic of China Editorial Board. Flora of China[M]. Beijing: Beijing Science and Technology Publishing House, 1997:145-146.

[2] DAI Y H, DING L S, YI Y F. Studies on the chemical constituents of the volatile oil from Murraya tetramera Huang [J]. Chin Tradit Herbal Drugs, 1985(4): 4-9.

[3] ZHENG G T, CHEN X Y, JIANG H A. Study on Pharmacological Action of Murraya tetramera Huang[J]. Chin J Mod Appl Pharm, 1987(5): 1-3.

[4] YAN J H, MA Y D, WANG X Z, et al. HPLC determination of flavonoids in leaves of Murraya paniculata L. Jack[J]. Chin J Pharm Anal, 2008, 28(10): 1630-1632.

[5] TANG Q L, LU Y G, LUO Y P. Progress on research of Murraya paniculata[J]. J Anhui Agric Sci, 2009, 37(24): 11523-11525, 11529.

[6] MAO Z Z, HUANG B, YU Z B. Study on the anti-inflammatory and analgesic effects of the alcohol extract of Murraya tetramera Huang[J]. Chinese Journal of Ethnomedicine and Ethnopharmacy, 2011, 20(15): 43-44.

[7] MAO Z Z, YU Z B, HUANG B. Study on the anti-inflammatory and analgesic effects of the Water extract of Murraya tetramera Huang[J]. Chinese Journal of Ethnomedicine and Ethnopharmacy, 2011, 20(14): 32-33.

[8] YOU C X, YANG K, WANG C F, et al. Cytotoxic compounds isolated from Murraya tetramera Huang[J]. Molecules, 2014. 19(9): 13225-13234.

[9] ZOU L X, ZHENG H C, YANG C R. Research progress on plants of the genus Murraya[J]. The Journal of Pharmacetical Practice, 1997, 15(4): 214-219.

[10] DAI Y H, LIANG X Y, XU L, et al. Comparative study on the chemical constituents of essential oil from Murraya tetramera of various locality[J]. Acta Botanica Yunnanica, 1986, 8(4): 118-122.

[11] ZHENG G T, CHEN X Y, JIANG H. Study on the pharmacological effects of Murraya tetramera[J]. J Mod Appl Pharm, 1987, 5(4): 1-3.

[12] YANG Q B. Survey of the research on the ethnic medicine Murraya tetramera Huang [J]. Chinese Journal of Ethnomedicine and Ethnopharmacy, 2016, 1(25): 135-135.

[13] ZHOU Y F, CHEN H P, CHEN L, et al. Carbazole alkaloids from Murraya tetramera Huang and their cytotoxic activity[J]. Nat Prod Res Dev, 2019, 31(2): 269-272, 305.

[14] 张慧玲，顾娇娇，洪思远，等. TRIM8 基因对肝癌细胞增殖、侵袭能力的影响及其机制[J]. 中华肝脏外科手术学电子杂志，2019，8（5）：458-462.

[15] 高增法，吴永娜，李汛. HACE1 的生物学特性及其在恶性肿瘤的研究进展[J]. 基础医学与临床，2016，36（3）：5.

[16] 高云姝，于观贞，王杰军，等. EphB2 受体及其配体在肿瘤癌变中作用的研究进展[J]. 实用医药杂志，2012，29（2）：176-178.

[17] 张文博. PKMYT1 通过激活 AR 信号通路促进去势抵抗性前列腺癌进展的研究[D]. 济南：山东大学，2022.

[18] 管小雪，张小玲. RBM 家族在肝癌中作用及其机制的研究进展[J]. 华夏医学，2023，36（2）：174-179.

[19] 付梓峰. RBM5 与 Beclin1 在肾透明细胞癌中的表达及临床意义[D]. 遵义医科大学，2023.

[20] 邓浩，朱洪斌，朱楠，等. TNNT1 在晚期非小细胞肺癌中的表达及与患者预后的关系[J]. 医学信息，2023，36（5）：102-107.

[21] PELLETIER S. SCYL pseudokinases in neuronal function and survival[J]. Neural Regen Res, 2016, 11(1): 42-44.

[22] LENZ D, MCCLEAN P, KANSU A, et al. SCYL1 variants cause a syndrome with low g-glutamyl-transferase cholestasis, acute liver failure, and neurodegeneration (CALFAN)[J]. Genetics in Medicine Official Journal of the American College of Medical Genetics, 2018.

[23] 冯迪. TTC26 在纤毛中的功能及其对小鼠发育的影响[D]. 北京：中国科学院大学，2016.

[24] DARDENNE E. Role of RNA helicases DDX5 and DDX17 in tumor progression[J]. 2014.

[25] 张志文. 胰腺导管腺癌中核蛋白 AHNAK 功能分析验证及胰腺星形细胞甲基化水平的检测[D]. 北京协和医学院，2023.

[26] 伏玺. 电压门控钙通道亚基 Cacnb3 调控小鼠脂肪间充质干细胞成骨分化的研究[D]. 天津医科大学，2019.

[27] 王康，白静. ANGPTL4 对肿瘤调控机制的研究进展[J]. 临床肿瘤学杂志，2015，20（5）：469-472.

[28] 王梦远，丁雄，龚建平. Kupffer 细胞与肝癌发生的相关性研究进展[J]. 国际检验医学杂志，2007，28（5）：459-461.

[29] 陈婷. microRNA-155 调控 oxLDL 刺激树突细胞参与动脉粥样硬化免疫炎症反应的作用及机制[D]. 杭州：浙江大学，2013.

[30] 黄亚琴，王志，陈志文，等. miR-449 通过调控 DNA 损伤应答基因 XPC 影响膀胱尿路上皮癌疾病进展[C]. 中国细胞生物学学会 2013 年全国学术大会，武汉.

[31] 岳万里，钟德. 免疫学检验的临床影响因素与控制分析[J]. 科学与财富，2021（2）：132-133.

[32] 彭晋，李雅玲. 细胞因子在抗肿瘤中的机制和应用[J]. 中华临床新医学，2006，6（1）：71-72.

[33] 荆志伟，王忠，王永炎，等. 基因芯片数据分析方法研究进展[J]. 生物技术通信，2007，18（1）：144-148

[34] 于营，罗新华，程明亮，等. AEG-1 和 NF-kB p65 在人肝细胞癌中的表达及其临床意义[J]. 世界华人消化杂志，2015（26）：4193-4199.

[35] 孙丹妮，黄洵. NF-κB 在肝细胞癌发生发展中的作用及其机制研究进展[J]. 中国医药导报，2016，13（18）：42-45

[36] 王健，河福金，王继峰，等. NF-kB 激活促进肝星状细胞的增殖[J]. 解剖学报，2002（2）：174-175.

[37] 王瑞杰，王钢，张丽. TLR4/MyD88/NF-κB 信号通路在 RA 中的作用及中药干预研究进展[J]. 中医药信息，2023，40（8）：84-89.

[38] 陈婷，李金徽，李云凤，等. 参与胃癌干细胞调控的细胞信号传导通路及生物信号分子作用机制研究进展[J]. 山东医药，2021，61（33）：112-115.

[39] 王娟，夏娟. 细胞间隙连接异常与肿瘤[J]. 国际肿瘤学杂志，2011，38（8）：582-585.

[40] 隋延仿，马向东. 肝癌细胞间隙连接通信功能及其信号转导的研究[C]. 2000 全国肿瘤学术大会.

[41] 于兆进，唐海英，魏敏杰. 细胞外基质蛋白-1 在恶性上皮肿瘤中的研究进展[J]. 山西医药杂志，2016，45（10）：1168-1171

[42] 徐月梅. 滑膜素对乳腺癌细胞迁移和增殖的影响[J]. 南京医科大学学报（自然科学版），2015（4）：496-502.

[43] 高效. SEMA3B 过表达与胰腺癌生物学特性及临床病理特征的关系[D]. 兰州大学，2023.

[44] 叶丽颖. Sema3C 对乳腺癌血管新生和侵袭转移的影响[D]. 厦门大学，2016.

[45] 孙慧元，杨敏，郑茂金，等. 非小细胞肺癌组织中 CD133 和 ALDH1 的表达及其临床意义[J]. 临床与实验病理学杂志，2012（7）：813-815.

[46] 汤虹. SEMA3B 在食管鳞癌中的表达及意义和 pcDNA3. 1-SEMA3B 真核表达载体的构建及鉴定[D]. 郑州大学，2010.

[47] 李广振. 肝细胞癌中 SEMA 3B 蛋白的表达及其临床意义[D]. 山东大学，2013

[48] SCHOR S, PU S, NICOLAESCU V, et al. The cargo adapter protein CLINT1 is phosphorylated by the Numb-associated kinase BIKE and mediates dengue virus infection[J]. The Journal of biological chemistry, 2022(6): 298-301.

[49] 陈清标. TCF12 低水平表达有助于预测前列腺癌患者的进展和生化复发[D]. 广州：南方医科大学，2017.

[50] 范新奇，包伟，栗志磊，等. CDHR5 的丢失与原发性肝细胞肝癌关系的研究[J]. 肝胆外科杂志，2018，26（3）：4.

[51] 王长庭，苏志明，曾伟龙. 钙蛋白酶小亚基-1 和细胞核增殖抗原在胃癌组织中的表达及其临床意义[J]. 中华实验外科杂志，2021，38（5）：915-918.

[52] AQIL M, MALLIK S, BANDYOPADHYAY S, et al. Transcriptomic analysis of mRNAs in human monocytic cells expressing the HIV-1 nef protein and their exosomes[J]. Biomed Research International, 2015(2015): 492395.

[53] 章文，王峰，王华. TRIM28 在乳腺癌中的表达及临床价值[J]. 交通医学，2020，34（3）：246-250，257.

[54] ASLAN D, AKGUN-DOGAN O, AY B, et al. DNAJC21-related thrombocytopenia in a young adult female[J]. American Journal of Medical Genetics Part C: Seminars in Medical Genetics, 2023, 193(2): 193-197.

[55] OKAI I, WANG L, GONG L, et al. Overexpression of JAKMIP1 associates with Wnt/beta-catenin pathway activation and promotes cancer cell proliferation in vitro[J]. Biomedicine & Pharmacotherapy, 2013, 67(3): 228-234.

[56] ENGLMEIER L. RanBP3 influences interactions between CRM1 and its nuclear protein export substrates[J]. Embo Reports, 2001, 2(10): 926-932.

[57] D'AMOURS G, LOPES F, GAUTHIER J, et al. Refining the phenotype associated with biallelic DNAJC21 mutations[J]. Clin Genet, 2018, 94(2): 252-258.

[58] 王栢耀. 长链非编码 RNA LINC02582 结合 USP7 促进乳腺癌的辐射抵抗[D]. 广州：南方医科大学，2019.

[59] 兰明，林玉，张瑞桐，等. 蜘蛛香总黄酮对肝癌 H_（22）小鼠抗肿瘤作用及对 pathways in cancer 的影响[J]. 中华中医药学刊，2014，32（5）：1006-1009.

[60] 褚飞. 乳腺癌竞争内源性 RNA 网络构建与分析[J]. 现代肿瘤医学，2020（9）：1466-1471.

[61] 邝中淑，曾兴，王萍，等. SASH1 基因通过 p53 信号通路调节乳腺癌细胞增殖[J]. 中华乳腺病杂志（电子版），2016，10（5）：269-275.

[62] 葛沙沙. 乳腺癌相关基因表达谱分析及其临床预后研究[D]. 北京：首都医科大学，2017.

[63] 刘娟妮，李俊海，白国栋，等. PI3K/AKT 信号通路相关蛋白在乳腺癌中的表达及其临床意义[J]. 癌症进展，2016，14（005）：438-440.

[64] 刘辉，郭建文，刘江惠，等. 胃癌组织中 EphA2 基因的表达及其与细胞凋亡，增殖的关系[J]. 中国老年学杂志，2010（3）：293-296.

[65] 王莉，张志文，甄海宁，等. EphA2 基因表达与脑星形胶质细胞瘤病理分级，增殖和凋亡的关系[C]. 第八届全国神经外科年会，2009.

[66] 袁伟杰. EphA2 基因沉默对胃癌 SGC-7901 细胞侵袭力的影响及相关机制研究[D]. 长沙：中南大学，2010.

[67] 赵杰，朱国臣. EphA2 与头颈部鳞状细胞癌侵袭、转移及血管生成的相关性[J]. 同济大学学报（医学版），2014（1）：21-23，29.

[68] 龙焕屏. PKMYT1 对肺腺癌放射敏感性的影响[D]. 沈阳：中国医科大学，2023.

[69] WANG S, LIU X, ZHOU T, et al. PKMYT1 inhibits lung adenocarcinoma progression by abrogating AKT1 activity[J]. Cell Oncol (Dordr), 2023, 46(1): 195-209.

[70] LIU L, WU J, WANG S, et al. PKMYT1 promoted the growth and motility of hepatocellular carcinoma cells by activating beta-catenin/TCF signaling[J]. Experimental Cell Research, 2017: S0014482717303452.

[71] 吴洁，史玉霞，赵敏. LINC00511 在上皮性卵巢癌中的表达及对卵巢癌细胞株增殖和耐药性的影响[J]. 新疆医科大学学报，2020，43（7）：870-875.

[72] 霍艳，郭红艳，徐亚茹，等. 长链非编码 RNA Linc00511 在肺癌血清中的表达及临床诊断价值[J]. 系统医学，2023，8（6）：10-14.

[73] 徐硕，李华. 酰基辅酶 A 合成酶长链家族成员 4 介导的脂质过氧化导致乳腺癌细胞发生铁死亡[J]. 成都医学院学报，2020，15（5）：545-551，566.

[74] 陆晓，冼磊. TCF21 基因对人肺癌 A549 细胞裸鼠成瘤的影响[J]. 实用医学杂志，2016，32（8）：1226-1229.

[75] 胡松，阳诺，陈铭伍，等. 抑癌基因 TCF21 对肺癌细胞 A549 增殖、凋亡和迁移的影响[J]. 中国肺癌杂志，2014，17（4）：302-307.

[76] 唐兆前，李力，张玮，等. 卵巢癌卡铂耐药相关肿瘤抑制基因差异表达的研究[J]. 中国全科医学，2010，13（21）：2338-2341

[77] 于淼，李佳鑫，辛国松，等. 基于网络药理学和分子对接的文殊兰抗肿瘤作用机制研究[J]. 中草药，2021，52（11）：3321-3330.

[78] 张永兴. Connexin43 和 E-cadherin 在肺癌中表达及相关性的研究[D]. 沈阳：中国医科大学，2005.

[79] WANG L, YI T, KORTYLEWSKI M. IL-17 can promote tumor growth through an IL-6-Stat3 signaling pathway[J]. The Journal of Experimental Medicine, 2009(7): 206-210.

[80] 王磊. Hedgehog-Gli 信号通路在肺癌中的研究进展[J]. 实用肿瘤学杂志，2015（29）：182-192.

9 民族药四数九里香活性成分含量测定

九里香属植物资源丰富，主要分布于我国的南部（海南、广东、广西、云南）和中南半岛。全球有 14 个种和 2 个变种，其中我国有 9 个种和 1 个变种[1]。九里香属植物药用记载始于《岭南采药录》。现代药理研究表明：九里香属植物药具有增强机体免疫力功能[2]、抗菌消炎和麻醉[3]、降血糖[4]、行气止痛、活血化瘀之功效[5]。民间用于治疗胃痛、风湿痹痛、外治牙痛、跌扑肿痛、虫蛇咬伤[6-7]。现代药物化学研究表明，其主要含有咔唑生物碱、黄酮类、香豆素类等[8-9]化学成分。

四数九里香（*Murraya tetramera* Huang）作为九里香属植物的一种，主要分布于我国的广东、海南、广西、云南。在云南少数民族聚居地区（彝族、黎族、苗族、回族、壮族、傣族）以其干燥叶入药。调研发现，有将四数九里香干燥叶的醇提物和精油制成注射剂，用于治疗肺癌的例子[10]；另外，四数九里香富含咔唑生物碱[11]、黄酮、香豆素类化合物，同时，文献[12,13]报道咔唑生物碱化合物具有抑制肿瘤细胞增殖的作用。然而，药效部位活性成分含量不清，这严重影响临床用药安全性，制约了其质量标准的建立。为此，本章采用高效液相色谱法、紫外-可见分光光度法分析民族药四数九里香活性成分含量，以期为四数九里香质量标准的建立提供参考。

9.1 实验材料

高效液相色谱仪 LC-16（岛津仪器苏州有限公司），色谱柱：Dimension（250 mm×4.6 mm，$N = 24\,000$），流动相：乙腈-水溶液（55：45），检测波长：415 nm，流速：1.0 mL/min，柱温：30 ℃，光电二极管阵列紫外-可见光检测器（SPD-M20A 230V），液相色谱仪溶液传输单元（LC-16）、脱气机（DGU-20A3R）、自动进样器（SIL-16）。四数九里香药材经成都中医药大学陈新教授鉴定为芸香科九里香属四数九里香（*Murraya tetramera* Huang）的叶，标本（标本编号：20160122001）存于重庆工业职业技术学院中医药物研究所；四数九里香叶粉末、质量标准控制物 mahanimbine（自制）、95%乙醇、蒸馏水、邻苯二甲酸氢钾（AR）、氢氧化钠（AR）、乙酸乙酯（分析纯）、石油醚（分析纯）、二氯甲烷（分析纯）、甲醇（分析纯）。722 型紫外-可见分光光度计、电子天平、烧杯、芦丁、乙醇、5% NaNO₂溶液、10% Al(NO₃)₃溶液、4% NaOH 溶液、蒸馏水、移液管、量筒、玻璃比色皿、QC225 超声波清洗器、圆底烧瓶、称量纸、冷凝回流装置、3-氨基-9-乙基咔唑（AEC:GCB1774-5g; Assay: ≥95.0%、CAS: 132-32-1，2019 年 3 月）、95%乙醇、蒸馏水、三氯甲烷（AR）、邻苯二甲酸氢钾（AR）、氢氧化钠（AR）、对照品补骨脂素（自制，纯度达 99%）、95%乙醇、蒸馏水。

9.2　实验方法

9.2.1　Mahanimbine 含量分析方法

9.2.1.1　Mahanimbine 制备方法

四数九里香叶 35 kg，自然晾干，粉碎，用 95%的乙醇溶液提取，过滤、合并、浓缩，得黑色浸膏 2.8 kg，温水溶解，分别用石油醚、乙酸乙酯、正丁醇萃取，得石油醚萃取部分 200 g、乙酸乙酯萃取部分 680 g、正丁醇萃取部分 460 g。课题组已经报道[14]化合物 1-甲基-3-丙酰基咔唑（1）、1-甲氧基-3-乙基咔唑（2）、1-甲氧基-3-甲酰基咔唑（3）、1-甲氧基-3-甲基咔唑（4）、1-羧基甲酯-3-甲基咔唑（5）、1-羧基甲酯-3-乙基咔唑（6）、mahanimbine（7）的结构鉴定及对肝癌肿瘤细胞 SMMC-7721 的毒活性，本书研究和报道其对其他 4 株肿瘤细胞的毒活性。化合物 1~7 结构如下：

（图：化合物 1~7 结构式）

9.2.1.2　统计学方法

采用软件对所有数据进行统计学处理，使用单因素方差分析组间均数差异性，$P<0.05$ 或 $P<0.01$ 为差异具有统计学意义。

9.2.1.3　溶液制备方法[15]

称取实验室自制咔唑化合物 mahanimbine（纯度 98.9%）6.1 mg，置于 50 mL 烧杯中，加丙酮溶解，转移至 50 mL 容量瓶中，甲醇定容得 0.122 mg/mL 对照品溶液；精密称取四数九里香叶粗粉 0.9501 g，于 100 mL 的磨口锥形瓶中，丙酮定容，超声波提取 1 h，冷却、过滤、备用。

9.2.1.4　色谱条件

色谱柱：Dimension（250 mm × 4.6 mm，N = 24000），流动相：乙腈-磷酸二氢钾溶液（51 mmol/L），配比：55∶45，检测波长：415 nm，流速：1.0 mL/min，柱温：30 ℃，光电

二极管阵列紫外-可见光检测器（SPD-M20A 230V），相色谱仪溶液传输单元（LC-16）、脱气机（DGU-20A3R）、自动进样器（SIL-16）。

9.2.2　总黄酮含量分析方法

9.2.2.1　试剂配制

$NaNO_2$、$Al(NO_3)_3$、NaOH、对照品溶液的配制及浓度要求见表 9-1。

表 9-1　$NaNO_2$、$Al(NO_3)_3$、NaOH、对照品溶液的配制及浓度

编号	溶液名称	质量比浓度	实验参数
1	$NaNO_2$ 溶液	5%	称 $NaNO_2$ 2.4993 g，溶解，转移至 50 mL 容量瓶，定容
2	$Al(NO_3)_3$ 溶液	10%	称 $Al(NO_3)_3$　5.0013 g，溶解，转移至 50 mL 容量瓶，定容
3	NaOH 溶液	4%	称 NaOH 0.2102 g，溶解，转移至容 50 mL 量瓶，定容
4	芦丁	20 mg	精密称取对照品芦丁，置于烧杯中，50%乙醇溶解，转移至 100 mL 容量瓶中，定容，摇匀即得对照品溶液

9.2.2.2　标准曲线绘制

按表 9-1 的体积精确移取各体积对照品溶液于编号的容量瓶中，各加 5% $NaNO_2$ 溶液 0.6 mL，摇匀放置 6 min，再加 10% $Al(NO_3)_3$ 溶液 0.6 mL，摇匀放置 6 min，加 4% NaOH 溶液 8 mL，摇匀放置 10 min，加 50%乙醇定容至 50 mL，备用。在 510 nm 处扫描，50%乙醇做参比，结果见表 9-2；绘制标准曲线见图 9-1，可得线性回归方程：

$$y = 0.0679x - 0.0443 \ (R^2 = 0.9929)$$

表 9-2　吸光度值结果表

容量瓶编号	1	2	3	4	5	6	7
移取的体积/mL	0	0.2	1.0	2.0	4.0	6.0	8.0
所得浓度/$\mu g \cdot mL^{-1}$	0	0.8	4.0	8.0	16.0	24.0	32.0
吸光度（A）	0	0.045	0.213	0.557	0.94	1.531	2.208

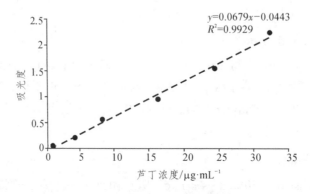

图 9-1　芦丁标准溶液的标准曲线

9.2.2.3 总黄酮成分提取

精密称取四数九里香叶粉末 3 份，各 0.5 g，于锥形瓶中，加无水乙醇 20 mL，称重，过夜，超声提取 1 h，冷却，称重，补足重量，结果见表 9-3，备用。

表 9-3　含量提取补重结果

编号	样品质量/g	溶剂	样品原质量/g	补足的质量/g	补足溶剂
1			72.18	72.98	
2	0.5	无水乙醇	79.42	80.29	无水乙醇
3			81.74	82.24	

9.2.3 总咔唑生物碱含量分析方法

9.2.3.1 试剂及标准溶液配制

溴甲酚绿缓冲溶液及 3-氨基-9-乙基咔唑标准溶液配制见表 9-4。

表 9-4　溴甲酚绿缓冲溶液及 3-氨基-9-乙基咔唑标准溶液配制浓度

序号	配制溶液名称	样品质量/mg	配制浓度
1	溴甲酚绿	125	置于烧杯，用 0.2 mol/L 氢氧化钠溶解，称取邻苯二甲酸氢钾 2.5 mg，置于烧杯，少量水溶解，转移容量瓶，用蒸馏水定容至 250 mL，得溴甲酚绿缓冲溶液
2	3-氨基-9-乙基咔唑	20	置于 50 mL 烧杯中，加入三氯甲烷溶解，转移至 50 mL 容量瓶中，定容，得一黄色溶液；精密吸取 5 mL 溶液于 50 mL 容量瓶，用三氯甲烷定容，备用

9.2.3.2 吸收波长确定

精确移取配制好的对照品溶液 1.0 mL 于 20 mL 容量瓶中，分别移取三氯甲烷 5 mL、溴甲酚绿缓冲溶液 3 mL、0.2 mol/L 氢氧化钠溶液 1.0 mL 加入其中，震荡 1 min，静置 30 min，取澄清的三氯甲烷层[48]，全程波长扫描，结果对照品在 415 nm 处最大吸收，故 415 nm 为测定波长。

9.2.3.3 标准曲线绘制

从标准溶液中分别移取 0.0 mL、0.5mL、10.0 mL、15.0 mL、20.0 mL、25.0 mL 到 100 mL 容量瓶，用三氯甲烷定容，测定吸光度值，结果见表 9-5，绘制标准曲线见图 9-2，求得数学模型为：$y=0.0414x+0.215$，$R^2=0.9916$（$n=5$）。

表 9-5　标准溶液的吸光度结果

体积/mL	0	0.5	10.0	15.0	20.0	25.0
浓度/μg·mL^{-1}	0	20	40	60	80	100
吸光度（A）	0.000	0.549	1.813	2.736	3.455	4.398

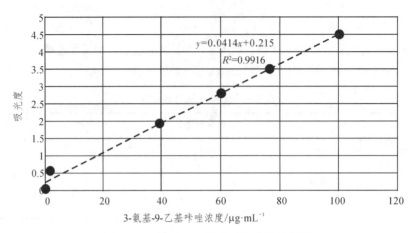

图 9-2　3-氨基-9-乙基咔唑标准溶液曲线

9.2.4　总香豆素含量分析方法

9.2.4.1　标准曲线绘制

精密称取对照品 0.4987 g，置烧瓶中，加乙醇溶解，转移至 100 mL 容量瓶，乙醇定容；移取溶液各 1.0 mL、2.0 mL、3.0 mL、4.0 mL、5.0 mL、6.0 mL 于 100 mL 容量瓶中，60% 乙醇溶液定容，备用。在波长 300 nm 处测得吸光度值，结果见表 9-6，绘制标准曲线，见图 9-3。进行线性回归，求得回归数学模型，$y_{补骨脂素}=2.7584x+1.5334$，$R^2=0.9906$（$n=6$）。

表 9-6　补骨脂素标准品吸光度值

编号	移取体积/mL	稀释倍数	标准品量/μg	吸光度（A）
1	1.0		0.0412	1.610
2	2.0		0.0504	1.674
3	3.0	100	0.1007	1.845
4	4.0		0.1511	1.965
5	5.0		0.2015	2.106
6	6.0		0.2519	2.198

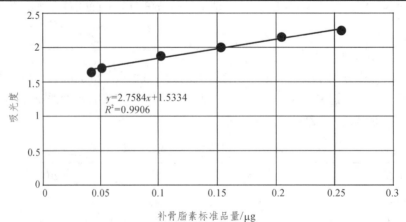

$y=2.7584x+1.5334$
$R^2=0.9906$

图 9-3　标准曲线图

9.2.4.2 待测溶液制备

精密称取 0.4989 g 四数九里香叶粉末，放入磨口锥形瓶中，移取 150 mL 95%乙醇倒入装有药品粉末的瓶中，此时溶液为黄绿色，回流提取，取出，冷却，移取 1 mL 置入 100 mL 容量瓶中，用 95%乙醇定容，贴上标签；测定溶液吸光度 A。

9.3 结果与讨论

9.3.1 Mahanimbine 分析结果

9.3.1.1 精密度试验

取 mahanimbine 对照品溶液，进样量为 2.0 μL，连续进样 6 次，记录峰面积值，考察在拟定条件下仪器的精密度，结果见表 9-7。

表 9-7 精密度试验结果

进样次数	1	2	3	4	5	6
进样量			2 μL			
峰面积	941 606	1 002 687	964 538	951 945	945 874	961 256

经过试验，RSD=1.9%，小于 3.0%，表明仪器精密度良好。

9.3.1.2 标准曲线绘制

取咔唑生物碱 mahanimbine 对照品溶液 1.0 μL、3.0 μL、5.0 μL、7.0 μL、9.0 μL、11.0 μL，依次进样，测定峰面积，结果见表 9-8；以进样量为横坐标、峰面积为纵坐标，绘制标准曲线，见图 9-4，进行线性回归，得数学模型 $y = 879307x - 389981$（$R^2 = 0.9992$）。

表 9-8 标准曲线测定结果

进样量/μL	1.0	3.0	5.0	7.0	9.0	11.0
标准品量/μg	0.122	0.366	0.61	0.854	0.976	1.098
峰面积	452 284	1 393 680	2 312 307	3 103 886	3 945 210	4 918 202

研究表明对照品咔唑生物碱 mahanimbine 溶液在 0.11~1.45 μg 线性关系良好。

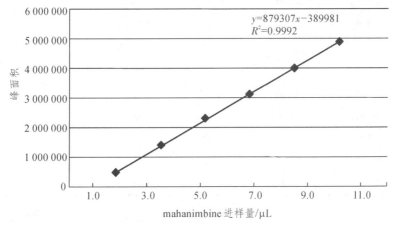

图 9-4 化合物 7（mahanimbine）标准曲线

9.3.1.3　稳定性考察

在色谱条件下，自动取 1 μL 供试品溶液进样，每隔 2 h 进样一次，记录峰面积，结果见表 9-9。

表 9-9　稳定性实验结果

时间间隔/h	0	2	4	6	8	RSD
标准品量			1 μL			
峰面积	1 064 107	964 538	999 756	987 969	976 087	1.28%

经过试验，样品保存至 8 h，RSD=1.28%，小于 3.00%，符合稳定性试验的要求。

9.3.1.4　重复性考察

取四数九里香粗粉，超声提取，平行制备 5 份样，在色谱条件下，依次进样，记录峰面积并计算含量，结果见表 9-10。

表 9-10　重复性试验结果

样品	1	2	3	4	5	RSD
标准品量			1.0 μL			
峰面积	431 123	464 123	452 284	447 851	456 341	1.98%

重复性试验 RSD 为 1.98%，小于 3.0%，试验结果表明仪器重复性良好，符合重复性试验规定。

9.3.1.5　加样回收率试验

精密称取四数九里香叶粗粉约 0.1 g，共 9 份，分成 3 组，分别精密加入对照品溶液 1.0 mL、3.0 mL、5.0 mL，每个浓度对应一个组，按提取和色谱条件进行提取和测定，记录峰面积值，考察加样回收率，结果见表 9-11。

表 9-11　加样回收率试验结果

编号	样品量/g	加入量/μg	测得量/μg	回收率/%	平均回收率/%	RSD/%
1	0.1016	0.122	0.912	100.12		
2	0.0993	0.366	1.231	101.36		
3	0.1001	0.610	1.547	103.01		
4	0.1030	0.122	0.916	100.15		
5	0.1041	0.366	1.229	101.31	101.33	1.77
6	0.0997	0.610	1.539	103.06		
7	0.1009	0.122	0.920	100.18		
8	0.1002	0.366	1.228	101.35		
9	0.1061	0.610	1.541	103.05		

试验平均回收率值为 101.33%，在 95%~105%，RSD 为 1.77%，结果表明，符合加样回收率试验规定。

9.3.1.6　mahanimbine 的含量测定

按照实验方法，提取四数九里香叶待测液，连续自动进样 3 次，每一次进样量为 2.0 μL，按上述拟定的色谱条件进行测定，记录峰面积，将峰面积带入标准曲线，计算含量，结果见表 9-12。

表 9-12　四数九里香中 mahanimbine 含量测定结果

进样量/μL	2.0	2.0	2.0
样品量/g	1.011	1.0102	0.9954
峰面积	1 162 452	1 212 322	1 145 210

把实验结果代入标准曲线方程，分析测定，得民族药四数九里香中 mahanimbine 的含量为 61.08 μg/g。

9.3.1.7　小　　结

本研究围绕前期的调研，从民族药四数九里香的药效部位筛选、药效物质基础的揭示、质量控制标准物的筛选及含量测定三个方面来研究民族药四数九里香。目前，《中国药典》（2020 版）收录九里香属植物的 2 个种，即九里香[*Murraya panaculata* (L.) Jack]和小叶九里香[*Murraya paniculata* (L.) var.exotica (L.) Huang]。而四数九里香作为民族药收载于地标《云南省中药材标准》（2005 年版）（第一册　彝族药）中，由于四数九里香抑制肿瘤细胞增殖作用药效物质基础的相关研究较少，从而制约了四数九里香质量控制标准体系建立。近些年，因咔唑生物碱具有抗炎、抗氧化和抗癌等药理作用[16,17]，故含有咔唑类生物碱的植物和咔唑类生物碱的合成成为研究的热点。本研究从民族药四数九里香的药效部位即乙酸乙酯萃取部位分离、鉴定 7 个咔唑生物碱化合物，并研究了这 7 个咔唑生物碱对 4 株肿瘤细胞的抑制增殖活性。结果表明，7 个咔唑生物碱化合物对 4 株肿瘤细胞显示出良好的抑制作用，此结果进一步揭示民族药四数九里香抑制肿瘤细胞增殖作用的药效物质基础。目前，关于民族药四数九里香质量标准物是哪一个化合物还未确定。本研究在揭示民族药四数九里香抑制肿瘤细胞增殖作用的药效物质基础之后，以自制的咔唑生物碱化合物 mahanimbine（化合物 7）为质量控制标准物，采用高效液相色谱法，进一步分析咔唑生物碱 mahanimbine 在民族药四数九里香中的含量，并尝试建立快速分析四数九里香中咔唑化合物 mahanimbine 的测定分析方法。

9.3.2　总黄酮分析结果

9.3.2.1　含量测定

精密量取供试液各 1.0 mL，置于 50 mL 容量瓶，处理方法与标准曲线绘制溶液一样，最后定容 50 mL，50%乙醇溶液做参比液，在 510 nm 处测定其吸光度，结果见表 9-13。

根据标准曲线回归方程：$y=0.0679x－0.0443$（$R^2=0.9929$），可计算得其含量分别为：2.125 μg/mL、1.845 μg/mL、2.066 μg/mL；平均浓度为：2.012 μg/mL，即 1 mL 四数九里香待测溶液含有 2.012 μg 总黄酮。

表 9-13　总黄酮含量测定结果

编号	1	2	3
移取的体积/mL		1	
稀释倍数		100	
吸光度（A）	0.1	0.081	0.096
所得浓度/$\mu g\cdot mL^{-1}$	2.125	1.845	2.066
浓度平均值/$\mu g\cdot mL^{-1}$		2.012	

9.3.2.2　考察温度影响

精确称取四数九里香粉末 0.5 g 各 5 份，置于 5 个锥形瓶中，加乙醇，固定料液比和提取时间，考察提取温度的影响，各温度条件下总黄酮含量结果见表 9-14。通过实验：在提取时间 1.0 h 和料液比为 1∶10 的条件下，提取温度在 50 ℃时，含量为 14.26 $\mu g/mL$，当温度升到 80 ℃时，黄酮总含量为 20.12 $\mu g/mL$，在 90 ℃时，含量提升到 20.20 $\mu g/mL$，达到最高值。在 80~90℃，温度对总黄酮含量影响不大，但 90 ℃时能耗大，故选择 80 ℃作为提取工艺的温度。

表 9-14　温度对黄酮总含量的影响结果

温度/℃	50	60	70	80	90
吸光度（A）	0.924	1.085	1.261	1.322	1.327
黄酮含量/$\mu g\cdot mL^{-1}$	14.26	16.63	19.22	20.12	20.20

9.3.2.3　考察时间的影响

精确称取四数九里香粉末 0.5 g，无水乙醇浸提，固定温度和料液比，回流时间对总含量的影响结果见表 9-15。

表 9-15　提取时间对提取效率的影响结果

提取时间/h	0.5	1.0	1.5	2.0	2.5
吸光度（A）	0.81	0.944	1.138	1.065	0.972
黄酮含量/$\mu g\cdot mL^{-1}$	12.58	14.56	17.41	16.34	14.97

通过研究，在回流温度为 80 ℃，料液比为 1∶10 的条件下，回流提取 0.5 h，含量为 12.58 $\mu g/mL$，随回流时间延长，总黄酮含量升高；当时间延长到 2.0 h 后，总黄酮含量有所下降，下降的原因有待进一步研究；到 2.5 h 时，提取效率最差。经过对结果进行讨论，表明：在提取温度为 80 ℃，料液比为 1∶10，对四数九里香总黄酮含量进行回流提取时间为 1.5 h 左右为佳，时间延长，对总黄酮含量提取效率影响加大。

9.3.2.4　正交试验

通过正交实验设计来确定温度和回流时间对总含量的影响，回流温度（A）、回流时间（B）正交水平见表 9-16，组合见表 9-17。

表 9-16　正交试验水平表

水平	温度（A）/℃	提取时间（B）/h
1	70	1.0
2	80	1.5
3	90	2.0

表 9-17　正交组合试验结果表

试验号	温度（A）	提取时间（B）	黄酮含量/$\mu g \cdot mL^{-1}$
1	1	1	14.69
2	2	2	15.27
3	3	3	15.83
4	2	3	16.54
5	3	1	17.06
6	1	2	16.81
7	3	2	15.92
8	1	3	16.33
9	2	1	16.26

经过设计和试验：当温度在 70 ℃，提取时间为 1.0 h 时，含量为 14.69 μg/mL；当温度在 80 ℃，提取时间为 1.5 h 时，含量为 15.27 μg/mL；当温度在 90 ℃，提取时间为 2.0 h 时，含量为 15.83 μg/mL；当温度在 80 ℃，提取时间为 2.0 h 时，含量为 16.54 μg/mL；当温度在 90 ℃，提取时间为 1.0 h 时，含量为 17.06 μg/mL；当温度在 70 ℃，提取时间为 1.5 h 时，含量为 16.81 μg/mL；当温度在 90 ℃，提取时间为 1.5 h 时，含量为 15.92 μg/mL；当温度在 70 ℃，提取时间为 2.0 h 时，含量为 16.33 μg/mL；当温度在 80 ℃，提取时间为 1.0 h 时，含量为 16.26 μg/mL。研究结果表明，在料液比为 1∶10 的条件下，提取温度为 70 ℃，提取时间为 1.0 h 时，黄酮总含量最低，为 14.69 μg/mL；提取温度为 90 ℃，提取时间为 1.0 h 时，黄酮总含量最高，为 17.06 μg/mL。故料液比为 1∶10 的条件下，黄酮的总含量在 14.69~17.06 μg/mL。

9.3.2.5　小　结

黄酮类化合物具有抗脑缺血作用[18,19]、保护心脑缺血损伤[20]、保护肝损伤作用[21]、抗心律失常作用[22]、镇痛作用[23]、抗氧化作用[24]、抗肿瘤作用[25,26]、抗病毒作用[27,28]、消化性溃疡保护作用[29,30]、免疫调节作用[31]、抗辐射作用[32]，已经有黄酮类相关的产品被开发出来[20]，临床上用来治疗心肌缺血疾病。

课题组结合前期对四数九里香化学成分的研究结果发现，四数九里香含槲皮素、查尔酚及其苷糖，这些黄酮多为甲氧基多取代产物，少部分为黄酮苷类化合物。九里香在临床上曾用于局部麻醉[33]、抗生育作用[34]；以九里香为主药的三九胃肽在临床上广泛应用于治疗慢性胃炎和胃十二指肠溃疡等[35]。

9.3.3　总咔唑生物碱分析结果

称取四数九里香叶粉 0.4 g 于圆底烧瓶，加三氯甲烷定容至 100 mL，称量，在 60 ℃条件下回流提取 1 h，补足挥发的三氯甲烷；精确移取 1.0 mL 于 100 mL 容量瓶中，三氯甲烷定容，在 415 nm 波长条件下测其吸光度及浓度，结果见表 9-18。

表 9-18　四数九里香总生物碱含量测定结果

编号	1	2	3
移取的体积/mL		1	
稀释倍数		100	
吸光度（A）	0.592	0.595	0.596
所得浓度/μg·mL^{-1}	9.106	9.179	9.203
浓度平均值/μg·mL^{-1}		9.162	

经过研究，在 60 ℃条件下，对四数九里香叶回流提取 1 h，在四数九里香叶中的总生物碱含量为 9.162 μg/mL，即 1.0 g 四数九里香叶含有 22.905 μg 咔唑生物碱。

9.3.3.1　考察回流温度对提取效果的影响

固定回流时间，考察回流温度对四数九里香生物碱含量的影响。温度分别为室温（30 ℃）、45 ℃、55 ℃、65 ℃、70 ℃、80 ℃。精确称取 4.0 g 左右的四数九里香叶粉末，于 6 个事先准备好的 100 mL 磨口锥形瓶中，95%乙醇定容，于各温度条件下回流提取 1.0 h；取下，冷却，补足乙醇；移取 1 mL 提取液，用乙醇稀释 100 倍，在 415 nm 处测定各温度条件下溶液的吸光度，结果见表 9-19。

表 9-19　回流温度对生物碱提取效率的影响

编号	重量/g	提取温度/℃	定容体积/mL	移取体积/mL	稀释倍数	吸光度（A）	浓度/μg·mL^{-1}
1	0.3985	30	100	1	100	0.446	0.2657
2	0.3978	45	100	1	100	0.460	0.6039
3	0.4101	55	100	1	100	0.483	1.1594
4	0.4012	65	100	1	100	0.595	3.8647
5	0.4019	70	100	1	100	0.628	4.6618
6	0.4026	80	100	1	100	0.614	4.3237

经过试验、考察发现，在提取时间固定的情况下，对四数九里香回流提取 1 h，考察不同温度对生物碱提取率影响，在 70 ℃下，四数九里香中生物碱提取量最大，故确定生物碱提取温度为 70 ℃。

9.3.3.2　小　结

生物碱是一类含氮的有机化合物，广泛存在于植物界。目前，生物碱类别有苦参碱类生物碱[36,37]、长春花生物碱[38]、喜树碱及其类似物[39]、紫杉醇类生物碱[40]、三尖杉酯碱和高三尖杉酯碱[41]、石蒜生物碱[42]、乌头碱[43]。

大多生物碱都具有显著的生物活性[44]，如具有强心和抗心律失常的功能[45]、心血管活性功能[46,47]、抗血小板凝集作用[48]、扩张冠状血管和四肢血管的功能[49]、降压作用[50]、抗肿瘤作用[51]、降血糖作用[52]等。

四数九里香富含生物碱类化合物，目前分离、鉴定的生物碱结构如下所示，这也是九里香属植物的特征化合物[53]。咔唑类生物碱分为简单咔唑生物碱[54]、咔唑生物碱二聚体[55,56]、三聚体[57,58]。研究发现，九里香具有行气止痛、活血化瘀之功效[57]；民间用于治胃痛、风湿痹痛、外治牙痛、跌扑肿痛、虫蛇咬伤[59]。

9.3.4　总香豆素分析结果

精密称取 0.4989 g 四数九里香叶粉末放入磨口锥形瓶中，移取 150 mL 95%乙醇倒入装有药品粉末的瓶中，此时溶液为黄绿色，回流提取，取出，冷却，移取 1 mL 置入 100 mL

容量瓶中，用95%乙醇定容，贴上标签；测定溶液吸光度A。结果见表9-20。

表9-20　总香豆素含量测定结果

编号	1	2	3
移取的体积/mL		1	
稀释倍数		100	
吸光度（A）	1.599	1.580	1.591
所得浓度/μg·mL^{-1}	0.0239	0.0170	0.0210
浓度平均值/μg·mL^{-1}		0.0206	

经过试验，在温度为 60 ℃，回流时间为 30 min 的条件下，四数九里香总香豆素含量浓度为 0.0210 μg/mL，即 1 mL 待测药品中含有总香豆素的量为 0.0206 μg。

9.3.4.1　考察时间对提取率的影响

精密称取四数九里香叶粉末 0.4950 g，置于三颈瓶，用95%乙醇定容至刻度，回流提取温度为 60 ℃，考察时间对四数九里香叶香豆素含量影响。在波长为 300 nm，测定各溶液的吸光度。结果见表 9-21。经过试验和比较，发现在 60 ℃温度条件下，提取时间在 30 min 时，总香豆素浓度为 0.0203 μg/mL；提取时间在 90 min 时，总香豆素浓度为 0.1203 μg/mL。经过分析，对四数九里香回流提取时间为 60~120 min 为佳。

表9-21　提取时间对香豆素总含量影响

编号	提取时间/min	移取体积/mL	稀释倍数	浓度/μg	吸光度（A）
1	30	1		0.0203	1.5889
2	60	1		0.0898	1.7806
3	90	1	100	0.1203	1.8649
4	120	1		0.0354	1.6307
5	150	1		0.0209	1.5906
6	180	1		0.0054	1.5478

9.3.4.2　小　结

香豆素是一类 C_6-C_3 组合而成的有机化合物，生物合成底物来源于植物体内的邻羟基肉桂酸，广泛存在于植物界。目前，香豆素结构类别有：简单香豆素、呋喃香豆素、吡喃香豆素、其他香豆素[60]。香豆素是中药材中一类重要的成分，多具有显著的药理活性[61,62]；具有抗 HIV 的作用[63]、抗癌活性[64]、对心血管影响作用[65,66]、抗炎症作用[67,68]、抗平滑肌松弛作用[69,70]、抗凝血功能[71]、降压作用[72]、抗心律失常作用[73,74]、抗骨质疏松作用[75]、镇痛作用[76]、对人体酶代谢功能的影响[77]、抗抑郁作用[78]、保护中枢神经作用[79]、保肝作用[80]、抗氧化作用[81,82]、抗病原微生物作用[83]、光化学作用[84]。

四数九里香富含香豆素类化合物，目前，分离到的香豆素主要为小分子的香豆素类，代表性化合物有补骨脂素、七叶内酯、7-羟基香豆素等（结构如下），这也是四数九里香植物的三大特征化合物之一[58]。研究发现，九里香属植物药具有行气止痛、活血化瘀之功效[85]。四数九里香资源丰富，民间用于治疗胃痛、风湿痹痛、外治牙痛、跌扑肿痛、虫蛇咬伤[59]，积累了大量的用法、用量等临床用药经验。

12	19	20	37

9.4 结 论

9.4.1 Mahanimbine 含量分析方法

检测波长为 415 nm，对照品 mahanimbine 在 0.11~1.45 μg 线性关系良好，得数学模型 $y=879307x-389981$（$R^2=0.9992$），平均回收率 101.34%（RSD=1.78%），四数九里香中 mahanimbine 的含量为 61.08 μg/g。色谱条件为：色谱柱 Dimension（250 mm × 4.6 mm，$N=24000$），流动相：乙腈-磷酸二氢钾溶液（51 mmol/L）配比 55∶45，检测波长：415 nm，流速：1.0 mL/min，柱温：30 ℃，进样量：1 μL。

本法操作简便，结果可靠，重现性好，为四数九里香的质量标准研究提供了实验依据。

9.4.2 总黄酮含量分析方法

本研究选择乙醇作为提取溶剂，考察因素对四数九里香总黄酮含量的影响，尝试建立四数九里香中总黄酮含量的测定方法。以芦丁为对照品，采用紫外分光光度法，建立了快速分析四数九里香中总黄酮含量的方法。结果：检测波长为 510 nm，对照品线性浓度范围在 0.8~32.0 μg/mL（$R^2=0.9929$），回收率 99.56%（RSD=1.56%，$n=6$）。

本法对样品的前期处理要求不高，设备条件简便，结果稳定，可用于开发四数九里香及其制剂的质量控制。

9.4.3 总生物碱含量分析方法

本研究首次以 3-氨基-9-乙基咔唑为对照品，采用紫外分光光度法，尝试建立快速分析四数九里香中总咔唑生物碱含量的方法。结果：检测波长为 415 nm，对照品线性质量浓度范围为 20 ~ 100 μg/mL（$R^2 = 0.9916$），平均回收率 99.42%（RSD=1.36%，$n=6$）。试验表明：在 60 ℃条件下，回流提取 1 h，1.0 g 四数九里香叶含有的咔唑生物碱为 22.905 μg。考察了温度对咔唑生物碱提取率的影响，结果表明：在 70 ℃下，四数九里香中生物碱提取量最大，这一结论为后续工作提供参考。

本法对样品前期处理要求不高，设备条件简便，结果稳定。

9.4.4 总香豆素含量分析方法

本研究以补骨脂素为对照品，采用紫外分光光度法，尝试建立快速分析四数九里香中总香豆素含量的测定方法。结果：检测波长为 300 nm，线性范围在 $0.04 \sim 0.25$ μg/mL（$R^2 = 0.9906$），平均回收率 99.42%（RSD = 1.12%，$n = 6$）。

本方法对样品前期处理要求不高，结果稳定，可用于开发四数九里香及其制剂的质量控制。

参考文献

[1] ZHOU Y, WANG W G, TU P F, et al. Chemical constituents from *Murraya tetramera* Huang [J] J Chin Pharm Sci, 2016, 25(3): 201-205.

[2] LIU J L, WANG S R, CHEN Q H. Isolation, purification and analysis of the polysaccharide and proteinpoly saccharide of *Murraya Paniculata*[J]. Chin Biochem J, 1989, 5(1): 33-38.

[3] MAO Z Z, HUANG B, YU Z B. Anti-inflammatory of analgesic effects of volatile oil from *Murraya tetramera* Huang[J]. Yun Nan J Tradi Chin Med and Mat Med, 2011(8): 74-75.

[4] YANG Q B, HUANG X Q, HUANG Z L, et al. Effect of *Murraya tetramera* Huang on blood lipid regulation and hemorheology in hyperlipidemia mice[J]. J Liaoning Univ Trad Chin Med, 2017(6): 37-40.

[5] SHAN J, WANG X Z, MA Y d, et al. Studies on flavonoids from leaves of *Murraya panaculata* L. (I)[J]. Chin Pharm J, 2010, 45(24): 1910-1912.

[6] JIANG P C, LI J, YANG H C, et al. HPLC determination of meranzin and phebalosin in *Murraya exotica* L.[J]. CJTCMP, 2012, 27(1): 169-171.

[7] GUO P, LIU H, ZHU H J, et al. Research progress on chemical constituents and biological activities of *Murraya exotica*[J]. Drugs & Clinic, 2015, 30(9): 1172-1178.

[8] YAN J H, MA Y D, WANG X Z, et al. HPLC determination of flavonoids in leaves of *Murraya paniculata* L. Jack[J]. Chinese Journal of Pharmaceutical Analysis, 2008, 28(10): 1630-1632.

[9] TANG Q L, LU Y Q, LUO Y P. Progress on research of *Murraya paniculata*[J]. J Anhui Agric Sci, 2009, 37(24): 11523-11525,11529.

[10] 云南中医学院制药厂. 云南医药[J]. 1977.

[11] LV H N, WEN R, ZHOU Y, et al. Nitrogen oxide inhibitory trimeric and dimeric carbazole alkaloids from *Murraya tetramera*[J]. Journal of Natural Products, 2015, 78(10): 2432-2439.

[12] 崔承彬，蔡兵，闫少羽，等. 咔唑生物碱类细胞周期抑制剂、细胞凋亡诱导剂及其制备：01103675.3[P]. 2001-01-28.

[13] 刘益真，郭艳勤，黄鹤，等. 咔唑生物碱的发散法合成[C]. 中国化学会第十一届全国天然有机化学学术会议论文集（第二册），2016.

[14] 周永福，陈鸿平，陈琳，等，四数九里香中的咔唑类生物碱成分及其细胞毒活性研究[J]. 天然产物研究与开发，2019，31：269-272，305.

[15] 金丹. 高效液相色谱法测定 N-乙烯基咔唑的含量[J]. 分析科学学报，2010，26（2）：246-248.

[16] 张建红，刘琬菁，罗红梅. 药用植物萜类化合物活性研究进展[J]. 世界科学技术-中医药现代化，2018，20（3）：419-423.

[17] 刘益真. 天然咔唑类生物碱的全合成[D]. 郑州大学，2015.

[18] ZHANG S, QI Y, XU Y, et al. Protective effect of flavonoid-rich extract from *Rosa laevigata* Michx. on cerebral ischemia-reperfusion injury through suppression of apoptosis and inflammation[J]. Neurochemistry International, 2013, 63(5).

[19] ZHANG Y, WANG X, WANG X, et al. Protective effect of flavonoids from *Scutellaria baicalensis* Georgi on cerebral ischemia injury[J]. Journal of Ethnopharmacology, 2006, 108(3): 0-360.

[20] MENG Y, DU Z, YAN L, et al. Integration of metabolomics with pharmacodynamics to elucidate the anti-myocardial ischemia effects of combination of notoginseng total saponins and safflower total flavonoids[J]. Frontiers in Pharmacology, 2018, 9: 667-671.

[21] YUAN L P, CHEN F H, LING L, et al. Protective effects of total flavonoids of *Bidens pilosa* L. (TFB) on animal liver injury and liver fibrosis[J]. Journal of Ethnopharmacology, 2008, 116(3): 539-546.

[22] HE X, ZHOU N, LIN Q, et al. Study on effect of total flavonoids from *Scutellaria amoena* on experimental arrhythmia[J]. China Journal of Chinese Materia Medica, 2010, 35(4): 508.

[23] 黄锁义，刘海花，黎海妮，等. 超声波提取龙眼壳总黄酮及鉴别[J]. 时珍国医国药，2007（2）：215-216.

[24] ANJANEYULU M, CHOPRA K. Quercetin, an anti-oxidant bipflavonoid, attenuates diabetic nephropathy in rats[J]. Clin Exp Pharmacol Physiol, 2010, 31(4): 244-248.

[25] DENG X K, ZHAO X P, LAN Z, et al. Anti-tumor effects of flavonoids from the ethnic medicine *Docynia delavayi* (Franch.) Schneid. and its possible mechanism[J]. Journal of Medicinal Food, 2014, 17(7): 787-94.

[26] LUO L P, GAO Y Y, HONG X E, et al. Study on anti-tumor effects of flavonoids extracted from sweet potato leaf, stalk and stem[J]. Food Science, 2006, 27(8): 248-250.

[27] DUTRA J C V, DE OLIVEIRA J B-H, DOS SANTOS V S, et al. Fruiting increases total content of flavonoids and antiproliferative effects of *Cereus jamacaru* D. C. cladodes in sarcoma 180 cells in vitro[J]. Asian Pacific Journal of Tropical Biomedicine, 2019, 9(2): 24-30.

[28] GAUDRY A, BOS S, VIRANAICKEN W, et al. The flavonoid isoquercitrin precludes initiation of zika virus infection in human cells[J]. International Journal of Molecular Sciences, 2018, 19(4): 1093.

[29] AWAAD A S, EL-MELIGY R M, SOLIMAN G A. Natural products in treatment of ulcerative colitis and peptic ulcer[J]. Journal of Saudi Chemical Society, 2013, 17(1): 101-124.

[30] JIAN S X, TIAN Y Y, WANG J Z, et al. Research progress on the natural anti-peptic ulcer chemical structures[J]. Chinese Journal of Structural Chemistry, 2018(11):1703-1710.

[31] GUO Z, XU H Y, XU L, et al. In vivo and in vitro immunomodulatory andanti-inflammatory effects of total flavonoids of astragalus[J]. African Journal of Traditional Complementary & Alternative Medicines, 2016, 13(4): 60-73.

[32] LIU M, BO C, ZHOU S, et al. Responses of the flavonoid pathway to UV-B radiation stress and the correlation with the lipid antioxidant characteristics in the desert plant Caryopteris mongolica[J]. Acta Ecologica Sinica, 2012, 32(3): 150-155.

[33] 汪云松，何红平，吴煜秋，等. 小叶九里香化学成分研究[J]. 有机化学，2004，24（z1）：136-136.

[34] 汤秋玲，卢远倩，骆焱平. 九里香属植物的研究进展[J]. 安徽农业科学，2009，37（24）：11523-11525，11529.

[35] 吴龙火，王晓，许瑞安. 九里香叶总黄酮提取工艺的研究[J]. 广西轻工业，2009（1）：3-4.

[36] GALASSO V, ASARO F, BERTI F, et al. On the molecular and electronic structure of matrine-type alkaloids[J]. Chemical Physics, 2006, 330(3): 457-468.

[37] LU Z G, LI M H, WANG J S, et al. Developmental toxicity and neurotoxicity of two matrine-type alkaloids, matrine and sophocarpine, in zebrafish (Danio rerio) embryos/larvae[J]. Reproductive Toxicology, 2014, 47(3): 33-41.

[38] 刘国雄，娄楠，王洋，等. 长春新碱对人成骨肉瘤 MG63 细胞的增殖抑制和凋亡促进作用及其机制[J]. 中国实验诊断学，2013，17（9）：1573-1576.

[39] AFIFY E M M R, HASSAN H M M. Free radical scavenging activity of three different flowers-*Hibiscus rosa-sinensis, Quisqualis indica* and *Senna surattensis*[J]. Asian Pacific Journal of Tropical Biomedicine, 2016, 6(9): 771-777.

[40] CHEN S H, FAIRCHILD C, MAMBER S W, et al. Taxol structure-activity relationships: synthesis and biological evaluation of 10-deoxytaxol[J]. Cheminform, 2010, 24(40).

[41] FUSTERO S, MOSCARDÓ J, SÁNCHEZ-ROSELLÓ M, et al. Organocatalytic enantioselective synthesis of quinolizidine alkaloids (+)-myrtine, (−)-lupinine, and (+)- epi epiquinamide[J]. Tetrahedron, 2011, 67(38): 7412-7417.

[42] GHOSAL S, SHANTHY A, MUKHOPADHYAY M, et al. Effect of lycoriside, an acylglucosyloxy alkaloid, on mast cells[J]. Pharmaceutical Research, 1986, 3(4): 240-3.

[43] FUQUAN Y, YOICHIRO I. Preparative separation of lappaconitine, ranaconitine, N-deacetyllappaconitine and N-deacetylranaconitine from crude alkaloids of sample Aconitum sinomontanum Nakai by high-speed counter-current chromatography[J]. Journal of Chromatography A, 2002, 943(2): 219-225.

[44] 蒙其淼,梁洁,吴桂凡,等. 生物碱类化合物药理作用研究进展[J]. 时珍国医国药,2003,14（11）: 700-702.

[45] GUO Z B, FU J G, GUO Z B, et al. Progress of cardiovascular pharmacologic study on berbamine[J]. Chinese Journal of Integrative Medicine, 2005, 25(8): 765.

[46] 严小红,张凤仙,魏孝义. 药用植物生物碱类的心血管活性成分及构效关系研究进展[J]. 中药材, 2000, 23（4）: 234-236.

[47] ROCA E, BRUERA E, POLITI P M, et al. Vinca alkaloid-induced cardiovascular autonomic neuropathy[J]. Cancer Treatment Reports, 1985, 69(2): 149.

[48] MVSC N C J, DSC R G D M, BVSC J L V, et al. Detection of antiplatelet antibody: comparison of platelet immunofluorescence, agglutination, and immunoinjury tests using rabbit antiequine platelet serum[J]. Veterinary Clinical Pathology, 2010, 20(1): 23-29.

[49] KHAĬDAROV K K H. Effect of alkaloid triacanthine on coronary circulation and oxygen consumption by myocardium[J]. Farmakologiia I Toksikologiia, 1966, 29(2):184-186.

[50] 刘吉君,郑盈盈,李同荟. 生物碱类抗肿瘤药物的药理活性及合理用药[J]. 临床合理用药杂志, 2018（2）: 178-179.

[51] 严淑,刘宝瑞. 七种天然生物碱抗肿瘤作用研究进展[J]. 现代肿瘤医学, 2010（6）.

[52] 陈新,黄静,李盼盼,等. 黄连生物碱对糖尿病小鼠降糖和氧化应激作用研究[J]. 亚太传统医药, 2012, 08（4）: 24-25.

[53] ITOIGAWA M, KASHIWADA Y, ITO C, et al. Antitumor agents. 203. carbazole alkaloid murrayaquinone A and related synthetic carbazolequinones as cytotoxic agents[J]. Journal of Natural Products, 2000, 63(7): 893-897.

[54] TAO Y, WANG Q, YANG C, et al. A simple carbazole/oxadiazole hybrid molecule: an excellent bipolar host for green and red phosphorescent OLEDs[J]. Angewandte Chemie International Edition, 2008, 120(42): 8224-8227.

[55] BRINGMANN G, LEDERMANN A, FRANCOIS G. Dimeric murrayafoline a, a potential bis-carbazole alkaloid: 'biommetic' synthesis, atropoisomer separation, and antimalarial activity[J]. Heterocycles, 1995, 40(1): 293-300.

[56] CHAKRABORTY M, MUKHOPADHYAY S. ChemInform Abstract: One-pot synthesis of the naturally occurring dimeric carbazole alkaloid murranimbine and its analogue[J]. Tetrahedron Letters, 2010, 51(29): 3732-3735.

[57] 钮因尧. 咔唑生物碱及其二聚体的抗疟原虫活性[J]. 中草药，1998（12）.

[58] LV H N, WEN R, ZHOU Y, et al. Nitrogen oxide inhibitory trimeric and dimeric carbazole alkaloids from *Murraya tetramera*[J]. J Nat Prod, 2015, 78: 2432-2439.

[59] SHAN J, WANG X Z, MA Y D, et al. Studies on flavonoids from leaves of *Murraya panaculata* L. (I)[J]. Chin Pharm J, 2010, 45(24): 1910-1912.

[60] GUO P, LIU H, ZHU H J, et al. Research progress on chemical constituents and biological activities of *Murraya exotica*[J]. Drugs & Clinic, 2015, 30(9): 1172-1178.

[61] 张韶瑜，孟林，高文远，等. 香豆素类化合物生物学活性研究进展[J]. 中国中药杂志，2005，30（6）：410-414.

[62] WANG M Y, JIA M R, MA Y Y, et al. Pharmacological effect of the total coumarins in radix amgelicae dahuricae[J]. Lishizhen Medicine and Materia Medica Research, 2005, 16(10): 954-956.

[63] MAISTRO E L, MARQUES E D S, FEDATO R P, et al. In vitro assessment of mutagenic and genotoxic effects of coumarin derivatives 6,7-dihydroxycoumarin and 4-methylesculetin[J]. Journal of Toxicology & Environmental Health, 2015, 78(2): 109-118.

[64] YU D, SUZUKI M, LAN X, et al. anti-AIDS agents. Part 51. Recent progress in the development of coumarin derivatives as potent anti-HIV agents[J]. ChemInForm, 2003, 34(30): 322-345.

[65] NASR T, BONDOCK S, YOUNS M. Anticancer activity of new coumarin substituted hydrazide-hydrazone derivatives[J]. European Journal of Medicinal Chemistry, 2014, 76: 539-548.

[66] MLADENKA P, RIHA M, FILIPSKY T, et al. Cardiovascular effects of coumarins besides their antioxidant activity[J]. Current Topics in Medicinal Chemistry, 2015, 15(9).

[67] BHAGAT A, BAVASKAR S, TAMBOLI J A, et al. Effect of orange juice on the bioavailability of carbamazepine[J]. Journal of Pharmacy Research, 2009(1): 120-123.

[68] YANG I J, LEE D U, SHIN H M. Anti-inflammatory and antioxidant effects of coumarins isolated from *Foeniculum vulgare* in lipopolysaccharide-stimulated macrophages and 12-O-tetradecanoylphorbol-13-acetate-stimulated mice[J]. Immunopharmacology & Immunotoxicology, 2015, 37(3): 308.

[69] YANG I J, DONG U L, SHIN H M. Anti-inflammatory and antioxidant effects of coumarins isolated from *Foeniculum vulgare* in lipopolysaccharide-stimulated macrophages and 12-O-tetradecanoylphorbol-13-acetate-stimulated mice[J]. Journal of Immunopharmacology, 2009, 47(8): 2129-2134.

[70] LEAL L K A M, NECHIO M, SILVEIRA E R, et al. Anti-inflammatory and smooth muscle relaxant activities of the hydroalcoholic extract and chemical constituents from *Amburana cearensis* A. C. Smith[J]. Phytotherapy Research Ptr, 2003, 17(4): 335-40.

[71] YACOBI A, WINGARD L B, Jr, LEVY G. Comparative pharmacokinetics of coumarin anticoagulants X: relationship between distribution, eli mination, and anticoagulant action of warfarin[J]. Journal of Pharmaceutical Sciences, 2010, 63(6): 868-872.

[72] BHAGAT A, BAVASKAR S, TAMBOLI J A, et al. Effect of orange juice on the bioavailability of carbamazepine[J]. Journal of Pharmacy Research, 2009(1): 120-123.

[73] HEALEY J S, EIKELBOOM J, DOUKETIS J, et al. Periprocedural bleeding and thromboembolic events with dabigatran compared with warfarin results from the randomized evaluation of long-term anticoagulation therapy (RE-LY) randomized trial[J]. Circulation, 2013, 127(11): E505-E505.

[74] DU G Y, YE W H, LV F, et al. Effects of 6,7-dimethoxycoumarin on experimental arrhythmia[J]. Zhongguo Yao Li Xue Bao, 1993, 14 (6): S16.

[75] LV X, LIU D, HOU J, et al. Biotransformation of imperatorin by *Penicillium janthinellum*. Anti-osteoporosis activities of its metabolites[J]. Food Chemistry, 2013, 138(4): 2260-2266.

[76] HAO G, WANG Z G, FU W Y, et al. Research progress on effect of coumarins compounds in anti-tumor[J]. China Journal of Chinese Materia Medica, 2008, 33(18): 2016-2019.

[77] WANG C M, CUI X Y. Mechanism underlying analgesic effect of coumarin of *Angdicae dahuricae*[J]. Journal of Beihua University, 2009, 10(2): 121-123.

[78] GU X, ZHOU Y, WU X, et al. Antidepressant-like effects of auraptenol in mice[J]. Scientific Reports, 2014, 4(3): 4433.

[79] SKALICKAWOŹNIAK K, ORHAN I E, CORDELL G A, et al. Implication of coumarins towards Central Nervous System disorders[J]. Pharmacological Research, 2016, 103: 188-203.

[80] ANUSHA M, VENKATESWARLU M, PRABHAKARAN V, et al. Hepatoprotective activity of aqueous extract of *Portulaca oleraceain* combination with lycopene in rats[J]. Indian Journal of Pharmacology, 2011, 43(5): 563-567.

[81] YAO Y, ZHAO X, XIN J, et al. Coumarins improved type 2 diabetes induced by high-fat diet and streptozotocin in mice via antioxidation[J]. Canadian Journal of Physiology & Pharmacology, 2018, 96(4).

[82] LIU Z Q, YU W, LIU Z L. Antioxidative and prooxidative effects of coumarin derivatives on free radical initiated and photosensitized peroxidation of human low-density lipoprotein[J]. Chemistry & Physics of Lipids, 1999, 103(1-2): 125-135.

[83] D'ALMEIDA R E, RRDI M, VIOLA C M, et al. Comparison of seven structurally related coumarins on the inhibition of quorum sensing of *Pseudomonas aeruginosa* and *Chromobacterium violaceum*[J]. Bioorganic Chemistry, 2017, 73: 37-42.

[84] ÇALIK A E, KÖKSOY B, ORMAN E B, et al. 4-Carboxymethyl-8-methyl-7-oxy- coumarin substituted zinc, cobalt and indium phthalocyanines: electrochemical and photochemical

properties[J]. Journal of Porphyrins & Phthalocyanines, 2013, 17(10): 1046-1054.

[85] WU L H, LIU B. Anti-inflammation and analgesic activities of coumarins compounds from the leaves of *Murraya exotica* (L.)[J]. Chinese Journal of Spectroscopy Laboratory, 2011, 28(6): 2999-3003.

[86] 杨峻山，杜明慧. 海南九里香化学成分的研究[J]. 化学学报，1984（12）：92-95.

后　记

在此，要衷心感谢李应教授、吴明珠教授、李干鹏教授、刘友平研究员、王曙教授、游元元教授、马云桐教授、国锦林教授、朱照静教授、万德光教授、严铸云研究员、万丽教授、傅超美教授、杨大坚教授、张利教授、黎学明教授、张小梅医师的悉心指导；感谢姚如杰总工程师、郭天平教授、张荣研究员、赵柏森教授、傅田教授、袁苗达教授、匡平教授、钟艳红教授、唐敏博士、卢凤凡博士、杨月博士的指导。

感谢重庆工业职业技术学院化工污染防治应用技术推广中心、重庆紫光化工股份有限公司、重庆大学分析测试中心、成都中医药大学西南特色中药资源国家重点实验室、中国科学院昆明植物研究所分析测试中心、北京百迈客生物技术（上海）有限公司、云南苗岭山莊药业有限责任公司提供平台和技术支持。

感谢重庆市教委青年项目"云南苗区九里香属植物（药）的抗乙型肝炎病毒活性成分研究"（项目编号：KJ1603006）、垫江县经信委项目"保健品铁皮石斛叶子抹茶和饮料的开发"、重庆紫光化工股份有限公司博士后项目"生物碱类化合物纯化工艺研究"（项目编号：KQY20220530）等项目资助。